Sport und Doping

Eike Emrich/Werner Pitsch (Hrsg.)

Sport und Doping

Zur Analyse einer antagonistischen Symbiose

PETER LANG
Frankfurt am Main · Berlin · Bern · Bruxelles · New York · Oxford · Wien

Bibliografische Information der Deutschen Nationalbibliothek
Die Deutsche Nationalbibliothek verzeichnet diese Publikation
in der Deutschen Nationalbibliografie; detaillierte bibliografische
Daten sind im Internet über <http://www.d-nb.de> abrufbar.

Gedruckt auf alterungsbeständigem,
säurefreiem Papier.

ISBN 978-3-631-59451-3
© Peter Lang GmbH
Internationaler Verlag der Wissenschaften
Frankfurt am Main 2009
Alle Rechte vorbehalten.

Das Werk einschließlich aller seiner Teile ist urheberrechtlich
geschützt. Jede Verwertung außerhalb der engen Grenzen des
Urheberrechtsgesetzes ist ohne Zustimmung des Verlages
unzulässig und strafbar. Das gilt insbesondere für
Vervielfältigungen, Übersetzungen, Mikroverfilmungen und die
Einspeicherung und Verarbeitung in elektronischen Systemen.

Printed in Germany 1 2 3 4 5 7

www.peterlang.de

„Interessen (materielle und ideelle), nicht: Ideen, beherrschen unmittelbar das Handeln der Menschen. Aber: die »Weltbilder«, welche durch »Ideen« geschaffen wurden, haben sehr oft als Weichensteller die Bahnen bestimmt, in denen die Dynamik der Interessen das Handeln fortbewegte." (Weber, 1988, Bd. 1, 252)

„Die ‚Idee' blamierte sich immer, soweit sie von dem ‚Interesse' unterschieden war." (K. Marx, Hl. Familie, MEW 2, 85)

Vorwort der Herausgeber

Im Vorfeld der Olympischen Spiele in Peking 2008 hatte an vielen Orten die wissenschaftliche und mediale Diskussion der Dopingproblematik „Konjunktur", so auch an der Universität des Saarlandes. Auf Anregung des ehemaligen Direktors des Bundesinstitutes für Sportwissenschaft, Herr Dr. Martin-Peter Büch, wurde eine Ringvorlesung konzipiert, die mit einem Vortrag über Doping im Spitzensport aus soziologischer Perspektive begann. Es folgten weitere Vorträge, die sich des Themas aus ökonomischer, rechtlicher und medizinischer Perspektive annahmen. Die Ringvorlesung mündete in eine interdisziplinär angelegte Podiumsdiskussion am Tag der Offenen Tür der Universität des Saarlandes, an der Vertreter der Rechtswissenschaft, der Ökonomik und der Medizin sowie der Vorsitzende der NADA, Herr Armin Baumert, teilnahmen.

Als Nebenfolge dieser Aktivitäten entwickelte sich unter Vertretern der Rechtswissenschaft, der Ökonomik und der Soziologie ein intensiver, mittlerweile im Rahmen des volkswirtschaftlichen Kolloquiums und mehrerer Forschungsprojekte zum Doping verstetigter Gedankenaustausch. Der vorliegende Band trägt dieser Entwicklung Rechnung und beinhaltet nicht nur die gehaltenen Vorträge in schriftlicher, teilweise erweiterter Form, sondern auch einige weiterführende Überlegungen.

Abschließend sei gesagt, dass die Autoren dieses Sammelbandes ihre Kooperation zum Zweck der weiteren Aufklärung des Dopingphänomens fortsetzen werden. Es sei damit die Hoffnung verbunden, dass der geneigte Leser nach der Lektüre des Buches dies nicht als Drohung empfinden möge.

Die Herausgeber des vorliegenden Bandes bedanken sich abschließend herzlich auch im Namen der weiteren Autoren bei Professor Dr. Dr. Manfred Messing für die sorgfältige Lektüre des Manuskripts und für kritisch-konstruktive Hinweise zu seiner Verbesserung und beim Ministerium für Inneres und Sport des Saarlandes und dem Landessportverband für das Saarland für die materielle und ideelle Unterstützung Ihres Vorhabens. Sowohl der zuständige Minister als auch der Präsident des Landessportverbandes engagieren sich nachdrücklich in der Dopingbekämpfung, ohne ihre Hilfe wäre der vorliegende Band nicht entstanden.

Saarbrücken, im April 2009

Eike Emrich und Werner Pitsch

Inhaltsverzeichnis

Eike Emrich, Werner Pitsch
Einleitung 11

Werner Pitsch, Peter Maats, Eike Emrich
Zur Häufigkeit des Dopings im deutschen Spitzensport - eine
Replikationsstudie 19
  Der zentralen Überlegung Durkheims folgend, dass abweichendes Verhalten eine normale Erscheinung ist und dass lediglich Abweichungen über und unter ein bestimmtes „normales" Maß anomisch und damit im soziologischen Sinn auffällig sind, wurde in Fortführung bereits 2005 publizierter Studien zur Verbreitung des Phänomens Doping im Kollektiv der deutschen Athleten 2008 erneut eine umfangreiche Studie mittels der Randomized Response Technique, eine Form indirekter Befragung, durchgeführt. Frühere Kritik an der Verlässlichkeit von Onlinebefragungen wurde aufgegriffen und das Antwortverhalten im Fall einer standardisierten schriftlichen und postalischen mit demjenigen einer Online-Befragung verglichen.

Jens Flatau, Frank Schröder
Motivationen von Spitzensportlern für und wider den Konsum von
Dopingmitteln 37
  Auf der Basis der Methodologie der objektiven Hermeneutik sensu Oevermann widmen sich Jens Flatau und Frank Schröder in mehreren Fallstrukturanalysen der Frage, worin die individuellen Motive der Athleten für Doping begründet liegen. Sie untersuchen, inwieweit der Doper ein Individuum ist, das sozusagen den Strukturzwängen des Systems erliegt oder ob es sich doch eher um ein zweckrational kalkulierendes, selbstverantwortliches Subjekt handelt. Welche sozialen Faktoren im Laufe vor allem familiärer Sozialisation individuell in unterschiedlichem Ausmaß zur Immunisierung gegen Doping beitragen, wird ebenfalls herausgearbeitet.

Frank Daumann
Doping im Hochleistungssport aus ökonomischer Sicht 61
  Aus Sicht des methodologischen Individualismus wird untersucht, inwieweit die Rahmenbedingungen des Spitzensports starke Anreize setzen, Dopingmittel zu verwenden. Diese Anreize erweisen sich bei Sportarten mit exakt messbaren Ergebnissen am größten, da der Athlet nicht nur gegen seinen aktuellen Konkurrenten antritt, sondern sogleich um seine Platzierung auf einer historischen Bestenliste kämpft. Bei Teamsportarten hingegen fällt dieser Anreiz am schwächsten aus, da das Wettkampfergebnis Kollektivgutcharakter hat und daher die Einnahme der Freifahrerposition eine sinnvolle Strategie sein kann. Damit werden empirische Befunde bestätigt. Der Verzicht auf Anti-Doping-Maßnahmen dürfte der Analyse zufolge zu einem flächendeckenden Einsatz von Dopingmitteln führen. Neben verschiedenen Mitteln zur Bekämpfung des Dopings werden eine Liberalisierung des Dopings für volljährige Sportler und die damit verknüpften Effekte auch auf die Vorbildfunktion des Sports diskutiert.

Werner Pitsch, Eike Emrich
Aktuelle Änderungen des Dopingrechts – rechtliche Darstellung und
ökonomische Würdigung   79
> Mit Hilfe der ökonomischen Effizienzbeurteilung rechtlicher Rahmenbedingungen der Dopingbekämpfung wird die aktuell geforderte Nachjustierung des Anti-Doping-Gesetzes hinsichtlich der erwartbaren Wirkungen abgeschätzt. Die Beurteilung beruht dabei auf einem eigens entwickelten ökonomischen Modell eines rationalen Anbieters und Konsumenten von Dopingmitteln, mit dessen Hilfedie Wirkung verschärfter Repressionen und erhöhter Wahrscheinlichkeiten des Eintritts der Strafe abgeschätzt werden können.

Werner Pitsch
Dopingkontrollen zwischen Testtheorie und Moral – Nicht intendierte
Folgen prinzipiell nicht perfekter Dopingtests   95
> Der Beitrag widmet sich einer wissenschaftlich vernachlässigten Thematik, in deren Kern es um die Frage geht, inwieweit die Mängel der derzeit vorhandenen Dopingtests, die aus grundsätzlichen Problemen der statistischen Testtheorie resultieren, eine prinzipiell nicht lösbare Daueraufgabe zur Folge haben.

Eike Emrich, Werner Pitsch
Zum Dopingkontrollmarkt – Sind Investitionen in den Anschein von
Ehrlichkeit lohnender als die Ehrlichkeit selbst?   111
> An der Schnittstelle zwischen ökonomischen und rechtswissenschaftlichen Überlegungen wird in diesem institutionenökonomischen Beitrag auf der Grundlage der Prinzipal Agent-Theorie mit ihrer Denkfigur eines opportunistischen, begrenzt rational handelnden und damit Informationsasymmetrien produzierenden Nutzenmaximierers die Frage diskutiert, inwiefern Investitionen in den Anschein der Ehrlichkeit zuweilen der Ehrlichkeit selbst überlegen sein können. Die Frage, mit Hilfe welcher institutioneller Arrangements die Sportorganisation IOC das Effizienzproblem zwischen sportlichen Höchstleistungen und Regeltreue löst, steht im Mittelpunkt dieses Beitrages.

Katja Senkel, Eike Emrich, Carsten Momsen
Maßnahmen zur Erhöhung der Regelbefolgung durch die internationalen
Sportverbände im Kampf gegen Doping – Überlegungen zur Wirksamkeit
der Einführung des Subsidiaritätsprinzips in den WADC   131
> Der Beitrag widmet sich dem Welt-Anti-Doping-Code (WADC) und seiner erwartbaren „Durchschlagkraft". Am 5. März 2003 in Kopenhagen durch die Weltkonferenz gegen Doping im Sport beschlossen, wurde dieser Vertrag in neuer Fassung am 1. Januar 2009 wirksam. Mittels eines harmonisierten, koordinierten und effektiven Anti-Doping-Programms soll so ein Beitrag zur präventiven und repressiven Bekämpfung des Dopings geleistet werden, der die Defizite der bisherigen (juristischen) Dopingbekämpfung überwindet. Das entscheidende Problem für die Erreichung dieses Ziels liegt in der mangelnden Regelbefolgung internationaler Sportverbände. Insofern hängt die Wirksamkeit entscheidend davon ab, inwiefern die Sportverbände sich an das transnationale Regelwerk binden und ihre bestehenden Anti-Dopingregelwerke den Vorgaben des WADC angleichen und auch anwenden. Da ein institutionalisiertes Kontroll- und

Erzwingungsverfahren, mit dessen Hilfe man im Falle der Nicht- oder Fehlanwendung entsprechend sanktionieren könnte, bisher nicht existiert, sind nationale Sportverbände gezwungen, vertrauensbasiert zu kooperieren. Inwieweit das aktuell diskutierte Prinzip der Subsidiarität im Verhältnis von internationalen Dachverbänden zu ihren nationalen Mitgliedern hier künftig eine entsprechende Rolle spielen kann, wird intensiv diskutiert.

Katja Senkel
„Strict Liability", Schuldvermutung und Reziprozität im
verbandsrechtlichen Dopingverfahren 165

Unter dem Begriff der strict liability wird geprüft, welche Abweichungen, bezogen auf Dopingfälle, von der jedem Einzelnen in demokratischen rechtsstaatlichen Gesellschaften zustehenden rechtlichen Gleichbehandlung zu beobachten sind und welche zentralen Grundsätze unseres Rechtssystems der Autonomie des Sports untergeordnet werden. In kritischer Analyse des aktuellen Anti-Doping-Gesetzes erwähnen verschiedene Rechtswissenschaftler den immensen, Doping begünstigenden Systemdruck im Sport, trotzdem wird der Athlet eher in der Täterrolle gesehen. Daraus werden üblicherweise zwei Konsequenzen gezogen, nämlich zum einen die Kriminalisierung der Athleten und zum anderen die Forderung nach Rückkehr des Sportlers zu einer „eigenen Ethik" gegenüber dem Einsatz verbotener Substanzen, da das Strafrecht eben kein Allheilmittel sei. Mit Blick auf das verbandsrechtliche Dopingverfahren erscheint die Verträglichkeit beider Positionen diskussionsbedürftig, wird doch der Athlet sehr wohl als „Zentralgestalt des Dopinggeschehens" erfasst und mit einschneidenden Sanktionen konfrontiert. Ihm werden zugleich erhebliche Grundrechtseinschränkungen abverlangt, was die Frage nach der „Opferrolle" des Athleten aus anderer Perspektive wieder aufwirft. Inwieweit die verfahrensrechtliche Ausgestaltung der Dopingbekämpfungsmaßnahmen der erklärten Zielerreichung dienlich ist und der Athlet so zu einer „eigenen Ethik" zurückzufinden vermag, erscheint insbesondere mit Blick auf die unbalancierte Reziprozität zweifelhaft.

Carsten Momsen
Strafrechtliche Dopingbekämpfung? 181

Was kann und soll der Einsatz des Strafrechts im Kampf gegen das Doping bewirken, welche Interessen sollen geschützt werden und welche können den Einsatz des Strafrechts rechtfertigen, welche Vorteile verspricht die Kriminalisierung von Doping im Kampf gegen dessen unerwünschte Folgen, so lauten die wesentlichen Fragen dieses Beitrages. Insgesamt wird die verschiedentlich vertretene Einschätzung in Bezug auf die „sittenbildende" Kraft des Strafrechts erheblich relativiert und diskutiert, inwieweit die rechtliche Eingliederung von Doping unter den Ordnungsbereich des Wirtschaftsstrafrechtes ein geeignetes Instrument für die Dopingbekämpfung darstellt und welche Wirkungen zu erwarten sind. Spitzensport wird dabei als eine spezifische, für einige sehr lukrative Form wirtschaftlicher Betätigung und Doping als mögliche Rechtsbeeinträchtigung dieses Feldes wirtschaftlicher Aktivitäten betrachtet. Angereichert wird diese Situation durch die Verquickung öffentlicher Interessen, die zwar nicht primär ökonomische Zwecke verfolgen, im Grunde jedoch – ähnlich der Subventionsvergabe – wirtschaftlicher Natur sind. Ein geeignetes Anti-Doping-

Strafrecht muss daher an dem unter sportlichen Aspekten wesentlichen Gesichtspunkt unfairen Verhaltens und dem parallelen Gesichtspunkt der Wettbewerbsverzerrung anknüpfen. Es muss sich aber auch auf den Schutz dieser Interessen konzentrieren, soll die Normgeltung nicht durch bloße symbolische Gesetzgebung beschädigt werden.

Walter Szostak
Zwischen Leistungskultur und Erfolgstechnokratismus - Ein Versuch zur Anthropologie des Dopings im „großen" Sport — 205

Der Beitrag beschäftigt sich mit einer positiven Form von Adäquanz normativer Erwartungen der Institution auf der einen Seite und dem vernünftigen Interesse eines mündigen Athleten auf der anderen Seite. In diesem Sinn wird es möglich, dem „Erfolgstechnokratismus" als Deutungsmuster negativer Adäquanz eine Position entgegen zu setzen. Der Beitrag untersucht den Erfolgstechnokratismus durch Verfolgen der Frage, welche Vernunft der Doper in Anspruch nimmt und welche Orientierungen das System Doping außer Kraft setzt, so dass am Ende sogar eine Umwertung stattfindet. Wer im anthropologischen Sinn auf den Doper blickt, der darf den konsequent sauberen Sportler und dessen Handicap nicht aus dem Auge verlieren. Als Verweisungszusammenhang bleibt die Idee von – und gleichsam auch das Interesse an – Mündigkeit zentral. Die anthropologische Blickrichtung verlangt dabei auch eine Erweiterung des Fragehorizonts: nicht nur als Blick auf den Sport, den wir eigentlich wollen, sondern auch als Ausblick auf den Sport, den wir verdienen. In diesem Sinn versteht sich der Beitrag nicht reparaturethisch, sondern im Dienst einer kulturellen Selbstvergewisserung.

Autorenangaben — 223

Eike Emrich, Werner Pitsch

Einleitung

Max Weber benutzte in der Soziologie den Begriff der Adäquanzverhältnisse. Die Analyse dieser Verhältnisse beschäftigt sich insbesondere damit, ob und wie konkrete Strukturformen des Gemeinschaftshandelns mit konkreten Wirtschaftsformen zusammenhängen, d. h. „ob und wie stark sie sich gegenseitig in ihrem Bestande begünstigen oder umgekehrt einander hemmen oder ausschließen: einander »adäquat« oder »inadäquat« sind" (Weber, 1980, 201). Möglicherweise handelt es sich im Fall des Leistungssports und des Dopings um ein solches Adäquanzverhältnis, da der moderne, zum Zweck der Einkommenserzielung betriebene Spitzensport wahrscheinlich von Beginn an bis heute von Doping begleitet wird. Der olympische Sport konnte wohl nur zum Zeitpunkt seiner Wiederbelebung in der Neuzeit, als er ausschließlich von Aristokraten betrieben wurde, die über das ökonomische Kapital verfügten, sich der Ausübung des Sports zu widmen – Amateure im klassischen Sinne des Begriffs eben – als dopingfrei gelten. Jedenfalls erweist sich beim Blick auf das Phänomen „Doping im Spitzensport" aus mehreren verschiedenen Perspektiven, dass unterschiedliche soziale Prozesse in ihrer wechselseitigen Verschränkung, also eine spezifische Figuration (Elias, 1986, 139 ff.), dieses vielfach als Problem wahrgenommene Phänomen erst ins Leben rufen, fördern und unterstützen und Akteure an seinem Bestehen partizipieren und daraus Nutzen ziehen.

In jüngerer Vergangenheit wurde im Rahmen von system- und akteurtheoretisch angeleiteten Untersuchungen zum Doping die strukturelle Kopplung des Sportsystems mit anderen Systemen bearbeitet. Spezifische Leitorientierungen verschiedener Systeme wie der Wirtschaft, der Medien, der Politik gehen mit derjenigen des Sports eine Verbindung ein, als deren Folge sich die sozial geregelten Orientierungen der Akteure im Sportsystem in spezifischer Richtung hin ausrichten. Vor allem ökonomische Interessen sowohl der Wirtschaft wie auch des Mediensystems, aber auch Interessen des politischen Systems nach nationaler Repräsentanz, die mittelbar und unmittelbar als Wahlhilfe für den Machterhalt dienen kann, sind es demnach, die sozusagen in das soziale System des Sports hinein Wirkung entfalten.

Für Sportler wie für Funktionäre entsteht so eine auf Sieg und Überbietung hin ausgerichtete, alle zentralen Rollen erfassende eindimensionale Leitorientierung, die das Handeln der Akteure mit festen Verhaltensvorzeichnungen ausstattet (vgl. Bette & Schimank, 2006), innerhalb derer sie ihr Handeln exklusiv im Sinne dieser Leitorientierung ausrichten. Dieser Logik folgend schwindet die Chance, dass sich Akteure selbst normativ entgegen den aus der Leitorientierung resultierenden Erwartungen binden, um z. B. den Anforderungen des Fair Play zu genügen.

Die Systemstrukturen bzw. deren soziologische Deutung werden so zu sozialen Tatsachen, die das Handeln wesentlich beeinflussen und die individuelle Entscheidungsfreiheit drastisch reduzieren können. Damit kommen die Akteure in die seltsame Situation, dass sie dem generell auf Steigerung hin ausgerichteten Sieg- und Überbietungsimperativ genügen müssen und dabei gleichzeitig auch die normativen Ideale der Institution des Sports beachten sollen. Die kulturell konstruierte Idee und organisierter, an menschlichen Schwächen und Egoismen sowie nicht intendierten Effekten laborierender Betrieb treten auseinander und produzieren erhebliche normative Spannungslinien auf der Ebene der Akteure und des Systems.

Dabei dienen die aus der Idee der Institution resultierenden positiv etikettierten sozialen Funktionen des Leistungs- und Spitzensports dazu, die materielle und immaterielle Ressourcenzufuhr zu nationalen und supranationalen Sportorganisationen zu legitimieren. Dazu gehört auch die Vorstellung des sich normativ selbst bindenden Amateurs, der nicht nur Regelsetzer und –kontrolleur in einer Person ist, sondern auch für den Sport, aber nicht vom Sport lebt. Dieser „edle Amateur", der in der Idee der Institution Spitzensport beheimatet ist, lebt in der idealtypischen Konstruktion eines als wünschenswert betrachteten Spitzensports wieder auf, in dem er gewissermaßen als der Edle der Leistungsgesellschaft unter Beachtung des Gleichheits-, Leistungs- und Konkurrenzprinzips handelt. In diesem Sinn sollen aktuelle Spitzensportler ihre sportlichen Höchstleistungen ausschließlich auf der Basis von Talent und Fleiß in einem regelgebundenen Wettbewerb erzielen, in den nichts anderes hineinwirken soll; soweit die in den formellen und informellen Regeln der Institution Spitzensport verankerte Idee.

Als nicht entdeckter Normbruch begünstigt Doping Höchstleistungen und Rekorde, erhöht damit die Attraktivität und trägt zur Legitimation der Ressourcenzufuhr bei. Angesichts der Idee des Sports ist Doping grundsätzlich dysfunktional, für den Betrieb des Sports ist es dies allerdings nur dann, wenn es entdeckt wird. Zugleich verdeutlicht es im Fall der Entdeckung, dass der Sport kein Hort der Glückseligkeit ist, dass abweichendes Verhalten im Durkheimschen (1999, 181) Sinn eine normale Erscheinung ist, Betrüger auch nicht vor dem Sport halt machen und nackte nüchterne Interessen das Handeln bestimmen. Das Faszinosum des aktuellen Spitzensports beruht aber für seine Konsumenten auf regelkonform erzielten Höchstleistungen und deren unablässiger Steigerung im Sinne des Sieg- und Überbietungsimperativs. Diese Steigerung wird durch Dopingkontrollen behindert und zwingt nicht nur die Athleten sondern auch Verbände und andere (Mit-)Produzenten des Gutes Spitzensport in eine organisierte Pathologie (vgl. zum Begriff der Pathologie im organisationalen Kontext Türk, 1976; zur Divergenz individueller und kollektiver Ziele vgl. Etzioni, 1961, 24f.). Verbände und Athleten müssen sich entgegen der Steigerungs- und Überbietungsimperative der kulturellen Sphäre des Sports selbst durch Dopingverzicht resp. Dopingkontrollen zügeln. Je mehr nun Spitzenleistungen verkoppelt sind mit materiellen Einkommen und mit immaterieller Aufmerksamkeit, die mittelbar im Aufmerksamkeitsmarkt gegen Geld getauscht wird, umso schwieriger dürfte diese Kluft zu schließen sein, die zwischen Produktions- und Legitimationsfunktion besteht, allerdings nur im Fall der dopingbedingten Normbrüche aktuell deutlich wird (zur organisierten Heuchelei s. Brunsson, 2002): Ideen geraten in der Öffentlichkeit erkennbar in Widerspruch mit Interessen. Festzuhalten bleibt: Wann auch immer für die den Sport betreibenden Individuen Anreize im Sinne von über den Sport vermittelten Aufmerksamkeits-, Ansehens- und Geldgewinnen vorhanden waren, gab es auch Abweichler.

Berichtet und kommentiert wird dieser Prozess von Teilen der Presse sorgfältig distanziert, zuweilen auch mit einer klaren Positionierung gegen Doping, zuweilen aber auch von einem diesbezüglich ambivalent ausgerichteten anderen Teil der Presse, der an Sensationen orientiert ist, die aus der Kluft von Idee und Betrieb unablässig neu entstehen. Die stets Unterhaltungswert bietende Normabweichung Doping wird medial entweder aufgrund ihrer weiten Verbreitung als entscheidende Geißel des Sports skizziert oder man berichtet wahlweise über die mehr oder minder erfolgreichen Bemühungen in der Dopingbekämpfung. Generell zwingen öffentliche Debatten um die Dopingproblematik, sofern sie ein bestimmtes Ausmaß überschreiten, die Sportorganisationen zu reagieren, indem sie Stellung zu den Berichten nehmen, um die Idee des Sports am „Leben zu halten". Somit entsteht auch hier ein sich selbst perpetuierender Kreislauf.

Auch die aktuelle wissenschaftliche Beschäftigung mit Doping weist Spannungslinien und mehrfache Bezüge zum Doping im Spitzensport auf. Als angewandte Wissenschaft sollen Disziplinen wie z. B. Biochemie und Pharmazie das Problem der Wirksamkeit der Dopingkontrollen durch entsprechende Testverfahren lösen, gleichzeitig produzieren genau diese Wissenschaften permanent auch zu Dopingzwecken einsetzbare Mittel, die (noch) nicht nachweisbar sind. Je mehr Dopingsünder entdeckt werden, je wirksamer die Kontrollen also sind, umso dringlicher wird das Problem ob seines Ausmaßes. Je mehr entdeckt werden, um so mehr bedürfen Testverfahren der Ausweitung, um angesichts eines Generalverdachtes Doper in größerer Zahl zu überführen. Bleibt die Überführung einer größeren Zahl von Dopern dann aus, kann man sich immer noch auf die erfolgreiche Abschreckungswirkung durchgeführter Tests berufen. Bedingt durch die Kluft zwischen Entwicklung und Durchsetzung geeigneter Nachweisverfahren sind damit auch Dopingkontrollen und Diskussionen um Anpassungen der Verbotslisten und der Kontrollbefugnisse Teil eines perpetuum mobile, da der Wettlauf zwischen den innovativen Kräften im Dopingmarkt und den Kontrolleuren zwangsläufig in eine Dauerkrise aus Sicht desjenigen, der einen sauberen Sport möchte, mündet. Dabei erinnert die Position der Dopingkontrolleure an Sisyphos, der unermüdlich Steine bergauf rollte, eine tägliche Mühe, die im Ergebnis ein widriges Schicksal wieder zunichte machte. Ob er nun, wie Camus vermutete, ein glücklicher Mensch war oder nicht, sei dahingestellt, krisensicher war seine Tätigkeit auf alle Fälle. In Abgrenzung zu Sisyphos haben Dopingkontrolleure ihre Tätigkeit jedoch frei gewählt und erzielen damit Einkommen. Daneben beschäftigen sich auch Philosophen, Ökonomen, Soziologen, Psychologen und Pädagogen mit dem Phänomen des Dopings und bestätigen damit implizit die Aussage in der Bienenfabel, nach der „Der Allerschlechteste (hier der Doper, d. Verf.) sogar fürs Allgemeinwohl tätig war" (Mandeville, 1980, 43). Doping bietet einer ganzen Generation aktueller Forscher reichlich Gelegenheit zur wissenschaftlichen Betätigung, auch den Verfassern dieses Buches. Die aus exklusiv soziologischen, ökonomischen oder pädagogischen Analysen stammenden Befunde, auf deren Basis Empfehlungen zur Dopingreduktion diskutiert werden, bieten im Kern keine empirisch abgesicherten Maßnahmen gegen Doping im Sinne von Wenn-Dann-Aussagen. In ihrer Aufforderung an beteiligte Interaktionspartner, konzertiert gegen Doping vorzugehen, wirken sie seltsam hilflos und wecken, überspitzt formuliert, Assoziationen an die Aufforderung des Arztes gegenüber dem Alkoholiker, doch künftig das Trinken sein zu lassen. Zuweilen verdeckt dabei die Intensität und moralische Aufgeladenheit des Appells den Mangel an begründeten Interventionen. Insbesondere die zahlreichen pädagogischen Antidopingmaßnahmen fallen in diese Kategorie und bedürfen nachdrücklich einer Evaluierung. Möglicherweise führt sogar der permanente moralische Appell an Athleten, die Grundsätze des Fair Play zu wahren, zur Erosion der Moral selbst. Sie verlangen vom Individuum in einem internationalen Konkurrenzkampf die Einhaltung ethischer Standards in der Konkurrenz, in der sie in Wahrheit häufig gezwungen sind, auf Ausbeutungsversuche anderer durch Regelbruch zu reagieren. Vorausgesetzt der Sportler lebt vom Sport, ist eine solche Forderung nach Schädigung der Erwerbschancen selbst durchaus fragwürdig. Aber auch wenn Individuen starke Neigung zum Spitzensport verspüren und sie in diesem Kontext auf Ausbeutungsversuche anderer reagieren müssen, haben sie doch stets die Wahl zwischen dem Konsum von Dopingpräparaten, um so ihre Karriere als Berufsathlet fortsetzen zu können oder dem Verweigern des Konsums und damit der Beendigung der beruflichen Ausübung ihrer Leidenschaft.

Insgesamt erweist sich also das Doping als Phänomen, in dem sich durchaus im Sinne der Adäquanzverhältnisse individuelle Handlungen von Sportlern, kollektive Entscheidungen in Verbänden, mediale Verwertungsinteressen, wissenschaftliche Analysen und organisierte Kontrollbemühungen verschränken. Geht man von rational handelnden Akteuren aus, deren Entscheidungen an der Maximierung ihres jeweiligen Nutzens orientiert sind, entspricht das aus dieser Verschränkung erwachsende Gleichgewicht dem nicht intendierten Effekt vieler unverbundener rationaler Einzelentscheidungen unter jeweils gegebenen Restriktionen und bei jeweils unterschiedlichen Opportunitäten. Über diese Analyse des Sachverhaltes hinausgehend zeigt die Betrachtung von (verbandlichen und rechtlichen) Bemühungen zur Steuerung, dass auch aus dieser Sicht der rationale Entscheider im Vordergrund steht. Ansonsten wäre der Versuch der Steuerung über die Sanktionshöhe und über die Wahrscheinlichkeit der Entdeckung sowohl von Dopingnutzern als auch von Anbietern a priori zum Scheitern verurteilt. Allerdings haben auch diese Bemühungen in der Vergangenheit nicht dazu geführt, dass Doping im Spitzensport ein Randphänomen darstellt oder als solches betrachtet werden kann.

Welche Rahmenbedingungen im Sinne individueller Anreize und Restriktionen können es nun ermöglichen, dass sich Individuen an ihren Interessen orientieren und gleichzeitig die normativen Erwartungen der Institution nicht verletzen? Diese relativ einfach zu stellende Frage erweist sich in ihrer Bearbeitung als höchst komplex, da dazu die Verknüpfung von ökonomischer und rechtswissenschaftlicher Analyse notwendig wird.

Durch Doping wird das Gerechtigkeitsprinzip im sportlichen Wettbewerb verletzt. Die Idee des Spitzensports wird dabei überlagert durch das dominante Motiv des Eigennutzes der Konkurrenten. Im Sinne der Ökonomie ist die soziale Ordnung des Sports ein öffentliches Gut, das im Fall des Dopings beispielsweise durch schlechtere Güter, nämlich eine unzureichende Ordnung verdrängt wird. Der Ordnungs- bzw. Regelbrecher in Form des nicht gefassten Dopers verletzt nicht nur die Chancengleichheit, sondern er zieht Nutzen aus seinem Regelbruch. Er ist es somit, der gleichzeitig in besonderer Weise am Erhalt der Ordnung interessiert sein muss, da er nur bei deren Geltung Nutzen aus ihrer Verletzung ziehen kann. Der sportliche Wettbewerb selbst ist in diesem Sinn auf der Normenebene ein Nullsummen-Spiel. Der eigene Vorteil basiert auf dem Nachteil des Anderen, wobei aber auch in diesem Feld zusehends Dilemmastrukturen auftreten, indem einzelne Abweichler bei der derzeitigen rechtlichen Rahmenordnung und angesichts der derzeitigen Kontrollstrukturen anderen ihren Willen aufzwingen können und daraus letztlich Vorteile inner- und außerhalb des sportlichen Wettbewerbes erzielen (hierzu und den folgenden Ausführungen s. Emrich, 2008a; vgl. 2006).

Dabei fällt insgesamt auf, dass die exklusive Begründung moralischer Sollensforderungen aus der Idee des Sports, insbesondere aus olympischen Idealen, sowohl das Unternehmen IOC als auch offensichtlich die in einer weltweiten Konkurrenz befindlichen Athleten überfordert, die in einer marktgebundenen, weitgehend an ihren erzielten sportlichen Erfolg gekoppelten Konkurrenz stehen. Die Frage nach der angemessenen Rahmenordnung beinhaltet also auch die folgenden Fragen:

- Wie kann man verhindern, dass Einzelne in sportlichen Wettbewerben anderen ihren Willen aufzwingen und dadurch systematisch die Gerechtigkeit im Sinne der Einhaltung der Regeln (within rules, vgl. Brennan & Buchanan, 1993) verletzen?

- Verliert die Idee des Spitzensports ihre Glaubwürdigkeit, wenn Verbände keine Gerechtigkeit für den sportlichen Wettbewerb garantieren können?
- Welche Grenzmoral können sich das IOC und die internationalen Verbände im Vergleich zu anderen Sportanbietern leisten?

Eine Rahmenordnung als Vertrag zwischen Sportverbänden und als Vertrag zwischen Athleten und Verbänden muss dabei den verbundenen Grenznutzen zwischen der Bewahrung traditionaler Regeln und der beständigen Weiterentwicklung der Rahmenordnung gegeneinander abwägen und beständig neu austarieren. Damit stellt sich eine vierte Frage, nämlich:

- Welche Struktur der Rahmenordnung, also welches Arrangement von Regeln, kann sicherstellen, dass sowohl Verbände als auch Sportler in ihren gegenseitigen Interaktionen die Verbindlichkeit der Regeln der Rahmenordnung akzeptieren?

Dies dürfte wohl dauerhaft nur der Fall sein, wenn die Regelbefolgung den Interessen jedes einzelnen mehr dient als der Regelbruch. Die Sanktionsbewehrtheit der Regeln muss somit eben an diesen eigennützigen Interessen ansetzen.

Zusammenfassend lautet damit die Frage, wie gelingt es unter den Bedingungen einer zunehmenden Marktgängigkeit von Sportprodukten, auch des Olympischen Sports, in einer für alle gültigen, von allen getragenen Rahmenordnung den Kern der Idee des Spitzensports, insbesondere des Olympischen, zu bewahren, ihren moralischen Gehalt nicht dem Kommerz zu „opfern", den sportlichen Wettbewerb und seine Vielfalt zu schützen und gleichzeitig eine weitgehende unternehmerische Aktivität des IOC, seiner Mitgliedsverbände und der Athleten zu ermöglichen

Es ist also zu überlegen, ob es dabei einen spezifischen Syntheseweg zwischen den scheinbaren Gegensätzen von Markt und Tempel bzw. Ökonomie und Ethik gibt und wie dieser aussehen könnte. Die geeigneten wissenschaftlichen Disziplinen zur Bearbeitung dieser Frage sind vorrangig Rechtswissenschaften und Ökonomik, wobei deren Beiträge zur Bearbeitung des Phänomens notwendig beschränkt sind, sofern die Häufigkeit des Auftretens des Dopings im Kollektiv, individuelle Motive zum Doping und Möglichkeiten und Grenzen des Nachweises inklusive nicht intendierter Nebenfolgen in der Analyse a priori gesetzt und nicht aus empirischen Analysen a posteriori zugrunde gelegt werden. Die Beiträge dieses Bandes rekrutieren sich deshalb vornehmlich aus der Ökonomie und der Rechtswissenschaft, werden jedoch um wichtige Bezüge, die aus der empirischen Soziologie stammen, ergänzt.

Literatur

Bette, K.-H., Schimank, U. (2006). *Doping im Hochleistungssport: Anpassung durch Abweichung.* 2., erw. Aufl. Frankfurt: Suhrkamp.

Brennan, G.; Buchanan, J. M. (1993). *Die Begründung von Regeln. Übersetzt von Monika Vanberg.* Tübingen: Mohr Siebeck.

Brunsson, N. (2002). *The Organization of Hypocrisy: Talk, Decisions and Actions in Organisations.* Copenhagen: Business School Press.

Durkheim, E. (1999 [orig. 1895]). *Die Regeln der soziologischen Methode.* 4. Aufl. Frankfurt am Main: Suhrkamp.

Elias, N. (1986). *Was ist Soziologie?* München: Juventa.

Emrich, E. (2006). Zur Kommerzialisierung der olympischen Idee – einige grundlegende Anmerkungen (S. 39-55). In Kutschke, F. (Hrsg.). *Ökonomie Olympischer Spiele.* Schorndorf: Hofmann.

Emrich, E. (2008). Markt oder Tempel? Zwischen Moral und Eigennutz: Was können wir von der Bienenfabel für die Ökonomie der Olympischen Spiele lernen? In Wacker, C., Marxen, R. (Hrsg.): *Olympia – zwischen Ideal und Wirklichkeit. Festschrift für Norbert Müller zum 60. Geburtstag* (S. 103-132). Berlin: LIT.

Etzioni, A. (1961). *A Comparative Analysis of Complex Organizations. On Power, Involvement, and their Correlates.* New York: The Free Press of Glencoe.

Marx, K., Engels, F. (1972). Die heilige Familie oder Kritik der kritischen Kritik gegen Bruno Bauer und Kunsorten. *Werke, Band 2* (S. 3-223). Berlin: Dietz Verlag.

Mandeville, B. (1980). *Die Bienenfabel. Mit einer Einleitung von Walter Euchner.* Frankfurt am Main: Suhrkamp (erster Teil 1705, hier zit. nach der 3. Aufl., veröffentlicht 1724).

Pitsch, W.; Maats, P.; Emrich, E. (2008). Skizzen zu einer Ökonomik des Dopings. In Müller, N.; Messing. M. (Hrsg.). *Olympismus – Erbe und Verantwortung* (S. 381-418). Kassel: Agon.

Türk, K. (1976). *Grundlagen einer Pathologie der Organisation.* Stuttgart: Enke.

Weber, M. (1980 [1921/1922]). *Wirtschaft und Gesellschaft.* 5., rev. Aufl., besorgt von J. Winkelmann. Tübingen: Mohr Siebeck.

Weber, M. (1988 [1920]). Wirtschaftsethik der Weltreligionen. In Ders. *Gesammelte Aufsätze zur Religionssoziologie* (S. 237-573). 3 Bde. 9. Aufl. Tübingen: Mohr Siebeck.

Werner Pitsch, Peter Maats, Eike Emrich

Zur Häufigkeit des Dopings im deutschen Spitzensport – eine Replikationsstudie

1 Einleitung

Abgesehen von Spekulationen in der Presse und Berichten „kundiger Beobachter" der Sportszene (Bette, Schimank, Wahlig & Weber, 2002, 11) über eine angeblich steigende Zahl von Dopern gab es bisher kaum ernsthafte Versuche, die tatsächliche Verbreitung des Dopings unter deutschen Kaderathleten empirisch zu untersuchen. Angesichts der methodischen Probleme bei der Untersuchung eines sozial als unerwünscht betrachteten Sachverhalts wie Doping ist dies keineswegs überraschend.

Das Verfahren der Randomized Response-Technique (im Folgenden: RRT) lässt keinerlei Rückschlüsse auf den Befragten zu, garantiert 100-prozentige Anonymität und erweist sich damit als besonders geeignet zur Untersuchung sensibler Sachverhalte. 2005 wurde mit diesem Verfahren erstmals auf der Basis einer Onlinebefragung der Anteil dopender Sportler unter deutschen Kaderathleten untersucht (Pitsch, Emrich & Klein, 2005, 69). Demnach liegt der Anteil derjenigen, die jemals unerlaubte Mittel zum Zweck der Leistungssteigerung im Verlaufe ihrer Karriere eingesetzt haben, sicher zwischen 25,8% und 48,1%. Für die Saison 2005 liegen die entsprechenden Werte zwischen 20,4% und 38,7%. Für die gesamte sportliche Laufbahn bis zum Zeitpunkt der Befragung ist somit von einem Anteil von 51,9% ehrlicher Nicht-Doper und für die Saison 2005 von einem Anteil von 61,3% ehrlicher Nicht-Doper auszugehen (ebd., 63).

Die Ergebnisse zeigen, dass bis zu diesem Zeitpunkt vorherrschende theoretische Erklärungsversuche über das Ausmaß von Doping nicht zu halten sind. Der weitaus größte Teil der deutschen Kaderathleten beugt sich demnach nicht dem Erfolgsdruck, der in den Strukturen des auf Sieg und Überbietung hin ausgerichteten Sportsystems verankert sei (vgl. Bette & Schimank, 2006). Auch der Befund, wonach die Aufforderung, illegale Dopingpraktiken zu verwenden, insgesamt selten von Trainern (5,1%) kam, während 6,5% hier Familienangehörige und Freunde nannten, überrascht. Doping erwies sich darüber hinaus sehr viel mehr als ein Problem der „zweiten Reihe" denn der internationalen Spitzenkräfte (vgl. Pitsch, Emrich & Klein, 2007).

2 Problemstellung

Die zentrale Kritik an der Studie von Pitsch, Emrich und Klein (2005; vgl. 2007) bezog sich auf den Einsatz der RRT als Onlinebefragung, die nicht geeignet sei, ehrliche Antworten auf sensible Fragestellungen zu bekommen. Methodisch wird seit einigen Jahren die Vergleichbarkeit schriftlicher mit internetgestützten Befragungsformen, vor allem im Bereich der Marktforschung, diskutiert (vgl. in der Übersicht Batinic et al., 1999; Reips & Bosnjak, 2001; Batinic, Reips & Bosnjak, 2002). Der derzeitige Stand der Forschung ergibt allerdings kein einheitliches Bild darüber, wie sich die mit den unterschiedlichen Befragungsformen verbundene faktische und empfundene Anonymität der Befragten auf das Antwortverhalten auswirken. Anonymitätswahrung ist für die Untersuchung der Dopingverbreitung jedoch wichtig, da eine Identifizierung ehrlicher Doper vermutlich zu einem die Existenz bedrohenden Einkommens- und Ansehensverlust führen würde. Die Onlinebefragung wird im Vergleich zur standardisierten schriftlichen Befragung als wesentlich unsichereres Erhebungsinstrument eingeschätzt, da es mit höheren Vertrauenskosten verbunden sein dürfte. Öffentlich verschiedentlich diskutierter Datenmissbrauch (Telekom, Bahn-AG usw.) verschärft diese Diskussion zusätzlich. Zur Gewinnung verlässlicher Antworten ist weiterhin nicht nur das Instrument selbst, sondern auch die Art und Weise, wie die Zielgruppe angesprochen wird, bedeutsam und nimmt auf die Ergebnisse Einfluss.

Die Problematik der Validität von Onlinebefragungen aufgreifend, wurde 2008 die Studie aus dem Jahr 2005 wiederholt. Die Population der deutschen Kaderathleten wurde zufällig in zwei Teilgruppen aufgeteilt (randomisiert) und nachfolgend in einer Teilgruppe schriftlich, in der anderen online befragt, um eventuelle Unterschiede im Antwortverhalten methodisch prüfen und so die beiden Varianten systematisch vergleichen zu können. Darüber hinaus sollten die 2005 ermittelten Befunde unter Beachtung möglicherweise veränderter Rahmenbedingungen und einer in Teilen anders zusammengesetzten Stichprobe mit den Ergebnissen der Untersuchung von 2008 verglichen werden.

3 Methode

In Befragungen zu Formen abweichenden Verhaltens ist stets mit stark verzerrten Antworten zu rechnen. Dabei haben die Sichtbarkeit des Verhaltens für den Befrager sowie die Relevanz und der Grad der Öffentlichkeit seiner Antwort für den Antwortenden einen wesentlichen Einfluss auf den Grad der Verzerrung (Esser, 1986). Zur Verringerung dieser Verzerrungstendenzen wurde neben den bekannten und allenthalben angewandten Methoden der Zusicherung der Anonymität der Daten und der Einhaltung datenschutzrechtlicher Standards die RRT entwickelt. Sie kann helfen, auf Fragen zu illegitimen und/oder illegalen Praktiken verlässlichere Antworten zu erzielen als bei direktem Nachfragen und den damit verknüpften Verzerrungseffekten infolge sozialer Erwünschtheit (vgl. Lensvelt-Mulders et al., 2005, 340 ff.). Zusätzlich zur Frage nach dem jeweils interessierenden Merkmal wird eine Zusatzinstruktion gegeben, wonach die Befragten entsprechend dem Ausgang eines Zufallsprozesses die Frage zutreffend oder, unabhängig davon, ob sie das jeweilige Merkmal aufweisen oder nicht, mit „ja" beantworten sollen. Zur Illustrierung des Zufallsprozesses wird meist das Beispiel eines Würfels verwendet, während man in Befragungen auch mit anderen Verfahren, etwa mit dem Geburtsmonat des Befragten, arbeiten kann.[1] Der Prozess soll anhand eines Beispiels erläutert werden.[2]

- Frage: Haben sie jemals wissentlich verbotene Dopingsubstanzen zum Zweck der Leistungssteigerung zu sich genommen?
- Zusatzinstruktion: Wenn Sie in den Monaten Januar bis April geboren sind, antworten Sie bitte mit „ja", wenn Sie in einem anderen Monat geboren sind, geben Sie bitte eine ehrliche Antwort.

Die Untersucher kennen den Geburtsmonat des Befragten nicht und können deshalb aus einer Antwort „ja" nicht schließen, ob die antwortende Person tatsächlich Dopingsubstanzen eingenommen hat oder nicht. Bekannt sind lediglich die relative Häufigkeit von Geburten in den Monaten Januar bis April sowie die Verteilung der „Ja-" und „Nein"-Antworten über alle Befragten. Aus der Verteilung der Geburten über die Geburtsmonate ergibt sich die Wahrscheinlichkeit p, mit der ein Befragter die Instruktion „antworten Sie „ja" bekommen hat. Aus der Verteilung der „Ja-" und „Nein"-Antworten und der bekannten Wahrscheinlichkeit p kann der Anteil der Merkmalsträger (hier: der Doper) in der Population π berechnet werden (s. Abbildung 1).

Auch bei der RRT treten Fälle auf, in denen sich die Befragten aus unbekannten Gründen nicht an die Instruktion halten (vgl. Locander, Sudman & Bradburn, 1976; Shimizu & Bonham, 1978). Diese Fälle des „cheatings" sind von bewusst falschen Antworten im Sinne der Antwortverzerrung aufgrund sozialer Erwünschtheit beim direkten Fragen zu unterscheiden. In den Fällen, in denen Befragte z. B. von der Sicherheit des Anonymisierungsverfahrens nicht überzeugt sind, treten „Nein"-Antworten auch unter der Instruktion „antworten Sie mit ‚ja'" sowohl bei Vorliegen als auch bei Nicht-Vorliegen der sensitiven Eigenschaft auf, da in beiden Fällen die Reidentifikation ihr Ansehen gefährden würde. Für die RRT würde dies bedeuten, dass beim Populationsanteil π der

---

[1] In der Literatur wird auch die Verwendung verschiedener Zufallsgeneratoren (z.B. Scheers, 1992; Tracy & Fox, 1981; Shimizu & Bonham, 1978) oder anderer zufällig verteilter Merkmale wie z. B. der Endziffer von Telefonnummern (Stem & Steinhorst, 1984; Goodstad & Gruson, 1975) berichtet. Für ein web-survey kann man allerdings nicht davon ausgehen, dass allen Antwortenden ein Zufallsgenerator in Form einer Münze oder eines Würfels genau in dem Moment auch leicht verfügbar ist, in dem sie an der Befragung teilnehmen. Andere zufällig verteilte Merkmale wie z. B. die Endziffer einer zufällig gewählten Telefonnummer setzen die Kenntnis der Verteilung der Telefonnummern nach den Endziffern voraus.

[2] In diesem Beispiel wird die forced response technique für qualitative Merkmale nach Boruch (1971) dargestellt, die in der Onlinebefragung genutzt wurde. Zum Warner-Modell sowie zu zwei Variationen des unrelated question model auch für quantitative Merkmale siehe z. B. den Überblick in Scheers (1992).

Personen, die leistungssteigernde Mitteln verwendet haben, auch „Nein"-Antworten aufträten, und beim Populationsanteil β der Anteil der „Ja"-Antworten unter dem aufgrund des Zufallsmerkmals zu erwartenden Anteil läge.

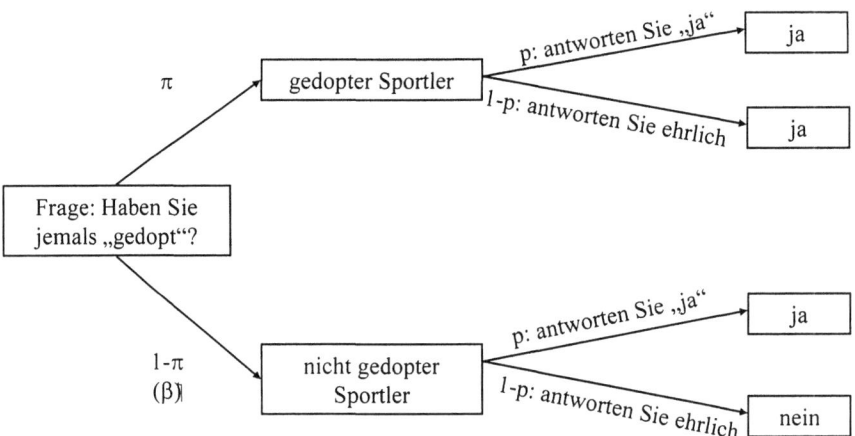

Abb. 1: Grundstruktur des „forced answer"-Modells.

Zur Kontrolle dieser Verzerrungen haben Clark & Desharnais (1998) das so genannte „cheater-detection-model" entwickelt, das auch in web-basierten Befragungen zu Formen abweichenden Verhaltens sicherere Schätzungen als bei direkten Fragen zu diesem Verhalten erlaubt (vgl. die Anwendung von Musch et al., 2001, am Beispiel der Steuerhinterziehung). Im „cheater-detection-model" werden die Befragten zufällig auf zwei unterschiedliche Instruktionsbedingungen verteilt, wobei die Zusatzinstruktion „antworten Sie ‚ja'" mit je unterschiedlichen Wahrscheinlichkeiten p1 und p2 (meist 1-p1) gegeben wird. In diesem Fall benötigt man zur Berechnung der Anteile der „ehrlichen Doper" π, der „ehrlichen Nicht-Doper" β sowie der Cheater γ die Anteile derjenigen, die jeweils unter der Bedingung p1 und p2 die Frage beantwortet haben, die Wahrscheinlichkeiten p1 und p2 sowie die Anzahl der „Ja-" und „Nein"-Antworten (vgl. Abbildung 2). Dieses Verfahren beseitigt die Schwäche der RRT hinsichtlich des „cheatings" im Sinne der Verweigerung der „Ja"-Antwort, hat jedoch nach wie vor die Schwäche, dass systematische Verzerrungen durch „Ja"-Antworten wenn instruktionsgemäß „Nein" zu antworten wäre, nicht entdeckt werden. Dies kann im Fall gezielter Falschantworten auftreten, aber auch beim Einsatz in devianten Subkulturen, in denen die Verwendung illegitimer Mittel und Methoden zur Leistungssteigerung eine subkulturelle Norm darstellt. In diesen Fällen sind zwei Formen des „cheatings" zu unterscheiden: 1) Die Verweigerung einer „Ja"-Antwort im Fall der Ausweichinstruktion (z. B. aus Angst vor fälschlicher Beschuldigung) oder beim Vorliegen der sensitiven Eigenschaft im Sinne eines social desirability bias. 2) Die Verweigerung der „Nein"-Antwort und damit die fälschliche oder instruktionswidrige Selbstbezichtigung im Fall der Orientierung an der subkulturellen Norm.[3]

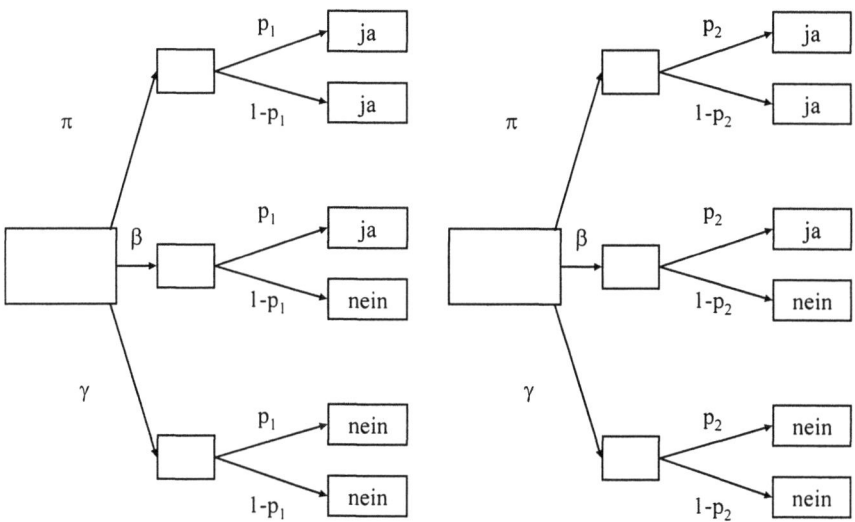

Abb. 2: Randomized Response-Technique mit „cheater detection" nach Clark & Desharnais (1998)

4 Stichprobe

Basis der Anwendung der RRT 2008 war die Population deutscher Kaderathleten laut Kaderliste des DOSB 2006 (5409 aktuelle Adressen), die in zwei Teilgruppen randomisiert wurde. Ein Teil erhielt per Post ein Anschreiben und den Fragebogen, die andere Hälfte wurde in einem Anschreiben gebeten, über einen Internetlink an der Onlinebefragung teilzunehmen.[4] Die Onlinebefragung wurde

---

[3] Zum Einsatz der RRT auch in diesen Fällen wurden in einer Kooperation zwischen dem Arbeitsbereich Sportökonomie und Sportsoziologie der Universität des Saarlandes (Dr. Werner Pitsch) und dem Fraunhofer-Institut für Techno- und Wirtschaftsmathematik in Kaiserslautern (Dipl.-Mathematiker Sascha Feth) die methodologischen und mathematischen Grundlagen zur „Yes- and No-Cheater-Detection" entwickelt. Eine Publikation erfolgt an anderer Stelle.
[4] Beispielsweise sind sie verpflichtet, die Nationale Antidoping-Agentur (NADA) ständig auf elektronischem Wege über ihren aktuellen Standort zwecks unangemeldeter Dopingkontrollen zu informieren (Anti-Doping Administration and Management System). Verzerrungen im Antwortverhalten aufgrund von 'Internet illiteracy' sind deshalb zu vernachlässigen.

zur Wahrung der Anonymität der Probanden unter Berücksichtigung von Sicherheitsstandards durchgeführt, die dem des Online-Banking entsprechen. Darüber wurden die Athleten informiert.

Der Rücklauf betrug für die Onlinebefragung 639 und für die schriftliche Befragung 863 Datensätze, was einem Gesamtrücklauf von 27,77% entspricht. Angesichts der Tatsache, dass der Leistungssport in Fachkreisen als überforscht gilt und Sportler sehr häufig um eine Teilnahme an Befragungen gebeten werden, ist die Rücklaufquote als zufriedenstellend zu bewerten. Frauen antworteten im Vergleich zu ihrem Anteil an der Population in beiden Befragungsformen signifikant häufiger (nur Datensätze mit Angaben zum Geschlecht: $\chi^2=32,71$, df=1, p<0,001). Allerdings deutet der Kontingenzkoeffizient von C=0,06 darauf hin, dass es sich dabei um einen sehr schwachen Effekt handelt, der allein aufgrund des großen Umfangs der Population signifikant wurde. Die Geschlechterverteilung unterschied sich zwischen den beiden Befragungsformen nicht signifikant ($\chi^2=0,23$, df=1, n. s.). Mit einem Anteil von 7,04% liegen die Antwortverweigerungen der online Befragten deutlich über dem der schriftlichen Befragung (s. Tabelle 1).

Tab. 1. Verteilung des Rücklaufs und der Population nach dem Geschlecht

Geschlecht	Schriftliche Befragung	WWW-Befragung	Population
Keine Angabe	2,2	7,0	-
Männlich	49,3	48,2	57,8
Weiblich	48,5	44,8	42,2

Tab. 2: Verteilung des Rücklaufs und der Population nach der Geburtskohorte

Geburtskohorte	Schriftliche Befragung n=863	WWW-Befragung n=639	Anteil der Kohorte in der Population
Keine Angabe	n=19 (2,2 %)	n=43 (6,7 %)	n=19 (0,3 %)
<1960	--	--	n=173 (2,8 %)
1960-1969	1,5 %	3,2 %	2,3 %
1970-1979	11,3 %	10,2 %	15,7 %
1980-1989	78,7 %	76,8 %	75,6 %
1990-1999	8,5 %	9,7 %	6,4 %

Der Rücklauf unterscheidet sich abhängig von der Geburtsdekade der Befragten nicht zwischen den Befragungsformen ($\chi^2=5,31$, df=3, n. s.), allerdings zeigt sich auch hier ein signifikanter Unterschied zwischen den Teilnehmern an der

Befragung und der Population (χ^2=31,70, df=3, p<0,001, s. Tabelle 2), der analog zum Geschlechtereffekt als sehr schwacher Effekt anzusehen ist (Tschurpow-Kontingenzkoeffizient C'=0,05, vgl. Bortz, 1985, 287). Aufgrund jeweils zu niedriger Zellbesetzungen konnten die Angaben der Athleten nicht sportartenspezifisch ausgewertet werden. Deshalb wurden die Sportarten entsprechend der Sportart-Kategorisierung nach Emrich, Pitsch und Papathanassiou (2001, 153 ff.; vgl. Pitsch, Emrich & Klein, 2005) zusammengefasst (s. Tabelle 3). Damit ergaben sich für Sportler in den Spielsportarten ausreichende Zellbesetzungen für erste Auswertungen. Für eine Auswertung in den Kategorien künstlerisch-kompositorische Sportarten und Kampfsportarten lagen die Anteile dagegen zu niedrig.

Tab. 3: Verteilung des Rücklaufs über die betriebenen Sportarten und Befragungsformen

Sportartenkategorie	schriftlich n=863		Online n=693		Population N=5409	
	Anzahl	Anteil [%]	Anzahl	Anteil [%]	Anzahl	Anteil [%]
Spiele	127	19,9	118	21,4	1.194	22,1
cgs[5]	354	55,5	309	56,0	2.688	49,7
Kampf	54	8,5	53	9,6	490	9,1
künstlerisch-kompositorisch	57	8,9	52	9,4	757	14,0
Nicht zuordenbar	46	7,2	20	3,6	280	5,2
Keine Angabe	225	26,1	87	12,6		

Hinsichtlich der Verteilung über die Sportarten ergaben sich nicht signifikante Unterschiede zwischen den Befragungsformen (χ^2=7,69, df=3, n. s.), signifikante, aber schwache Unterschiede dagegen zeigten sich zwischen den Befragten und der Population (χ^2=25,58, df=3, p<0,001, C'=0,04).

Das bisher erreichte Erfolgsniveau, gemessen in den Stufen „bis regionales Niveau", „bis nationales Niveau", „international auf europäischem Niveau" und „international auf Weltniveau" unterschied sich zwischen den beiden Teilstichproben nicht signifikant (χ^2=5,63, df=3, n. s.). Im Rücklauf der schriftlichen Befragung geben 93,3% der Athleten an, mindestens europäisches Wettkampfniveau im Verlaufe ihrer Karriere erzielt zu haben (63,2% internationales Wettkampfniveau, 30,1% europäisches Niveau), bei der Onlinebefragung lag der Anteil der Befragten mit mindestens europäischem Wettkampfniveau bei 90,3% (58,8% internationales Wettkampfniveau, 31,5% europäisches Wettkampfni-

---

[5] Das sind alle Sportarten, in denen die Leistung in cm, g oder Sekunden gemessen werden.

veau). Das Erfolgsniveau in der vergangenen Saison unterschied sich zwischen den Befragungsformen ebenfalls nicht signifikant (χ^2=2,55, df=3, n. s.), lag jedoch mit 49,4 % der Angaben bis auf nationalem Niveau und 50,4 % auf mindestens europäischem Niveau deutlich niedriger.

5 Ergebnisse

5.1 Ergebnisse zum Methodenvergleich

Im Folgenden werden einige zentrale Ergebnisse der Befragung mittels RRT zunächst unter dem Aspekt des Methodenvergleichs dargestellt und diskutiert, da dies unmittelbar zur Frage der Verlässlichkeit der Daten führt. Im Anschluss daran werden die Ergebnisse, sofern sie zumindest tendenziell verlässlich erschienen, detailliert und im Vergleich mit anderen Erhebungen betrachtet.

Bereits bei der Analyse des Rücklaufes war auffällig, dass die Teilnehmer an der Onlinebefragung eine höhere itembezogene Antwortverweigerung zeigten. 83 Befragte (insgesamt 13,0% der online Befragten) brachen vorzeitig die Befragung ab und bearbeiteten den Fragebogen nicht vollständig. Bei den vier auf das Phänomen „Doping" bezogenen RRT-Fragen beliefen sich die Item-Nonresponse-Anteile auf Werte zwischen 8,8% und 13,0%, während sie in der schriftlichen Befragung zwischen 0,3% und 1,0% lagen.

Diese Betrachtung erlaubt bereits den vorsichtigen Schluss, dass das Antwortverhalten der Befragten in der Onlinebefragung trotz Anwendung der RRT anderen und möglicherweise stärkeren Verzerrungen unterliegt, als in der schriftlichen Befragung. Die Auswertung der RRT-Befragung zum Doping im Verlauf der Karriere sowie in der laufenden Saison ergab die in Tabelle 4 dargestellten Werte. In der Onlinebefragung musste zur Schätzung der Parameter das von Clarke und Desharnais (1998, 163) kurz skizzierte Verfahren zur Maximum-Likelihood-Schätzung verwendet werden. Zwischen der schriftlichen Befragung und der Onlinebefragung bestehen damit deutliche Unterschiede nicht nur in der Zahl der vollständig antwortenden Personen, sondern offensichtlich auch in der Zahl der Doper sowie der Cheater.

Ein Vergleich der verschiedenen Befragungen hinsichtlich der Art der Rekrutierung des Rücklaufes soll Aufschluss über mögliche Verzerrungseffekte geben, die nicht mittels der RRT kontrolliert werden und so diese Unterschiede im Ergebnis mit herbeigeführt haben können. In der Onlinebefragung 2005 wurden die Athleten über Athletensprecher in der jeweiligen Sportart per Mail kontaktiert und um ihre Mitarbeit gebeten. 2008 wurden sie persönlich angeschrieben und erhielten entweder direkt den Fragebogen mit frankiertem Rückumschlag oder den Hinweis auf den Link für den Online-Fragebogen.

Bei der nach dem Schneeballprinzip organisierten Onlinebefragung 2005 blieben die Teilnehmer, abgesehen von den Initiatoren des Schneeballsystems, den Athletensprechern, anonym, während 2008 den jeweiligen Athleten durch das postalische Anschreiben zwangsläufig deutlich wurde, dass ihre Identität den Befragern bekannt sein musste, was im Vergleich zur ersten Studie notwendigerweise erhöhte Vertrauenskosten mit sich bringt. Weiterhin besteht zwischen postalischer und Onlinebefragung ein Unterschied hinsichtlich der Vertrauenskosten bei der Übermittlung der Daten im Internet. Einen Überblick über die unterschiedlichen Vertrauenskosten der verwandten Befragungsformen gibt Tabelle 5.

Tab. 4: Aufgrund der RRT-Befragung geschätzte Anteile ehrlicher „Ja"- und ehrlicher „Nein"-Sager sowie der Cheater

Frage	Methode	ehrlich „ja"	Cheater	Ehrlich „nein"
Haben Sie jemals...?	Schriftlich	14	28	58
	Online	0	18	82
Haben Sie in der laufenden Saison...?	Schriftlich	13	29	58
	Online	0	15	85

Die Vertrauenskosten der potenziellen Probanden in der aktuellen Onlinebefragung lagen also aufgrund der geringeren Anonymität im Rekrutierungsverfahren deutlich über denjenigen in der postalischen Befragung und auch höher als in der Onlinebefragung 2005, in der die Versuchspersonen nach dem Schneeball-Verfahren rekrutiert worden waren. Auch wenn es sich bei dem Empfänger der Daten um ein universitäres Forscherteam handelt, können die Vertrauenskosten so hoch werden, dass gerade bei Vorliegen sensibler Eigenschaften mit größerer Wahrscheinlichkeit die Teilnahme an der Befragung vollständig verweigert wird und unter den Teilnehmern gerade bei Fragen zu sensiblen Eigenschaften ein höherer Anteil an Item-Nonrespondern zu verzeichnen ist. Neben diesen strukturellen Unterschieden zwischen den verschiedenen Befragungsformen könnte eine in den vergangenen Jahren sich intensivierende Diskussion um die Sicherheit von Daten im Internet und deren Schutz vor den Zugriffen Dritter zusätzlich zu den festgestellten Unterschieden beigetragen haben. Dazu kommt die seit 1.1.2008 geltende Verpflichtung von Internetprovidern zur Vorratsdatenspeicherung, mit der die für die RRT notwendige Anonymität des Antwortenden untergraben wird.

Basierend auf diesen methodologischen Erwägungen wird für die folgende Analyse die Onlinebefragung nicht weiter ausgewertet, da die Daten wahrscheinlich vor allem aufgrund eines Response-Bias im Sinne der Nicht-Teilnahme gedopter Sportler verzerrt erscheinen.

Tab. 5: Vertrauenskosten im Überblick

Befragungsform	Grundgesamtheit	Rücklauf	Vertrauenskosten		Ergebnis
			Ansprache	Antwort	
2005					
Online-Schneeballsystem (nur Initiatoren bekannt)	Theoretisch bekannt (Grundgesamtheit aller deutschen Kaderathleten)	448	niedrig	hoch	20-25% ehrliche Doper, 18-22% Cheater
2008					
Schriftlich; namentlich postalisch angeschrieben	Kaderliste 2006 – verwertbare Adressen ca. 2.700 (50% anteilig von Grundgesamtheit 5.409)	863	hoch	niedrig	10% ehrliche Doper, 25% Cheater
Online; namentlich postalisch angeschrieben	Kaderliste 2006 – verwertbare Adressen ca.: 2.700 (50% anteilig von Grundgesamtheit 5.409)	639	hoch	hoch	0% ehrliche Doper, 18% Cheater

5.2 Ergebnisse zur Häufigkeit des Dopings unter Spitzensportlern

Die Addition des Anteils ehrlicher Doper zu demjenigen der Cheater, bei denen über das Vorliegen des Merkmals nichts bekannt ist, erlaubt die Schätzung eines Intervalls, innerhalb dessen der wahre Anteil der Doper in der Population liegt. Die untere Intervallgrenze ist der geschätzte Anteil ehrlicher Doper. Die Differenz zur oberen Intervallgrenze stellt der Anteil der Cheater dar.

Die schriftliche Befragung ergab für die Frage *„Haben sie jemals wissentlich verbotene Dopingsubstanzen zum Zweck der Leistungssteigerung zu sich genommen?"* über alle Sportarten in den Ergebnissen eine untere Grenze des Intervalls von 9,6% und eine obere von 35%. (s. Abbildung 3). Für die gesamte Laufbahn ist von einem *ehrlichen Nicht-Doper*-Anteil von 65,2%, für die Saison 2008 von einem Anteil *ehrlicher Nicht-Doper* von 65% auszugehen.

Bezogen auf die Saison 2008 ergab sich auf die Frage *„Haben Sie in der laufenden Saison verbotene Dopingsubstanzen eingenommen?"* für die schriftliche Befragung ein Intervall von 10% bis 35%. In der Tendenz bestätigen sich die Ergebnisse der Befragung von 2005, wobei die aktuellen Ergebnisse noch weiter unter der globalen Schätzung von 42 bis 84% gedopter Sportler von Plessner und Musch (2002) liegen.

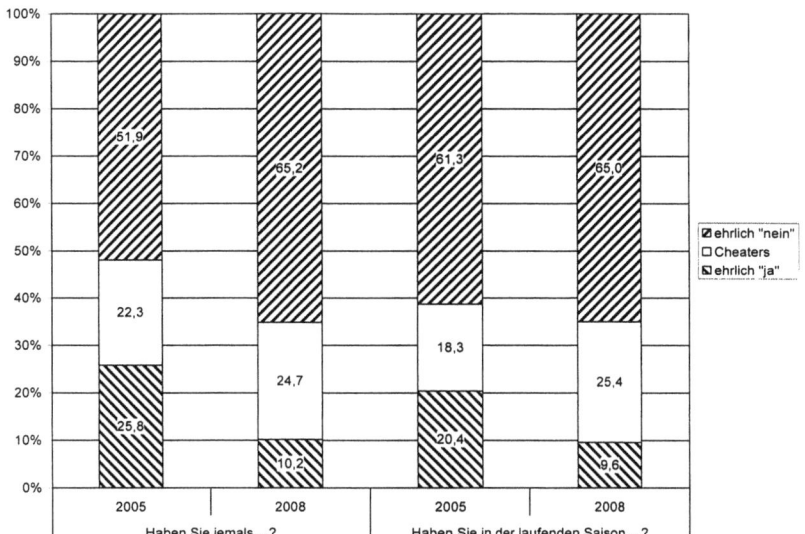

Abb. 3: Geschätzte Anteile ehrlicher Doper und ehrlicher Nicht-Doper sowie der Cheater in der Population im Verlauf der gesamten sportlichen Laufbahn und in der laufenden Saison im Vergleich der Erhebungen 2005 und 2008

Für den Zeitraum der gesamten Karriere liegt der Anteil *ehrlicher Nicht-Doper* mit 83,6% (16,4% *Cheater*) in den Spiel-Sportarten deutlich über dem in den Cgs-*Sportarten* mit 56,3% (14,2% *ehrliche Doper*; 29,5% *Cheater*, s. Abbildung 4). Für die Saison 2008 liegt der Anteil der *ehrlichen Nicht-Doper* etwa auf dem Niveau der Werte für die gesamte Karriere (s. Abbildung 5). Unterschiede zeigten sich auch beim Vergleich der Sportler nach dem Wettkampfniveau in der vergangenen resp. in der zum Zeitpunkt der Befragung laufenden Saison. Sowohl die Frage, ob sie jemals nicht erlaubte Dopingmethoden angewandt haben, als auch die Frage nach Doping in der aktuellen Saison 2008 ergaben weitgehend übereinstimmend, dass Doping auf internationalem Niveau seltener auftritt als auf nationalem Niveau und bestätigten somit die Ergebnisse der Studie von 2005 (vgl. Abbildung 6).[6]

---

[6] Eine analoge Auswertung wie in der Studie 2005 war wegen der niedrigen Zahl der Antwortenden, die höchstens nationales Niveau erreicht hatten (n=57, 6,6 %), nicht möglich.

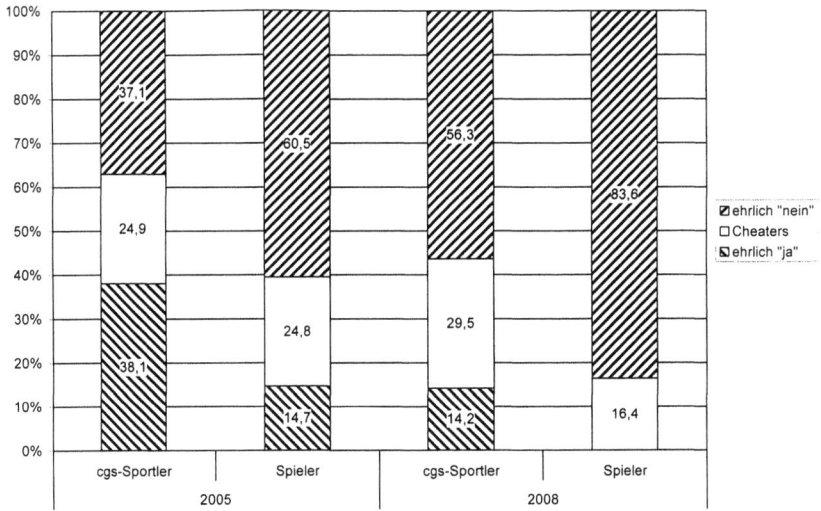

Abb. 4: Geschätzte Anteile ehrlicher Doper und ehrlicher Nicht-Doper sowie der Cheater nach Sportart-Kategorie im Verlauf der gesamten sportlichen Laufbahn

Weiterhin wurde untersucht, ob das soziale Umfeld des Athleten, sportlich wie privat, einen aktiv stimulierenden Einfluss auf die Entscheidung des Sportlers ausübt, sich nicht erlaubter Dopingpraktiken zu bedienen. Die Frage[7] *„Wurden Sie jemals von Ihrem Trainer, anderen Betreuern oder Funktionären aufgefordert, verbotene Dopingsubstanzen zum Zweck der Leistungssteigerung zu verwenden?"* wurde in der schriftlichen Befragung von 99,5% verneint. Mit vergleichbaren Werten wurde die Frage *„Wurden Sie jemals von Familienmitgliedern oder Freunden aufgefordert, verbotene Dopingsubstanzen zum Zweck der Leistungssteigerung zu verwenden?"* beantwortet: 99,4% der Antwortenden verneinen sie.

---

[7] Folgende Fragen wurden direkt und nicht mit Hilfe RRT gestellt.

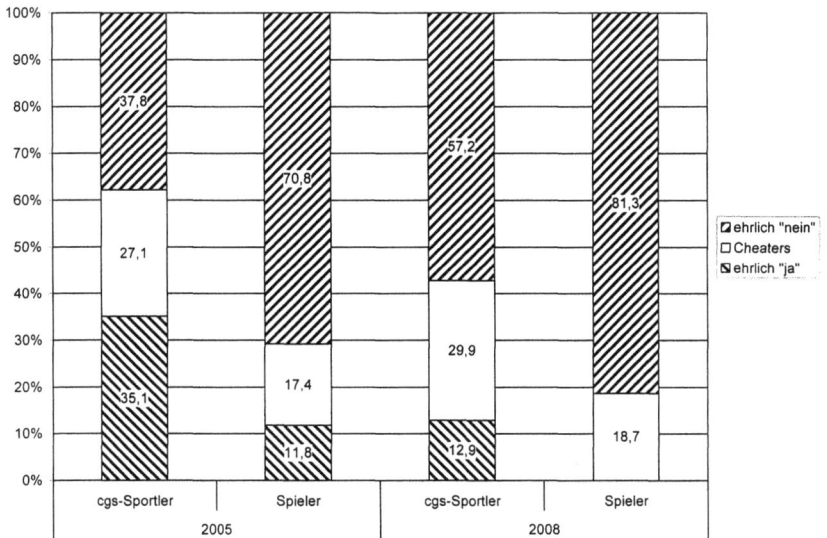

Abb. 5: Geschätzte Anteile ehrlicher Doper und ehrlicher Nicht-Doper sowie der Cheater nach Sportart-Kategorie in der aktuellen Saison

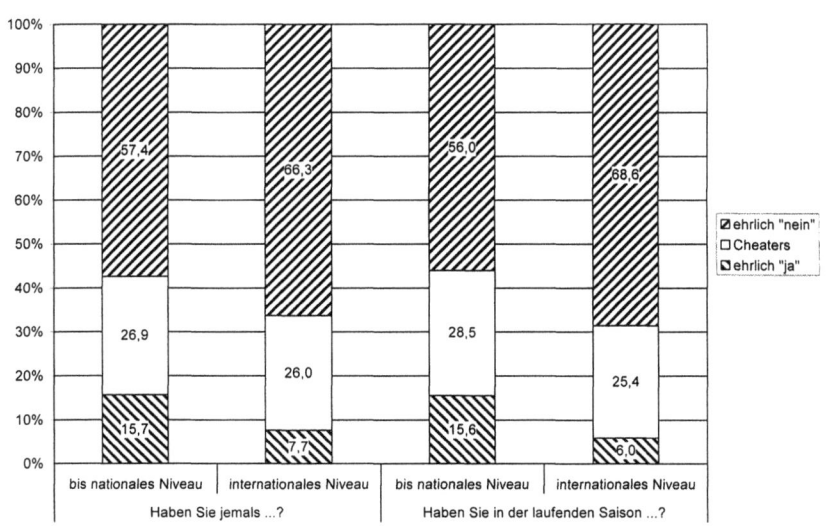

Abb. 6: Geschätzte Anteile ehrlicher Doper und ehrlicher Nicht-Doper sowie der Cheater nach dem Wettkampfniveau in der aktuellen Saison

Für die Frage, „*Wurden Sie jemals wegen der Verwendung verbotener Dopingsubstanzen bestraft?*" ergeben sich Anteile von 11% Cheater über alle Sportartenkategorien hinweg (s. Abbildung 7). Der Anteil von 0% ehrlichen Dopern stimmte mit den Ergebnissen der Onlinebefragung von 2005 überein (vgl. Pitsch, Klein & Emrich, 2007). Allerdings ergab sich ein deutlich höherer Anteil von Sportlern, die angaben, bei ihnen sei ein nachgewiesenes Dopingvergehen nicht bestraft worden. Hier bleibt abzuwarten, ob diese Befunde in nachfolgenden Untersuchungen stabil bleiben.

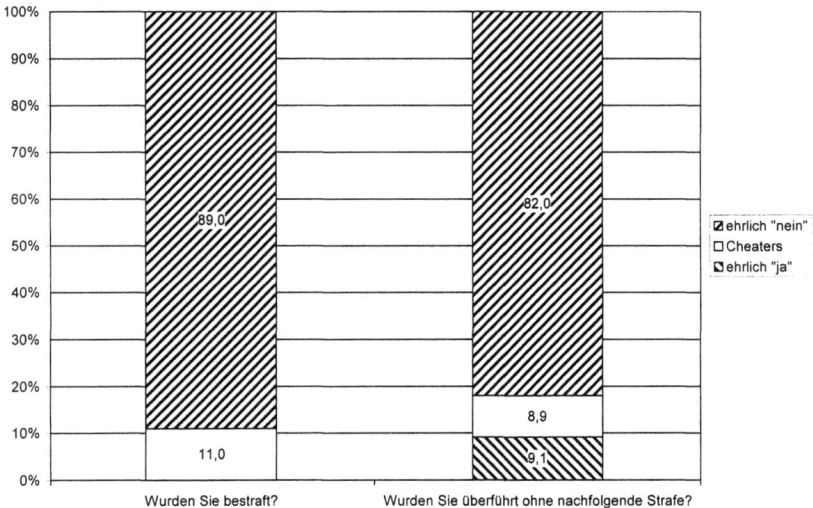

Abb.7: *Geschätzte Anteile ehrlicher Doper und ehrlicher Nicht-Doper sowie der Cheater in der Population, die des Dopings überführt und bestraft wurden nach Sportart-Kategorie*

Dabei gehen im Mittel 6,26% Athleten davon aus, dass es Fälle nachgewiesenen, aber nicht geahndeten Dopings gibt. Wie die Tabelle 6 zeigt, variieren die Ergebnis allerdings erheblich zwischen verschiedenen Sportart-Kategorien.

Auf die Frage, „*Wie viel Prozent Ihrer Gegner in der laufenden Saison verwenden Ihrer Meinung nach verbotene Substanzen?*", wird eine relative homogene Einschätzung von durchschnittlich 7,6% (Standardabweichung 12,51%) über die Sportartenklassen hinweg gegeben. Die Angaben variieren von 5,12% für die Spielsportarten bis maximal 9,17% für die *Cgs-Sportar*ten (s. Tabelle 7).

Tab. 6: Wissen um Dopingfälle im eigenen Verband, die bekannt, aber nicht geahndet wurden [%]

Sportartenkategorie	Ja	Nein
keine Angabe	2,9	97,1
Spiele	3,1	96,9
Cgs	8,1	91,9
Kampf	3,8	96,2
künstlerisch-kompositorisch	1,5	98,5
Nicht zuordenbar	13,5	86,5
Gesamte	6,3	93,7

Eine ähnlich homogene Einschätzung wird bzgl. der Entdeckungswahrscheinlichkeit gegeben. Die Antwort auf die Frage „Wie viel Prozent der Sportler in Ihrer Sportart, die verbotene Dopingsubstanzen verwenden, werden Ihrer Meinung nach des Dopings überführt?", ergab eine Schätzung von durchschnittlich 16,9% (Standardabweichung 30,3%, s. Tabelle 8).

Tab. 7: Erfragte Schätzung des Anteils gedopter Sportler nach Sportartenkategorine [%]

Sportartenkategorie	Mittelwert	Standardabweichung
Keine Angabe über Sportart	4,28	6,61
Spiel	5,12	7,93
Cgs	9,17	14,28
Kampf	9,08	15,45
künstlerisch/kompositorisch	5,31	10,58
Nicht zuordenbar	8,14	10,21
Gesamtergebnis	7,64	12,51

6 Diskussion

Die schriftliche Befragung 2008 ergibt in der Schätzung einen maximalen Doper-Anteil unter deutschen Leistungssportlern von 35%. Damit bestätigen sich in der Tendenz die Ergebnisse der Erhebung von 2005 dahingehend, dass auch 2008 über die Hälfte der deutschen Kaderathleten nicht dopt. Verglichen mit der gemessenen Häufigkeit des Dopings im deutschen Leistungssport von bis zu 35%, wird durch die Sportler selbst das Ausmaß der Dopingverbreitung deutlich unterschätzt. Sie vermuten einen durchschnittlichen Anteil von 7,6% (Standardabweichung 12,5%) Dopern unter ihrer Konkurrenz, von dem aus Sicht der Athleten durchschnittlich ca. 16,9% entdeckt werden. Dies lässt keinen überzeugenden Schluss auf einen in den Strukturen des auf Sieg und Überbietung hin ausgerichteten Sportsystems verankerten sozialen Druck zu, dem man quasi zwangsläufig erliegen müsste.

Tab. 8: Einschätzung der Entdeckungswahrscheinlichkeit durch Athleten

Sportartenkategorie	Mittelwert	Standardabweichung
keine Angabe	17,32	30,96
Spiel	14,68	30,36
cgs	18,59	30,80
Kampf	12,00	25,70
künstlerisch/kompositorisch	14,17	29,23
nicht zuordenbar	16,16	30,71
Gesamtergebnis	16,89	30,32

Darüber hinaus scheint es 2008 keine direkten Stimuli im Umfeld der Athleten zu geben, die sie zur Verwendung nicht erlaubter Dopingsubstanzen drängen. Doping erweist sich analog zur Studie 2005 auch in der vorliegenden Studie als ein Problem der „zweiten Reihe", was auf einen rationalen Akteur hindeutet. Für einen international hochklassigen Athleten der ersten Reihe wäre der Verlust an Ansehen und Einkommen im Fall nachgewiesen Dopings erheblich größer, der Nutzen des Dopings dagegen vergleichsweise deutlich geringer, da ein hohes Leistungs- und Erfolgsniveau bereits erreicht wurde. Dazu kommt ein gegenüber der zweiten Reihe durch die höhere Zahl von Kontrollen erhöhtes Entdeckungsrisiko im Falle des Dopings (Pitsch, Emrich & Klein, 2005, 73).

Analog zur Studie 2005 kommt Doping auch 2008 in den Cgs-Sportarten häufiger vor als in den Spielsportarten. Auch in diesem Fall ließen sich die festgestellten Unterschiede wiederum mit der Annahme des Rational Choice-Ansatzes erklären. Im Gegensatz zu Sportspielen schlagen sich gesteigerte Leistungen in den Cgs-Sportarten unmittelbar in Wettkampfergebnissen nieder. Der individuelle Nutzen wird direkt ausgezahlt, wohingegen in Sportspielen der Erfolg meist erst am Ende der Saison sichtbar wird und aufgrund der höheren Komplexität der Spielleistung mit größeren Unsicherheiten verbunden ist (vgl. Pitsch, Emrich & Klein, 2005, 74).

Literatur

Bortz, J. (1985). *Lehrbuch der Statistik für Sozialwissenschaftler*. 2. Aufl. Berlin: Springer.

Batinic, B., Werner, A., Gräf, L., Bandilla, W. (Hrsg.) (1999). Online Research. Methoden, Anwendungen und Ergebnisse. Göttingen: Hogrefe.

Batinic, B., Reips, U.-D., Bosnjak, M. (Hrsg.) (2002). *Online Social Sciences.* Göttingen: Hogrefe und Huber Publishers.

Bette, K.-H., Schimank, U. (2006). *Doping im Hochleistungssport: Anpassung durch Abweichung.* 2., erw. Aufl. Frankfurt: Suhrkamp.

Bette, K.-H., Schimank,U., Weber, U., Wahlig, D. (2002). *Biographische Dynamiken im Leistungssport. Möglichkeiten der Dopingprävention im Jugendalter.* Köln: Sport und Buch Strauß.

Boruch, R. F. (1971). Maintaining Confidentiality of Data in Educational Research: a Systemic Analysis. *The American Psychologist, 26*, 413-430.

Clark, S. J., Desharnais, R. A. (1998). Honest Answers to Embarrassing Questions: Detecting Cheating in the Randomized Response Model. *Psychological Methods, 3*, 160-168.

Emrich, E.; Pitsch, W.; Papathanassiou, V. (2001). *Die Sportvereine. Ein Versuch auf empirischer Grundlage.* Schorndorf: Hofmann.

Esser, H. (1986). Können Befragte lügen? Zum Konzept des "wahren Wertes" im Rahmen der handlungstheoretischen Erklärung von Situationseinflüssen bei der Befragung. *Kölner Zeitschrift für Soziologie und Sozialpsychologie, 38*, 314-336.

Goodstadt, M. S., Gruson, V. (1975). The Randomized Response Technique: A Test on Drug Use. *Journal of the American Statistical Association, 70*, 814-818.

Lensvelt-Mulders, G. J. L. M., Hox, J. J., van der Heijden, P. G. M., Maas, C. J. M. (2005). Meta-Analysis of Randomized Response Research. Thirty-Five Years of Validation. *Sociological Methods and Research, 33*, 315-348.

Locander, W., Sudman, S., Badburn, N. (1976). An Investigation of Interview Method, Threat and Response Distortion. *Journal of the American Statistical Association, 1976*, 269-275.

Musch, J., Bröder, A., Klauer, K. C. (2001). Improving Survey Research on the World-Wide Web Using Randomized Response Technique. In U.-D. Reips, M. Bosnjak (Hrsg.). *Dimensions of Internet Science* (S. 179-192). Lengerich u.a.: Pabst.

Pitsch, W., Emrich, E., Klein, M. (2005). Zur Häufigkeit des Dopings im Leistungssport: Ergebnisse eines www-surveys. *Leipziger Sportwissenschaftliche Beiträge, 46* (2), 63-77.

Pitsch, W., Emrich, E., Klein, M. (2007). Doping in elite sports in Germany: results of a www survey. *European Journal for Sport and Society, 4* (2), 89-102.

Plessner, H., Musch, J. (2002). Wie verbreitet ist Doping im Leistungssport? Eine www-Umfrage mit Hilfe der Randomized-Response-Technik. In B.

Strauß, M. Tietjens, N. Hagemann, A. Stachelhaus. (Hrsg.), *Expertise im Sport* (S. 78-79). Köln: Strauß.

Reips, U.-D., Bosnjak, M. (Hrsg.) (2001). *Dimensions of Internet Science.* Lengerich, Papst Science Publishers.

Scheers, N. J. (1992). Methods, Plainly Speaking. A Review of Randomized Response Techniques. *Measurement and Evaluation in Counselling and Development, 24,* 27-41.

Shimizu, I. M., Bonham, G. S. (1978). Randomized Response Techniques in a National Survey. *Journal of the American Statistical Association, 73,* 35-39.

Stem, D. E., Steinhorst, K. (1984). Telephone Interview and Mail Questionnaire Applications of the Randomized Response Model. *Journal of the American Statistical Association, 79,* 555-564.

Tracy, P. E., Fox, J. A. (1981). The Validity of Randomized Response for Sensitive Measurements. *American Sociological Review, 46,* 187-200.

Jens Flatau, Frank Schröder

Motivationen von Spitzensportlern für und wider den Konsum von Dopingmitteln

1 Problemstellung

Für den sportlichen Wettkampf ist ein für alle Wettstreiter gemeinsames und verbindliches Regelwerk konstitutiv.[8] Mit dem Eintritt in den Wettkampf erkennen die Athleten diese Regeln formal an. Dies sagt jedoch noch nichts über ihre *tatsächliche* Regelanerkennung und ihre Regeleinhaltung aus, besteht doch eine ständige Tendenz zum Regelbruch, was den Einsatz von Schieds- und Kampfrichtern erforderlich macht. Als jedermann bekanntem Beispiel sei das Foul in den Spielsportarten angeführt. Während allerdings der komplementäre Fall, das Vortäuschen eines Foulspiels des Gegners, die sogenannte Schwalbe, allgemein – zumindest seitens des Gegners und auch des Zuschauers – als illegitim empfunden wird, wird das Foul – wenigstens dann, wenn es vom Schiedsrichter geahndet wird – als Teil des Spiels empfunden. Anders als etwa beim Dieb, der, wird er ertappt, neben der „gerechten Strafe" durch die Strafverfolgung auch einen massiven Verlust seiner gesellschaftlichen Anerkennung erfährt, ist im Sport das Foul ein völlig normales und eben legitimes „Geschäft". Und insofern ist etwa im Fußball ein sogenanntes taktisches Foul, das eine mögliche Torchance des Gegners vereitelt, aber nicht mit einer gelben oder roten Karte geahndet wird, ein gutes und von den Mitspielern, Mannschaftsverantwortlichen und Anhängern des dieses Foul begehenden Spielers positiv sanktioniertes, eine rein aufgrund Unbeherrschtheit und nicht im Geringsten infolge rationalen Kalküls begangene sogenannte Tätlichkeit hingegen, welche einen Platzverweis nach sich zieht, ein schlechtes und intern negativ sanktioniertes Geschäft (allgemein dazu Emrich & Papathanassiou, 2003). Letztlich geht es also darum, sich im Wettkampf durch den rational kalkulierten Einsatz auch regelwidriger Handlungen einen Vorteil zu verschaffen, der nicht auf sportlicher Leistung beruht.[9]

Auch Doping stellt eine Form des Handelns dar, welche formalen Regeln zuwider läuft. Eines der Hauptargumente für das Aufstellen der Anti-Doping-Regeln stellt das für den sportlichen Wettkampf konstitutive Prinzip der Chancengleichheit dar. Mit Hilfe der Anomietheorie Mertons (1968) ist das Auftreten von Doping relativ einfach erklärbar (vgl. hierzu auch Emrich, 2004, 309 ff.).

---

[8] In dieser Beziehung sind die Monopole der Fachverbände funktional, gewähren sie doch ein für alle Wettkämpfer einheitliches Regelwerk.
[9] Dies gilt nur, insofern man nicht den Standpunkt vertritt, gute und schlechte Geschäfte mit Regelwidrigkeiten seien Teil, möglicherweise sogar konstitutiver Teil der jeweiligen Sportart.

Lediglich einem kleinen Anteil der Teilnehmer eines Wettkampfes wird in Abhängigkeit von ihrer Platzierung ein hohes Maß an sozialer Anerkennung zuteil. Hierzu kommt in einigen Sportarten ein finanzieller Aspekt, mit dem es sich ebenso verhält. Bei Olympischen Spielen konzentriert sich die Anerkennung auf die drei Medaillengewinner eines Wettbewerbes, wobei – und dies gilt auch für andere Wettkämpfe – der Sieger praktisch immer überproportional immateriell wie materiell begütert wird (vgl. Emrich & Prohl, 2008).[10] Soziale Anerkennung und materieller Reichtum stellen zugleich in allen Gesellschaften auf der Welt allgemein anerkannte, institutionalisierte Ziele dar. Können diese Ziele, wie es im Sport, wie oben dargelegt, aus rein statistischen Gründen der Fall ist, von einem relativ großen Anteil nicht erreicht werden, so bedeutet dies, dass sich ein großer Anteil insofern in einem anomischen Zustand befindet, als die institutionalisierten Ziele mit den institutionalisierten Mitteln – im Wesentlichen Talent und Training – nicht erreicht werden (können). Je mehr Personen sich in einem anomischen Zustand befinden, desto mehr werden sich dafür entscheiden, das institutionalisierte Ziel mit nicht institutionalisierten, d.h. irregulären Mitteln zu erreichen, wenn diese eine hohe Leistungssteigerung versprechen. Eine solche leistungssteigernde Wirkung kann für anabole Steroide, Wachstumshormone sowie Epo reklamiert werden.

Im Anschluss an zahlreiche öffentliche Stellungnahmen von Insidern aus dem Spitzensport (z.B. Jörg Jaksche[11], Kelly White[12], Angel Heredia[13]), aber auch an empirische Untersuchungen in der Sportwissenschaft (Pitsch, Emrich & Klein, 2006 sowie Pitsch, Maats & Emrich in diesem Band) kann davon ausgegangen werden, dass zumindest in einigen Sportarten im Spitzenbereich von einem substantiellen und somit wesentlich höheren als tatsächlich entdecktem Anteil der Sportler Dopingmittel angewendet werden (vgl. den Beitrag von Emrich & Pitsch in diesem Band). Bei einem hohen Anteil an Normbrechern, also einer offenbar nicht allgemein vorhandenen Normgeltung, drängt sich zunächst die Frage nach der Legitimität der Norm auf. So wie in einem demokratischen System Gesetze für Bürger gemacht werden (sollten), so (sollten) im Sport, einem prinzipiell gleichsam von unten konstituierten System, Regeln für Sportler gemacht werden. Handelt nun ein großer Anteil der Bürger einem Gesetz zuwider, so stellt sich mithin *als erstes* einmal die Frage, ob das betreffende Gesetz unter Berücksichtigung der Folgen abgeschafft werden sollte. Die Freigabe von Ein-

---

[10] Eine die Regel bestätigende Ausnahme stellen die schweizerischen Sportmedien dar, in denen auch die Sportler, die in den sogenannten Diplomrängen platziert sind, ein erhebliches Maß an öffentlicher Anerkennung genießen. Ein Beispiel hierfür ist die schweizerische Kunstturnerin Ariella Kaeslin, die im Sprungfinale bei den Olympischen Spielen den fünften Platz belegte und dafür als „Sportlerin des Jahres" ausgezeichnet wurde.
[11] In Der Spiegel vom 30.6.2007
[12] In der WDR-Fernsehproduktion „Blut und Spiele", ausgestrahlt am 8.8.2007
[13] In Der Spiegel vom 11.8.2008

bahnstraßen für Fahrradfahrer in einigen deutschen Städten kann als Beispiel einer solchen Anpassung des Gesetzes an die Realität angeführt werden. Selbstverständlich müssen bei solchen Entscheidungen neben rein pragmatischen auch ethische Erwägungen wie etwa Menschenrechte, sicher auch häufig nicht diskutierte Menschenpflichten, eine Rolle spielen, sollten diese tangiert sein. Nicht zuletzt sollte eine Gesetzesabschaffung tatsächlich den Willen einer Mehrheit aller Betroffenen widerspiegeln.

Ein solcher Wille zur Abschaffung der Anti-Doping-Norm besteht (hierzulande) offenbar nicht, zumindest, wenn man Verbandsfunktionäre, Sponsoren, Medien und Zuschauer in diesen Kreis mit einbezieht, was sich wegen der realen Entscheidungsmacht der Verbände in Bezug auf Regelsetzung und -änderung empfiehlt.[14] Die allgemein empfundene Illegitimität der Normabweichung bedeutet bei einem gleichzeitig als hoch wahrgenommenen Anteil an Abweichung, dass diese ein soziales Problem darstellt.[15]

Hiermit stellt sich automatisch die Frage nach geeigneten Maßnahmen zur Abschwächung bzw. idealiter zur Lösung des Problems. Grundsätzlich kommen hierfür positive und negative institutionelle Sanktionen zur Beeinflussung der individuellen Anreizstrukturen (vgl. Blum et al., 2005, 28) infrage. Aktuell geschieht dies ausschließlich über negative Sanktionen (Wettkampfsperren), welche im Falle eines nachgewiesenen Dopingvergehens ausgesprochen werden. Die oben geschilderte Situation der (mutmaßlich) hohen Dunkelziffer verweist jedoch direkt auf die Schwäche dieses Sanktionssystems.

Da sich erstens die Einnahme von Dopingmitteln (im Gegensatz zur sportlichen Leistung) der direkten Beobachtung entzieht, kann der Nachweis, insofern es sich um Pharmazeutika und somit die am häufigsten angewandten Dopingmittel handelt, nur indirekt, nämlich über die Analyse von Körperflüssigkeiten, erfolgen.

Hinzu kommt zweitens, dass gerade die oben genannten, hochgradig potenten Dopingsubstanzen für ihre Wirksamkeit nicht im Wettkampf eingenommen zu werden brauchen und – in Abhängigkeit des jeweiligen „Nachweiszeitfensters" – bei rechtzeitigem Absetzen vor dem Wettkampf bei dortigen Kontrollen nicht entdeckt werden können. Dies führt wiederum zur eigenen Problematik eines Trainingskontrollsystems, welches insbesondere auf dem Hintergrund des Chancengleichheitspostulates im Sport weiter unten diskutiert werden soll.

---

[14] Die Frage, inwieweit es der ursprünglichen Idee von Sportverbänden widerspricht, sich bei Entscheidungen an anderen Stakeholdern als den Sportlern selbst auszurichten und inwieweit es hierzu Hypokrisie bedarf, sei an einer anderen Stelle erörtert.
[15] In Anbetracht der auch von Sportwissenschaftlern häufig wertgebunden geführten Dopingdiskussion sei angemerkt, dass in der vorliegenden Untersuchung im Weber'schen Sinne werturteilsfrei vorgegangen werden soll. Es geht uns mithin um die Erklärung von Phänomenen, d. h. die Lösung von Problemen im wissenschaftlichen, nicht im definitorischen oder wertenden Sinn.

Die Kenntnis von Nachweiszeitfenstern verweist drittens darauf, dass dopende Athleten in Zusammenarbeit mit vom Doping profitierenden Dopingmittelproduzenten, Dealern, Ärzten und Trainern nicht allein aufgrund der Tatsache, dass sie dopen, im Merton'schen Sinne innovativ handeln, sondern im sequenziellen Spiel gegen die Dopingfahnder als rationale Akteure stets nach neuen Möglichkeiten suchen, die Entdeckung ihres Normbruches zu verhindern (vgl. dazu die Beiträge von Daumann, Pitsch & Emrich sowie Emrich & Pitsch in diesem Band). In diesem Zusammenhang wird gerne das Bild des Wettrennens bemüht. Zu diesem zählen seitens der Fahndung neben den erwähnten Trainingskontrollen verfeinerte Analysemethoden oder aktuell die Lagerung von Dopingproben bis zu einem späteren Zeitpunkt, an welchem möglicherweise neue Analysemethoden entwickelt werden. Seitens der Athleten und ihres Umfeldes werden dagegen etwa neue Substanzderivate (für die noch kein Nachweisverfahren existiert) oder neue Verschleierungsmethoden angewandt.

Es lässt sich festhalten, dass die vermutete sehr niedrige Aufdeckungsrate die intendierte Abschreckungswirkung der negativen Sanktion der Wettkampfsperre massiv schwächt.

In Anbetracht der geringen Wirksamkeit des derzeitigen Anreizsystems zur Verhinderung des Dopings drängt sich die Frage nach alternativen, institutionell setzbaren selektiven Anreizen. Ein Problem dabei ist, ebenso wie bei der Aufdeckung von Dopinggebrauch, seine grundsätzlich nicht gegebene direkte Beobachtbarkeit. Liefert ein positiver Dopingtest zumindest ein mehr oder minder hohes Maß an Gewissheit, dass tatsächlich eine Einnahme von Dopingsubstanzen stattgefunden hat, so bedeutet ein negativer Dopingtest angesichts der oben aufgeführten Verschleierungsmaßnahmen nicht mit der gleichen Gewissheit das Gegenteil (vgl. den Beitrag von Pitsch sowie Pitsch & Emrich in diesem Band). Es bleibt somit immer eine strukturelle Unsicherheit bezüglich der „Sauberkeit" des Athleten, womit positive Sanktionen, wie etwa die Ehrung und Prämierung mit an Sicherheit grenzender Wahrscheinlichkeit nicht gedopter Athleten, als Anreizmechanismus ausscheiden. Und selbst wenn Athleten auf eigene Initiative hin – beispielsweise durch die Selbstverpflichtung zu lückenlosen Kontrollen – einen glaubwürdigen Nachweis ihrer Normentreue zu führen versuchen, dürften sich das Interesse hierfür von Seiten der Öffentlichkeit sowie der Sponsoren und die damit verbundenen sozialen und pekuniären Einkommenschancen dieser Athleten (allgemeiner ausgedrückt: die explizite Anerkennung für normkonformes Verhalten innerhalb einer Gruppe mit hohem Abweichleranteil) in engen Grenzen halten.[16] So stellt sich die Frage, ob überhaupt weitere institutionelle Anreize denkbar sind (zu einer Variante dieses Sachverhaltes, nämlich rationale

---

[16] Als ein Beispiel hierfür kann das im Vergleich zu Medaillengewinnern diesbezüglich weniger begüterte „Zehnkampf-Team" angeführt werden.

Investitionen in den Anschein von Ehrlichkeit statt der Ehrlichkeit selbst vgl. Emrich & Pitsch in diesem Band). Anreize zielen auf Präferenzen von Menschen ab, welche sich wiederum von deren Bedürfnislage ableiten. Nun können zwar neben der Anomietheorie weitere, wie etwa die Systemtheorie, weitgehend schlüssig die Bedingungen beschreiben, die zum Dopingmittelgebrauch führen (Bette & Schimank, 1995). Sie sind allerdings aufgrund ihres kollektivistischen Ansatzes nicht in der Lage zu erklären, weshalb ein Teil der Athleten dopt und ein anderer nicht. Dabei liegt differenzielles Handeln der Sportler in der Frage des Gebrauchs von Dopingmitteln nahe, haben doch Individuen mehrere und zumindest bezüglich ihrer Ausprägung interindividuell unterschiedliche Präferenzen (vgl. Alchian & Allen, 1964, 12, 15). Nur aus der Kenntnis dieser Präferenzstrukturen bzw. der Motivationen für und wider den Konsum von Dopingmitteln lassen sich Anreizsysteme bei der Bekämpfung von Doping ableiten. Hierbei handelt es sich um ein klassisches Arbeitsfeld der Psychologie und – in Anbetracht des hier bedeutsamen sozio-ökonomischen Kontextes – insbesondere der Sozialwissenschaften. Wie generell bei der Erforschung abweichenden Verhaltens gestaltet sich der Zugang zum Forschungsfeld problematisch, da Untersuchungssubjekte hier bekanntermaßen zu sozial erwünschtem und somit (über alle) verzerrtem Antwortverhalten neigen. Hinzu kommt selbst dann, wenn man grundlegend einen bewusst und rational entscheidenden Akteur unterstellt, ggf. das nicht intendierte Verschweigen unbewusster Motive. Insbesondere beim mit relativ hohen Sanktionen bewehrten Doping ergibt sich daher die Frage, inwieweit mit üblichen wissenschaftlichen Methoden die wahren Handlungsmotive von Spitzensportlern eruiert werden können, wobei es zur Beantwortung dieser Frage wiederum zunächst einer erkenntnistheoretischen Erörterung bedarf.

2 Die Drei-Welten-Theorie Poppers

Nach Poppers (1993, 160) Philosophie können „drei ontologisch verschiedene Teilwelten" unterschieden werden:
1. die „physikalische Welt" (die objektiv gegebene Welt)
2. die Welt der „psychischen Erlebnisse (Wünsche, Hoffnungen, Gedanken ...)", d. h. die subjektive Bewusstseinswelt (u. a. Sinneswahrnehmungen von der Welt)
3. die Welt „der Ideen im objektiven Sinne" und „der Theorien an sich und ihrer logischen Beziehungen" (objektiviertes Bild des Menschen von der Welt; ebd.)

Bei Welt 2 handelt es sich folglich um diejenige, welche mit den Sinnen direkt erfahren wird, welche jedermann im Alltag als die Wirklichkeit wahrnimmt. Der Konstruktivismus hat betont, dass diese Wahrnehmung ein Konstrukt darstellt, welches interindividuell sehr verschieden sein kann. Für Popper bedeutet dies jedoch im Gegensatz zu den Konstruktivisten weder, dass Erkenntnis über die Welt 1 von geringer Bedeutung noch, dass diese Erkenntnis unmöglich ist. „Welt 3 der mathematischen und empirisch-wissenschaftlichen Theorien" (ebd., 161) und der entsprechenden Prüfung dieser Theorien (und wiederum deren intersubjektive Nachprüfbarkeit) mit wissenschaftlichen Methoden ist für ihn die Erkenntnis des Menschen über Welt 1. Zwar kann es sich ganz gemäß dem Popper'schen Fallibilismus bei Welt 3 lediglich um ein sich nie vervollständigendes und immer wieder mit zu entdeckenden Fehlern behaftetes Abbild der Realität handeln, doch dieses Abbild beansprucht Objektivität und findet Anwendung in Form der Techniken (welche in der Regel sehr gut funktionieren[17]), mit welchen der Mensch Einfluss auf Welt 1 nimmt. Obwohl von Menschen geschaffen, ergibt sich der objektive Status von Welt 3 aus der Intersubjektivität des Forschungsprozesses sowie der Vielzahl an einzelnen wissenschaftlichen Erkenntnissen (einer Vielzahl von Wissenschaftlern), welche sie konstituieren.

3 Methodologische Schlussfolgerungen aus der Existenz von Welt 3

In Bezug auf die einleitend geschilderte Problematik der Ermittlung von Wahrheit im Zusammenhang mit Doping kann verallgemeinert als Problem formuliert werden, für die Sinne Verborgenes durch eine wissenschaftliche Methodologie, welche dem Kriterium der intersubjektiven Überprüfbarkeit genügen muss, wahrnehmbar zu machen, um objektive Erkenntnis über den Untersuchungsgegenstand zu erlangen. Dabei handelt es sich an dieser Stelle nicht in erster Linie um die Frage, ob Doping vorliegt oder nicht, sondern welche Motive als Gegenstand von Welt 3 bei der Entscheidung für oder gegen Doping handlungsleitend waren.

Vor allem hermeneutische bzw. sogenannte qualitative Forschungsmethoden in den Sozialwissenschaften sind im Gegensatz dazu in aller Regel darauf angelegt, Erkenntnis über das „Einfühlen" in die untersuchten Personen und deren subjektive Sinnzuschreibungen ihres Wahrnehmens und Handelns zu generieren, was jedoch bedeutet, dass sie sich „als subjektiver Zustand des Verstehens" (ebd., 168) auf der Ebene der nicht-objektiven Welt 2 bewegen. Vielmehr als diese psychischen Zustände gelte es, so Popper (ebd., 193 ff.), die objektive Problemsituation, geleitet von einer „Metatheorie" dieser, in den Mittelpunkt der Analyse zu stellen. Hermeneutik bedeute somit, durch die Rekonstruktion situationsangemessener Handlungen Probleme objektiv und mit kritisch-rationalen Mitteln zu verstehen.

---

[17] Auch der überzeugteste Konstruktivist unterzieht sich im Falle einer Krebserkrankung höchstwahrscheinlich der erfahrungswissenschaftlich begründeten Chemotherapie.

Die einzige uns bekannte hermeneutische Methodologie, welche die Anforderungen Poppers – das soll hier heißen: zu Welt 3 gehörige Erkenntnisse anstrebend – für sich zu verwirklichen beansprucht, ist die „objektive Hermeneutik" Oevermanns (2002), die entwickelt wurde, um „auf wenig erforschten Gebieten und bei neuen, noch wenig bekannten Entwicklungen und Phänomenen, die typischen, charakteristischen Strukturen dieser Erscheinungen zu entschlüsseln und die hinter den Erscheinungen operierenden Gesetzmäßigkeiten ans Licht zu bringen" (ebd., 1). Hierbei handelt es sich um die „objektiven Bedeutungsstrukturen" und „latenten Sinnstrukturen" (ebd.) eines Falles, welche sich an – zumeist schriftlichen, prinzipiell aber auch akustischen oder bildlichen – Beobachtungsprotokollen (eigens für die Untersuchung erhobenen Daten) sowie „natürlichen" Dokumenten und den darin enthaltenen „Ausdrucksgestalten" (ebd.) manifestieren. Die Objektivität ergibt sich also durch die Einordnung des Beobachtungssubjektes in einen gleichsam gesellschaftlichen wie fallspezifischen Strukturzusammenhang, welcher zwar ausschließlich anhand der subjektiven Ausdrucksgestalten durch den Forscher mit seinem Wissen um Strukturgesetzmäßigkeiten (oder allgemeiner gesagt: mithilfe seines theoretischen Wissens – beispielsweise der Sprache oder familiärer Beziehungen – rekonstruiert werden kann, aber als solcher dem Subjekt keineswegs bewusst sein muss. Die objektive Hermeneutik unterscheidet sich somit kategorial von solchen Methoden, die darauf abzielen, Handlungen subjektiv nachzuempfinden.

Durch das rekonstruktionslogische Vorgehen kommt diese Methodik bevorzugt auf bislang wenig erforschten und somit nicht vorstrukturierten Forschungsfeldern zur Anwendung. Hierbei wird das zur Exploration unerlässliche, aber für den Gewinn weitgehend gesicherter Erkenntnisse prinzipiell fehlerbehaftete induktive Vorgehen (s. zum Induktionsdilemma grundsätzlich Popper, 1982, 3 ff.) mit deduktiver Hypothesenprüfung kombiniert, also im Peirce'schen (1976) Sinne „abduktiv", d. h. neue Regeln entdeckend, vorgegangen. Hypothesen über Gesetzmäßigkeiten werden im Verlaufe der (im Falle zeitlich vorstrukturierten Materials) sequenziellen und extensiven Analyse generiert und in der Folge am sequenziell nachgelagerten Teil des Beobachtungsprotokolls im Sinne des Falsifikationsprinzips kritisch geprüft. Von diesen auch als „Lesarten" (Oevermann, 2002, 24) bezeichneten Hypothesen können dabei durchaus mehrere miteinander in Bewährungskonkurrenz treten, wobei jedoch einschränkend gilt, dass im Falle gleicher Plausibilität (beim Generieren) und Evidenz (beim Falsifizieren) diejenige Lesart vorzuziehen ist, die mit den wenigsten Zusatzannahmen auskommt („Sparsamkeitsregel"; Oevermann et al., 1980, 25).

Die Sequenzialität der objektiv-hermeneutischen Analyse leitet sich aus der grundsätzlichen (zeitlichen) Sequenzialität menschlicher Existenz ab. Innerhalb der Sequenzanalyse wird grundlegend zwischen zwei ganz verschiedenen Parametern in der Determination von Sequenzen unterschieden. Der erste der beiden Parameter besteht „aus dem Gesamt an Sequenzierungsregeln, durch die an einer je gegebenen Sequenzstelle die sinnlogisch möglichen Anschlüsse erzeugt werden und auch die je möglichen sinnlogisch kompatibel vorausgehenden Handlungen festgelegt sind und entsprechend erschlossen werden können" (Oevermann, 2002, 7). Dieser Parameter ist als eine Menge von algorithmischen Erzeugungsregeln sehr unterschiedlichen Typszu verstehen. Zu diesen Erzeugungsregeln werden beispielsweise ganz elementar die Regeln der sprachlichen Syntax, aber auch die pragmatischen und logischen Regeln des Sprechhandelns und die logischen Regeln für formale und für material-sachhaltige Schlüssigkeit gezählt. Dieses Gesamt an Sequenzierungsregeln erzeugt an jeder Sequenzstelle immer wieder aufs Neue einen Spielraum von Optionen und Möglichkeiten, aus denen dann die in diesem Praxis-Raum anwesenden Handlungsinstanzen eine Option auswählen müssen. Welche Selektion konkret getroffen wird, darüber entscheidet ein zweiter Parameter, der alle Komponenten und Elemente der Disponiertheit der verschiedenen beteiligten Lebenspraxen oder Handlungsinstanzen umfasst (ebd.). Das Gesamt der Dispositionen einer je konkreten Lebenspraxis macht deren Eigenart oder deren Charakter, eben deren objektive „Fallstrukturgesetzlichkeit" aus (ebd., 8).

Die Textsequenzen der Gesprächsprotokolle werden gemäß den Regeln der objektiven Hermeneutik zunächst auf ihre rein sprachliche Bedeutung hin und somit frei von ihrem fallspezifischen Kontext analysiert. Hiermit erfolgt eine Konzentration auf das empirische Material, die „reine" Sprache als Gegenstand von Welt 3, und nicht auf damit (spekulativ) verbundene Intentionen des Sprechenden, welche eben Welt 2 zuzurechnen sind.

Zu Beginn einer sequenzanalytischen Fallrekonstruktion erfolgt die Ausdeutung des Textes mit höchster Extensivität. Selbst kleinste Ausdruckspartikel werden auf ihren Bedeutungsgehalt hin überprüft. Sowohl im Verlauf einer Sequenzanalyse als auch auf der Ebene der verschiedenen Fälle nimmt diese Extensivität tendenziell ab, insofern sich keine neuen, für den Fall oder das Untersuchungsfeld wichtigen Erkenntnisse auch bei detaillierter Analyse aufdrängen. Dabei können allerdings innerhalb einer Fallrekonstruktion mehrere, nicht direkt sequenziell zusammenhängende Abschnitte mit dann stets hoher anfänglicher Extensivität analysiert werden.

Im vorliegenden Forschungszusammenhang kam die Methode der objektiven Hermeneutik zum Einsatz, um mit den analysierten regelhaften Fallstrukturen (zu Welt 3 gehörige) Begründungszusammenhänge zu erkennen, welche das Phänomen des Dopings im Sport erklären helfen können.[18]

---

[18] Selbstverständlich besitzen Fallstrukturen auch subjektive (zu Welt 2 gehörige) Anteile, welche es bei der Analyse der Fallstrukturgesetzlichkeiten ebenfalls zu berücksichtigen gilt. Sie sind jedoch *nicht das Ziel* der Analyse.

4 Methodik

Zur Datenerhebung wurden neun Interviews geführt. Ein wesentliches Ziel der objektiv-hermeneutischen Analyse besteht – wie bei vielen anderen qualitativen Methoden auch – in der Entdeckung von für das Untersuchungsfeld charakteristischen Idealtypen, die sozusagen als Eckpunkte die Grenzen des Feldes markieren. Die Erfahrungen mit der objektiven Hermeneutik zeigen, dass „in der Regel zehn bis zwölf Fallrekonstruktionen auch für komplexere Untersuchungsfragen ausreichen, um hinreichend gesicherte Antworten [auf die Forschungsfrage, d. Verf.] zu erhalten" (Oevermann, 2002, 17).

Bei den Interviews handelt es sich jeweils um nicht standardisierte Interaktionen, um zum einen im Dienste der Exploration des Forschungsfeldes keine Erkenntnisse durch eine vorgegebene Strukturierung des Gespräches (Fragen eines Leitfadens) zu „verpassen" und zum anderen in Anbetracht der „Diffizilität" des Themas eine einem natürlichen Gespräch möglichst ähnliche Atmosphäre zu erzeugen.[19] Die Interviews wurden mithilfe eines Diktiergerätes aufgezeichnet und unter Einbezug auch der parasprachlichen Äußerungen vollständig transkribiert.

Die Zusammenstellung der Stichprobe erfolgte nach dem Kriterium des maximalen Kontrastes, wobei sich die im Folgenden aufgeführten kontrastierten Merkmale teils aus theoretischen Vorüberlegungen, teils aus den Ergebnissen der vorangegangenen Fallanalysen ergaben:

- *Gebrauch/Nicht-Gebrauch von Dopingmitteln (insoweit vorher bekannt)*, sich ergebend aus der Grundfrage der Untersuchung, welche Motivationen zur Wahl der jeweiligen Handlungsoptionen führen.
- *Geschlecht*, als basale körperliche Unterscheidungskategorie in Anbetracht der hauptsächlich körperlichen (leistungs- wie gesundheitsbezogenen) Wirkungen von Dopingmitteln.
- *Struktur der sportartbezogenen Leistungserbringung*, da das Potenzial der Leistungssteigerung durch Doping mit dem Anteil der individuellen konditionellen Fähigkeiten an der Leistungs- und somit letztlich auch Erfolgserstellung zusammenhängt.[20]

---

[19] Hierzu zählte auch, das Interview nicht mit dem Thema Doping, sondern mit einer allgemeinen und unverfänglichen Frage zur sportlichen Karriere des Gesprächspartners zu eröffnen, um sich später seitens des Interviewers möglichst implizit der interessierenden Thematik anzunähern.

[20] Dieser Zusammenhang ergibt sich erstens aus der Tatsache, dass mit den potentesten bislang bekannten Wirkstoffgruppen Ausdauer und (Schnell-)Kraft angesteuert werden können, wohingegen zur Steigerung koordinativer und mentaler Fähigkeiten vergleichbar wirksame Mittel (noch) nicht existieren. Bei Mannschaftssportarten kommt zweitens hinzu, dass die Wahrnehmung der Individualleistung reduziert ist. Im Falle der Mannschafts*spiele* ist drittens die Identifizier- bzw. Messbarkeit der Individual- an der Gesamtleistung nicht exakt möglich

- *Kommerzialisierungsgrad des erreichten Niveaus in der jeweiligen Sportart*, um die Bedeutung materieller Motive beim dopingbezogenen Handeln abschätzen zu können.

In Tabelle 1 ist die Struktur der Stichprobe anhand dieser Merkmale dargestellt.

Tab. 1: Stichprobe der Untersuchung und interindividuell kontrastive Merkmale

Sportler	Gebrauch von Dopingmitteln	Geschlecht	Sportart	Kommerzialisierungsgrad der Sportart
1	ja	männlich	American Football	hoch
2	ja	männlich	Leichtathletik (Mittelstreckenlauf)	niedrig
3	ja	männlich	Radsport (Straße)	hoch
4	nein	männlich	Ringen	niedrig
5	nein	weiblich	Triathlon	niedrig
6	nein	weiblich	Leichtathletik (Wurf)	niedrig
7	nein	weiblich	Rudern	niedrig
8	nein	männlich	Fußball	sehr hoch
9	nein	männlich	Badminton	niedrig

Die Auswertung erfolgte im Rahmen gemeinsamer Sitzungen der beteiligten Forscher.[21] Diese Vorgehensweise erhöht die Objektivität und Reliabilität der Analyse, indem mehr Lesarten und mehrere Deutungen von Ausdrucksgestalten gleichzeitig generiert und nicht zutreffende Lesarten ggf. schneller falsifiziert werden können.

5 Ergebnisse

Im Folgenden werden zunächst Zusammenfassungen[22] aus drei der neun im Rahmen des Projektes vorgenommenen Fallrekonstruktionen dargestellt, welche

---

und die Leistungserstellung wird hier viertens durch die (im Wesentlichen kognitiv determinierte) interpersonale Koordinationsfähigkeit mitbestimmt.

[21] Die Auswertung des Interviewmaterials erfolgte in Teilen im Rahmen eines von Ulrich Oevermann selbst geleiteten Forschungspraktikums.

[22] Bei der Darstellung objektiv-hermeneutisch gewonnener Ergebnisse ergibt sich das Problem, dass – zumal dann, wenn, wie hier, ein gesamtes Projekt mit mehreren Fallrekonstruktionen vorgestellt werden soll – die Extensivität der Auslegung eine ebenso extensive schriftliche Darstellung einer kompletten Fallrekonstruktion erforderte, wie sie im Rahmen eines Sammelbandbeitrages nicht möglich ist. Die Darstellung einzelner Interviewpassagen, wie sie bei der Präsentation qualitativer Forschungsergebnisse gerne zur ihrer Illustration

die durch die Untersuchung ermittelten Idealtypen adäquat repräsentieren. Im ersten Fall werden dabei die biografisch-strukturellen Angaben des interviewten Sportlers, da relevant, in die Interpretation mit einbezogen. Danach geben wir einen Überblick über die essenziellen Ergebnisse der gesamten Untersuchung.

5.1 Zusammenfassung der Fallrekonstruktion von Sportler 1

Sportler 1 wächst mit einer Schwester und drei Halbbrüdern in einer fränkisch-protestantischen Familie auf. Der Vater, welcher selbst Unternehmer ist, stellt hohe Leistungsansprüche an seine Kinder, was nicht zuletzt aufgrund deren Verwandtschaftsstatus untereinander zu einer Konkurrenzsituation führt. Sportler 1 bricht die Realschule in der neunten Klasse ab, beginnt eine Ausbildung in der Branche, in welcher der Vater tätig ist und zieht von zu Hause aus. Er arbeitet zwar nach der Ausbildung noch kurz in der Branche, wird dann aber hauptberuflich Spieler bei einer American Football-Mannschaft der zweiten Bundesliga, für die er zwei Jahre lang aktiv ist und mit der er in dieser Zeit in die erste Liga aufsteigt. Danach wechselt er zu einem Team der NFL Europe, was für ihn persönlich einen weiteren Aufstieg darstellt. Dort spielt er mehrere Jahre, um später, nachdem sich Verletzungen gehäuft haben, die Karriere in einer niedrigeren Spielklasse zu beenden, wo er zum Zeitpunkt des Interviews als Nachwuchstrainer tätig ist.

Bereits aus der Kenntnis dieser biografischen Daten lässt sich die erste Fallstrukturhypothese ableiten, dass Sportler 1, motiviert durch sein Scheitern in den Augen des Vaters, im American Football sehr erfolgsorientiert ist, um zu der „harten Männergemeinschaft" der American Football-Spieler zu gehören. Der Sport bietet somit sowohl eine Ersatz-Vergemeinschaftung als auch ein Ersatz-Feld zur Bewährung über Leistung.

Der Hauptanreiz zu dopen, besteht für Sportler 1 auf der bewussten Ebene in der vergleichsweise hohen Entlohnung bzw. der Möglichkeit, mit den Einnahmen aus dem Sport seinen Lebensunterhalt bestreiten zu können, in der Erwartung, zukünftig einen Vertrag bei einem höherklassigen Verein/Franchise zu erhalten. Die Entscheidung zu dopen, um über eine daraus resultierende Leistungssteigerung die Chancen, in einer solchen Organisation aufgenommen zu werden, zu erhöhen, ist für Sportler 1 eine in seiner Darstellung völlig rationale zum Erreichen seines Zieles der Autonomie vom Elternhaus und des gleichzeitigen Ausweises gegenüber diesem, sich erfolgreich beruflich bewährt zu haben.

Sportler 1 ist im Verlauf des Interviews bemüht, seine Ersatz-Gemeinschaft der (seiner Ansicht nach im professionellen Bereich zu großen Teilen dopenden)

---

verwendet werden, sowie ihrer Ausdeutung, sind ebenfalls nicht sinnvoll, da sie auf dem Hintergrund der prinzipiellen Sequenzialität objektiv-hermeneutischer Analysen immer auf dem Vorgängigen aufbauen. Die objektive Hermeneutik entzieht sich somit teilweise den gängigen wissenschaftlichen Publikations- und Präsentationsformen.

American Football-Kollegen gegen – durch den Interviewer weder explizierte noch angedeutete, aber offenbar vom Interviewten antizipierte – moralische Vorwürfe solidarisch in Schutz zu nehmen, indem er darauf verweist, dass der Konsum von Dopingmitteln auch in anderen Sportarten an der Tagesordnung sei und kein auf American Football beschränktes Phänomen darstelle. Zudem verweist er auf die Arbeitswelt, in der auch illegale Präparate zur Leistungssteigerung konsumiert würden.

Sportler 1 argumentiert bezüglich seiner eigenen, unentdeckten Verstöße gegen die Dopingregularien der NFL Europe ausschließlich in der Logik des „Erwischtwerdens". Er sieht in seinem Verhalten keine Verletzung des Fairnessprinzips oder einen Betrug seiner Kameraden und verweist zusätzlich auf die weite Verbreitung des Dopings.

Auf der unbewussten Ebene entscheidet sich Sportler 1 für eine Karriere im American Football und dann in der Folge für den Konsum von Dopingmitteln, weil er die Zugehörigkeit zu der von außen bewunderten Männergemeinschaft der American Football-Spieler braucht, nachdem das Verhältnis zu seiner bisherigen Primärvergemeinschaftung, seiner Herkunftsfamilie, stark belastet ist.

Eine Gefährdung seiner Gesundheit spielt für ihn persönlich bei der Entscheidung zu dopen keine Rolle. Dies begründet er für seine Person damit, dass er nur Ephedrin genommen habe und er die mit der Einnahme dieses Präparats verbundenen gesundheitlichen Risiken als sehr gering einstufe. Die Football-Spieler, die auch zu gesundheitsgefährdenderen Substanzen griffen, verdrängten, den Angaben von Sportler 1 folgend, die mit der Einnahme dieser Substanzen einhergehenden gesundheitlichen Risiken und ließen sich dementsprechend auch durch diese nicht von einer Einnahme solcher Präparate abbringen. Das Risiko, welches die Sportler bei der Einnahme solcher Präparate eingehen und ihnen von Kritikern als unverantwortlicher Umgang mit ihrer Gesundheit vorgeworfen wird, versucht Sportler 1 in gleicher Weise wie den Konsum von Dopingpräparaten an sich zu relativieren, indem er darauf verweist, dass jeder Mensch in seinem alltäglichen Leben sehr hohe Risiken eingehe, wenn jemand beispielsweise mit dem Auto mit 200 Stundenkilometern über die Autobahn fahre. Dabei vergisst er jedoch strukturelle Differenzen in den jeweils eingegangenen Risiken der Gruppen, die er vergleicht. Erneut wird daran das Bestreben deutlich, die „Zunft" der American Football-Spieler, mit denen er sich noch über das Ende seiner Karriere hinaus solidarisch verbunden fühlt, vor antizipierten Angriffen von außen in Schutz zu nehmen.

5.2 Zusammenfassung der Fallrekonstruktion von Sportlerin 5

Sportlerin 5 kann dem Triathlon hauptberuflich nachgehen, weil sie hierfür im Rahmen der öffentlichen Sportfördermaßnahmen bei der Bundeswehr an-, aber die meiste Zeit zum Zwecke des Trainierens freigestellt ist. Das Hauptmotiv für die Berufssportlerkarriere ist die Leidenschaft zu ihrer Sportart. Ihr Engagement bei der Bundeswehr sieht sie als auf die Dauer ihrer spitzensportlichen Karriere begrenzt an; es ist rein instrumenteller Natur.

Sportlerin 5 lehnt für sich Doping als unethisch prinzipiell ab, geht jedoch aufgrund eigener Beobachtungen davon aus, dass die Mehrzahl ihrer Kolleginnen und Kollegen Dopingmittel konsumiert, was auch das Anforderungsprofil des Triathlons nahelegt. Sie betont, dass die Entscheidung, Dopingpräparate zu konsumieren, von jedem Sportler autonom getroffen wird und jeder Einzelne sich auch in einem Feld mit (mutmaßlich) hoher Doperrate wie etwa dem Profiradsport dem Doping entziehen könne. Insgesamt lässt sich bei ihr eine starke Verinnerlichung des Fairnessprinzips (hier im Sinne der Dopingabstinenz) beobachten, welche in ihrer familiären Sozialisation begründet liegt.

Neben ihrer wertbasierten grundsätzlichen Ablehnung des Dopings gibt sie an, schon allein aus Angst vor den möglichen, die Gesundheit beeinträchtigenden Nebenwirkungen nicht dopen zu wollen. Die im erfolgreich verlaufenden sportlichen Wettkampf erfahrbare außeralltägliche Ekstase entschädigt sie für die Entbehrungen, die sie für den sportlichen Erfolg in Kauf nehmen muss.

5.3 Zusammenfassung der Fallrekonstruktion von Sportlerin 6

Der gewichtigste Grund für Sportlerin 6, den Konsum von Dopingmitteln abzulehnen, besteht in den mit Doping verbundenen möglichen gesundheitlichen Schäden. Dazu gehört für Ego auch die Fähigkeit, gesunde Kinder gebären zu können, welche sie u. a. durch die Einnahme von Dopingpräparaten gefährdet sieht. Sie ist zum Betreiben ihrer Sportart ebenfalls primär intrinsisch motiviert und weist als weiteres Motiv, nicht zu dopen, ein starkes Bedürfnis nach authentischer, ihr selbst zuschreibbarer Leistung auf.

Die Vorstellung, nach einem positiven Test all den Menschen gegenübertreten zu müssen, die sie über den Sport kennt und denen gegenüber man immer wieder seine ablehnende Haltung zum Doping geäußert hat, wäre für sie unerträglich. Auch die Glaubwürdigkeit des Sports im Allgemeinen sähe sie im Falle eines positiven Dopingfalles ihrerseits gefährdet und möchte auch die Erwartungen seitens des Verbandes an ihr vorbildliches Verhalten erfüllen.

Darüber hinaus sind als Motive von Sportlerin 6 gegen den eigenen Konsum von Dopingmitteln das von ihr verinnerlichte Fairnessprinzip sowie die ihrer Ansicht nach elementaren Regeln der Sittlichkeit zu nennen.

5.4 Die drei Typologien

Bei allen Interviewten konnte durch die Sequenzanalyse der Interviewprotokolle eine leidenschaftliche Verbundenheit mit der jeweils von ihnen betriebenen Sportart festgestellt werden. Aufgrund dieser Verbundenheit konsumiert Sportler 1 auch zu dem Zeitpunkt noch Ephedrin, als er schon zur Kenntnis genommen hat, dass eine finanziell höchst lukrative Karriere in der NFL außerhalb des für ihn Erreichbaren liegt. Nachdem er dies realisiert hat, nimmt er die Dopingpräparate auf der bewussten Ebene einzig aus der Motivation heraus ein, weiterhin zu einer Mannschaft in der NFL Europe zu gehören. Unbewusst braucht er die Zugehörigkeit zu der von außen bewunderten Männergemeinschaft, nachdem seine Bindung zur Herkunftsfamilie zerrüttet ist. Um die für eine Berufung in den Kader der Mannschaft erforderliche Leistung in den Trainingslagern, die vor dem Beginn der Saison durchgeführt und in denen ungefähr doppelt so viele Spieler um einen Platz im Kader der Mannschaft kämpfen, als letztlich für diesen ausgewählt werden, erbringen zu können, konsumiert Sportler 1 auch zu diesem Zeitpunkt noch Ephedrin. Das dominante Motiv, den Konsum von Dopingpräparaten zwischenzeitlich zu unterlassen, ist die bei einem positiven Dopingtest zu erwartende Wettkampfsperre, welche gleichbedeutend mit einem zumindest temporären Ausscheiden aus der Mannschaftsvergemeinschaftung wäre.

Während der Verstoß gegen die in der jeweiligen Sportart gültigen Dopingbestimmungen auf Seiten von Sportler 1 nicht das Gefühl hervorruft, einen moralisch verwerflichen Regelbruch begangen und das für den Sport konstitutive Fairnessgebot verletzt zu haben, bildet Sportlerin 5 diesbezüglich einen maximalen Kontrast. Für sie ist es v. a. aufgrund der durch das Elternhaus vermittelten Werte undenkbar, Dopingpräparate zu konsumieren, weil sie dann gegenüber Freunden, Kollegen und der Öffentlichkeit gezwungen wäre zu lügen. Eine solche Lüge empfände sie als unerträglich.

Das prinzipiell gleiche Motiv findet sich auch bei Sportlerin 6. Dominant für ihre ablehnende Haltung gegenüber Doping ist jedoch die Befürchtung von nachhaltigen gesundheitlichen Schäden, welche durch die in ihrer Disziplin von einigen Sportlerinnen erwiesenermaßen in der Vergangenheit eingesetzten anabolen Steroide hervorgerufen werden können. Hinzu kommt ein hohes Bedürfnis nach authentischer Leistung, das im Falle des Dopingmittelgebrauchs nicht mehr befriedigt werden könnte.

Sowohl Sportlerin 5 als auch Sportlerin 6 geben an, durch den Sport außeralltägliche, ekstatische Erfahrungen machen zu können, die sie in keinem anderen Lebensbereich bisher erfahren durften. Diese können einerseits durch das Gelingen im Wettkampf und das Erreichen eines selbst gesteckten Zieles, also intrinsisch, hervorgerufen werden oder aber extrinsisch durch den Jubel und die Unterstützung der Zuschauer.

Während Sportlerin 6 bereits einmal über den Dopingmittelgebrauch nachgedacht, dies aber aus den erwähnten Gründen abgelehnt hat, schließt die Triathletin den Konsum von Dopingpräparaten v. a. aufgrund des im Verlauf der elterlichen Sozialisation verinnerlichten Ehrlichkeitsprinzips kategorisch aus. Die Ergebnisse weiterer Interviews deuten darauf hin, dass eine Vermittlung entsprechender Werte durch Trainer weniger wirksam ist (vgl. hierzu auch Emrich & Klein, 2008, 131).

6 Diskussion

Das Erkenntnisinteresse der vorliegenden Untersuchung war erstens ein wertneutrales und grundlegendes. Es ging hierbei darum, einen Beitrag zum Verständnis der individuellen Entscheidung von Spitzensportlern, zu dopen oder nicht zu dopen, zu leisten. Zweitens sollten sich hieraus Erkenntnisse für eine Anwendung im Sinne eines institutionellen Sanktionenarrangements ergeben. Auf dem Hintergrund dieser beiden Aspekte werden die gewonnenen Ergebnisse diskutiert.

Es überrascht nicht, dass anhand der im Rahmen des Projektes analysierten Interviews ein starkes finanzielles Motiv zum Dopingmittelgebrauch im Spitzensport identifiziert werden konnte. Dennoch scheint der Anreiz zu dopen in Sportarten, in denen man selbst auf internationalem Spitzenniveau ein eher durchschnittliches Einkommen erzielen kann, ähnlich groß zu sein wie in hochgradig kommerzialisierten Sportarten, was sich aus dem offenbar starken Wunsch ergibt, den Sport zum Hauptberuf zu machen. Dieses Bedürfnis ist wiederum Ausfluss einer stark ausgeprägten Leidenschaft für ihre Sportart, wie sie alle interviewten Spitzensportler kennzeichnet, wodurch der Wunsch, sie – zumindest für eine gewisse Dauer[23] – zum zentralen Lebensinhalt zu machen, entsteht.

Doping wird somit nicht nur dort reizvoll, wo hohe sportliche Leistung mit stark außergewöhnlichen Einkommenschancen einhergeht, sondern auch da, wo national ein kleiner Anteil von Athleten von öffentlicher Hand alimentiert wird, also vor allem in olympischen Sportarten, welche aus Gründen der nationalen Repräsentanz gefördert werden. Es entsteht mithin durch diese Förderung die Situation, dass die institutionelle Sportförderung mit „dem Sport als Beruf" einen starken Anreiz zum Gebrauch von Dopingmitteln schafft.

Neben diesem individuellen konnte auch ein soziales Motiv für Doping ermittelt werden. Es handelt sich hierbei um den Wunsch nach der Zugehörigkeit zu einer Gruppe mit Vergemeinschaftungscharakter, wobei es sich wiederum um ein natürliches menschliches Bedürfnis handelt (Maslow, 1943, 380 f.). In der modernen Gesellschaft, in der Großfamilien, Sippen und Clans kaum mehr eine Rolle spielen, stellen die Kernfamilie sowie Peergroups die wichtigsten Vergemeinschaftungsformen dar, wobei Letztere insbesondere für Jugendliche und junge Erwachsene – also auch in demjenigen Alter, in welchem sich die meisten Leistungssportler befinden – im Rahmen ihrer Ablösung vom Elternhaus und

---

[23] Die Beobachtung, dass viele Athleten auch nach der Beendigung ihrer aktiven Karriere versuchen, beispielsweise als hauptberuflicher Trainer weiterhin ihre Sportart als zentralen Lebensinhalt zu behalten, stützt diese Interpretation.

Adoleszenzkrisenbewältigung von Bedeutung sind (vgl. Piaget, 1954, 9 ff.). Dabei können sich in Peergroups subkulturelle Werte und Normen herausbilden, welche zu denjenigen außerhalb der Gruppe in Widerspruch stehen. Doping kann also im Zuge des Zugehörigkeitsbedürfnisses zu einer Gemeinschaft einerseits als rational kalkulierte Handlung stattfinden, wenn das Niveau der dopingfreien Leistung die Zugehörigkeit gefährdet. Anderseits kann es sich beim Doping um soziales, da gegenüber gruppeninternen Normen konformes Verhalten handeln.

Auf der Seite der Motivationen gegen Doping wurden zum einen die ebenfalls a priori sehr plausiblen, von den Sportlern erwarteten gesundheitsschädlichen Nebenwirkungen von Dopingpräparaten identifiziert. Hierzu gilt es dreierlei anzumerken. Erstens ist das Potenzial der Gesundheitsschädigungen durch die verschiedenen Dopingpräparate sehr unterschiedlich. Da in den einzelnen Sportarten jeweils nur bestimmte Präparate leistungssteigernd wirken, variiert die gesundheitliche Gefährdung durch Doping gleichfalls mit der Sportart. Zweitens können alle Pharmazeutika interindividuell unterschiedlich wirken, was somit auch für Dopingpräparate und ihre Nebenwirkungen gilt. Schwerwiegende Gesundheitsschäden können, müssen aber nicht auftreten. Drittens unterliegen spätere Gesundheitsschäden durch Doping wie alle zukünftigen Kosten und Nutzen der Diskontierung der Zukunft (Elster, 1987, 96 ff.).

Das Gesundheitsmotiv scheint bei Frauen stärker als bei Männern ausgeprägt zu sein. Hierzu muss zwar angemerkt werden, dass es zur Prüfung dieser Aussage quantitativer Erhebungen bedarf. Allerdings ist aus Untersuchungen zu einer Reihe anderer Lebensbereiche bekannt, dass Frauen generell risikoaversiver sind als Männer und mithin seltener zum Schaden ihrer eigenen Gesundheit handeln. Als eine Ursache hierfür kann die durch Sportlerin 6 geäußerte, vom eigenen Körper untrennbare Verantwortung für späteren Nachwuchs bzw. das entsprechende Bewusstsein hierfür angenommen werden.

Als ein weiteres individuelles Motiv gegen Doping konnte ein „Bedürfnis nach Leistung" im Sinne McClellands (1961, vii) ermittelt werden, wobei diese Leistung nur dann für das Selbstwertgefühl erhöhend wirkt, wenn sie eine authentische, d. h. rein eigene (dopingfreie) ist. Im Sinne von Lenk (1992, 7) ist dieser Typus der „Eigenleistung" Ausdruck persönlicher Handlungsfreiheit. Daran anknüpfend kann man die Ablehnung von Doping im Spitzensport auch als individuelle Freiheit gegenüber dem Systemzwang zum Doping interpretieren (zu diesem Systemzwang s. Bette & Schimank, 1995), also eine bewusste Befreiung vom maximalen Wettkampferfolg als exklusivem Ziel.[24]

---

[24] Ob dieses Motiv nur dann eine Chance auf Handlungswirksamkeit hat, wenn der, wie im hier gegebenen Fall, auch ohne die leistungssteigernde Wirkung von Dopingmitteln noch in der Lage ist, den Sport als Beruf auszuüben, ist ungeklärt, aber aufgrund der ermittelten Stärke des Motivs, Berufssportler zu sein, anzunehmen.

Hinzu kommt als Motivation gegen Doping eine hochgradig verinnerlichte Ausrichtung des eigenen Handelns an Werten und Normen im Sinne der Fairness, welche grundsätzlich als durch Doping verletzt betrachtet wird, auch dann, wenn ein hoher Anteil an Dopenden unter den Kollegen bzw. Konkurrenten angenommen wird.

Dieser letzte, strikt wertrationale Handlungstypus ist im Rahmen der vorliegenden Untersuchung der einzige, der tatsächlich gegen Doping immun zu sein scheint, der es also grundsätzlich und um jeden Preis ablehnt. Bei allen anderen Typen und ihren Motivationskonstellationen entspricht die Evaluation vor der Handlungsentscheidung derjenigen des rationalen homo oeconomicus, allerdings mit je individuell verschiedenen und vor allem nicht ausschließlich materiellen Bedürfnissen. Die Kenntnis ihrer Motive und das Wissen um die rationale Abwägung ihrer Entscheidungen machen diese Typen grundsätzlich durch entsprechende Anreize beeinflussbar.

Theoretisch denkbar wären innerhalb dieses Schemas konsequenterweise zwei weitere Gruppen von Typen mit eindeutigen Präferenzen, welche jeweils durch zweckrationales Handeln[25] gekennzeichnet sind und deren während ihrer Sozialisation verinnerlichte und somit kaum änderbare Werte jedoch gegenüber Nicht-Doping immunisieren, insofern es sich um eine Sportart handelt, in welcher mit hoher Wahrscheinlichkeit unentdeckt bleibendes Doping die Leistung deutlich erhöht (Typ A). Im Falle einer Sportart, in der keine wirksamen Dopingmittel existieren, wird ihre Anwendung unterlassen, da dies ausschließlich Kosten verursacht (Typ B). Die hier angesprochene Art der Immunisierung unterscheidet sich jedoch von der weiter oben dargestellten davon, dass sie nicht von lebenslänglicher Dauer ist, sondern es auf der Handlungsebene dann doch jeweils zu entgegen gesetzten Entscheidungen kommen kann, wenn sich bestimmte Rahmenbedingungen ändern, etwa sich im Falle von Typ A die wahrgenommene Aufdeckungswahrscheinlichkeit stark erhöht oder für die von Typ B betriebene Sportart wirksame Dopingmittel entwickelt werden.[26]

Ein solchen zweckrationalen Handlungstypen zugrunde liegender Wert könnte etwa der Sieg als exklusives Ziel, von Gardner (1974, 51) als „the ethic of winning" bezeichnet, sein, womit Zweck und Wert zusammenfielen.

Dass der hier skizzierte Typ A durch die vorliegende Forschungsarbeit nicht ermittelt werden konnte, könnte prima vista Anlass zur Vermutung geben, dass er empirisch eher selten anzutreffen ist. Es ist jedoch viel plausibler anzunehmen, dass sich hier am „schwierigen" Forschungsgegenstand des Dopings auch

---

[25] Im Folgenden handelt es sich um eine *idealtypische* Beschreibung zu analytischem Zwecke. Bereits Weber (1980, 18) selbst merkt zur empirischen Existenz des zweckrationalen Handlungstypus an, dass es „nur ein im wesentlichen konstruktiver Grenzfall" sei.
[26] Dies wäre somit das sportliche Komplement zur neoklassischen Variante des ausschließlich auf materielle Anreize reagierenden homo oeconomicus im wirtschaftlichen Handeln.

die Grenzen der objektiven Hermeneutik zeigen, und zwar auf zweierlei Ebenen. Erstens kann auch sie das für die Erforschung abweichenden Verhaltens – insoweit diese auf die freiwillige „Mitarbeit" ihrer Probanden angewiesen ist – allgegenwärtige Problem der Stichprobenselektivität nicht lösen. Hiermit ist gemeint, dass Personen, welche bewusst sozial unerwünscht handeln, an solchen Untersuchungen gar nicht erst teilnehmen, nicht zuletzt deshalb, weil die Teilnahme im Sinne der eindeutigen Präferenz keinerlei Nutzen stiftet, sondern ggf. eher Kosten verursacht (z.B. Opportunitätskosten wie Trainingszeit oder Ruhezeit), also nicht zweckrational wäre. Falls aber (zweitens) Handlungstypen dieser Art doch an Untersuchungen teilnehmen, allerdings aus rationalen Gründen unwahre Angaben machen, so kann, insofern sie sich nicht eindeutig in sprachlogische Widersprüche verstricken und somit lügen, die Unwahrheit auch mithilfe der objektiven Hermeneutik nicht nachgewiesen werden.

Dies wirft grundsätzlich die Frage nach Anspruch und Wirklichkeit der hier angewandten Methode auf. Konkret stellt sich die Frage, ob sich der vergleichsweise hohe zeitliche Aufwand der Sequenzanalysen im Sinne eines tatsächlich entscheidend höheren Ertrages lohnt. Es ist sicherlich noch zu früh, diese Frage abschließend zu beantworten, zumal anzunehmen ist, dass dieser Ertrag mit der Forschungsfrage variiert. Einen endgültigen Aufschluss hierüber werden jedoch erst Forschungsarbeiten geben können, welche einen Vergleich qualitativer Methoden untereinander, wenn möglich zu mehreren unterschiedlichen Forschungsfeldern, zum Gegenstand haben.

7 Implikationen für die Bekämpfung des Dopings

Wie einleitend angemerkt, gilt es, von institutioneller Seite die Auftrittswahrscheinlichkeit von Doping durch das Setzen von positiven wie negativen Anreizen (über entsprechende Sanktionen) zu verringern. Die Erhebung der Athletenmotive sollte Aufschluss über mögliche wirksame Anreize geben.

Es wurde bereits bemerkt, dass angesichts des starken Motivs, den Sport zum Lebensinhalt zu machen, die erfolgsbezogene Förderung von Athleten dort eher einen Anreiz zum Doping darstellt, wo aufgrund eines niedrigen Kommerzialisierungsniveaus der Sportart ihr hauptberufliches Betreiben ohne die Mittel der öffentlichen Hand bzw. der Stiftung Deutsche Sporthilfe nicht möglich wäre, insofern das hierfür geforderte internationale Spitzenniveau für die Athleten nur durch den Einsatz von Dopingmitteln zu erreichen ist. Man erweitert hiermit die Bandbreite der Sportarten, in denen Doping attraktiv ist. An dieser Stelle wird einmal mehr das Dilemma der Sportförderung deutlich, Leistung fördern und gleichzeitig (leistungsförderliches) Doping bekämpfen zu wollen bzw. zu müssen.

Ein dahingegen im Sinne der Dopingbekämpfung funktionaler positiver Anreiz wäre die öffentliche Anerkennung dopingabstinenter Sportler. Das Problem hierbei ist jedoch das Gleiche wie bei der Überführung von Dopern: Der öffentliche Nachweis, nicht gedopt zu haben, ist kaum zu führen, wenn man die geringe Selektivität der Dopingkontrollen bedenkt.

Geht man von einem Kosten und Nutzen abwägenden Akteur aus, wie er unter den interviewten Spitzensportlern weitestgehend vorgefunden wurde, so ist unter der Voraussetzung, dass die Aufdeckungswahrscheinlichkeit kurzfristig nicht steigerbar ist, die Erhöhung der negativen Sanktionen im Falle der Überführung von Dopern ein probates Mittel. Allerdings stößt der Sport hierbei auf außersportliche rechtliche Probleme, welche er im Zuge seiner Verberuflichung in Kauf zu nehmen hat. Sowohl längere Wettkampfsperren, die bei Berufssportlern Berufsverbote bedeuten, als auch höhere Strafen können vor ordentlichen Gerichten nicht bestehen, wenn sie insbesondere im Vergleich zu bestehenden Regelungen für andere Berufsgruppen die Grundsätze der Gleichbehandlung und der Verhältnismäßigkeit verletzen (vgl. hierzu den Beitrag von Senkel in diesem Band). Prinzipiell ähnliche rechtliche Probleme bestehen im Zusammenhang mit dem Sanktionsansatz hoher Schadensersatzforderungen, welche ebenfalls aus rechtlicher Sicht im Verhältnis zu den in anderen gesellschaftlichen Bereichen üblichen Sanktionshöhen zu verhängen sind und nicht existenzbedrohend sein dürfen.

Versuche, beispielsweise seitens der Welt-Anti-Doping-Agentur (WADA), über entsprechende Richtlinien für ein rigideres Kontrollsystem die Aufdeckungswahrscheinlichkeit zu erhöhen, wurden im internationalen Vergleich sehr unterschiedlich umgesetzt, was im sportlichen internationalen Vergleich die Chancengleichheit auf dieser Dimension weiter verringert hat (s. den Beitrag von Senkel, Emrich & Momsen in diesem Band). Als konkrete Maßnahmen wären insbesondere eine erhöhte Anzahl an Trainingskontrollen und die lückenlose, prospektive Angabe des Aufenthaltsortes durch die Athleten zu nennen. Bekanntermaßen empfinden die Sportler vor allem letzteres als starke Einschränkung ihrer persönlichen Freiheit, bei welcher es sich nicht nur um subjektives Unbehagen, sondern auch tendenziell um rechts-, ja sogar verfassungswidrige Maßnahmen handelt. Zwangsläufig würde also auch in diesem Bereich die Dopingbekämpfung im Falle einer weiteren Verschärfung an rechtliche Grenzen stoßen, falls diese nicht bereits überschritten und lediglich noch von niemandem eingeklagt worden sein sollten.

Da durch äußere Anreize aus den dargelegten Gründen kaum zu verhindern, wird Doping dann, wenn ein Anreizübergewicht für Doping vorliegt, mit hoher Wahrscheinlichkeit nur durch das eigene Gewissen verhindert. Dieser auf der Internalisierung von Fairnesswerten basierende Immunisierungsprozess ist allerdings nur sehr bedingt direkt bei den Spitzenathleten ansteuerbar, weil sie zum einen die sozialisatorisch sensible Lebensphase der Kindheit und Jugend in der Regel bereits hinter sich haben und Sozialisation zum anderen nur durch das Herkunftsmilieu, und dort vor allem durch wenige, enge Bezugspersonen (insbesondere Eltern) in nennenswertem Maße beeinflusst wird. Die derzeit praktizierten Präventionsmaßnahmen zielen zwar auch auf Kinder und Jugendliche. Hierzu zu nennen wären etwa Aufklärungsbroschüren sowie die Implementation von Anti-Doping-Inhalten in die Trainerlizenzlehrgänge, doch ist der Einfluss der Trainer, wie bereits oben erwähnt, vergleichsweise gering. Eine (theoretisch wesentlich wirksamere) direkte Beeinflussung der elterlichen Erziehung von jungen Jahren an ist weder möglich, noch wäre sie ethisch wünschbar. Die einzige ermittelte wirksame Immunisierung gegen Doping entzieht sich somit institutionellem Zugriff und fällt als Anti-Doping-Maßnahme aus.

Die Sozialisation eines Individuums ist ein von anderen Individuen, aber (z. T. über diese vermittelt) auch ein kulturell und ökonomisch beeinflusster Vorgang. Wir nehmen daher an, dass der Anteil gegen Doping immuner Sportler international variiert, etwa mit zum Berufssport alternativen Einkommenschancen bzw. allgemeinen Lebensperspektiven[27] – m. a. W.: Moral muss man sich eben leisten können.

Die Abhängigkeit der Ablehnung des Dopings von der Verinnerlichung ethischer Auffassungen zum Wettkampfsport verweist auf einen bereits bei Emrich (2004, 327) diskutierten Ansatz einer berufsständischen Organisation des Sports „mit einer die wertrationale und affektuell legitimierte Ordnung der Gründertage stützenden Berufsethik, deren Einhaltung von entsprechenden internen sozialen Kontrolleinrichtungen garantiert wird." Eine solche Doping ablehnende Professionsethik im Spitzensport, basierend auf dem Bewusstsein, dass das Kollektiv – wie bereits das einfache Gefangenendilemma als Dopingmodellierung klar macht – ohne Doping den größten Nutzen erzielt, könnte zu einer gegenseitigen und somit effektiveren Kontrolle der Athleten führen, etwa über den Mechanismus des „altruistic punishment" (Boyd et al., 2003), d. h. das ungeachtet der dadurch entstehenden individuellen Kosten aktive negative Sanktionieren von Abweichlern, welches etwa in der öffentlichen Äußerung offensichtlicher Verdachtsmomente wie ungewöhnlicher Leistungssteigerung oder Veränderung der Stimmlage bestehen könnte.

Allerdings öffnete eine solche Praxis auch Denunzianten das Tor. Hinzu kommt, dass die Unschuldsvermutung nicht nur ein legales, sondern in der breiten Bevölkerung auch ein hochgradig legitimes Gut ist, es also zu einem Wertekonflikt kommt, falls Doping nicht zweifelsfrei nachgewiesen werden kann. Hieraus leitet sich für die sportinterne wie -externe Öffentlichkeit der unbedingte Bedarf „harter" Beweise ab. Daher kommen auch interne Kontrollen schließlich nicht um das Problem der Verdecktheit bzw. schwierigen Nachweisbarkeit der Dopinghandlung herum, womit das Problem letztlich lediglich nach innen verlagert würde.

---

[27] So war das Berufssportlertum in der DDR u. a. deshalb attraktiv, weil damit das Privileg des Reisens in andere Länder verbunden war.

8 Fazit

Die vorliegende Untersuchung konnte einige Hinweise auf kollektive wie individuelle Bedingungen liefern, in deren Kontext sich Sportler für oder gegen Doping entscheiden. Einerseits lassen sich hieraus eine Reihe weiterer Forschungsfragen ableiten, es handelt sich also um eine Exploration des Forschungsfeldes im intendierten Sinne. Andererseits konnte sich die eingangs gehegte Erwartung, aus der Kenntnis der Handlungsmotive wirksame institutionelle Maßnahmen zu Bekämpfung des Dopings ableiten zu können, nicht erfüllen.

Es lässt sich abschließend festhalten, dass zwei Aspekte die Schwierigkeit der Dopingbekämpfung bedingen. Erstens ist dies die grundsätzlich nur indizienhafte Beobachtung, aber eben nicht evidente Feststellung von Doping. Dies gilt zumindest für den größten Anteil der Dopenden und liegt in der Insuffizienz der derzeitigen Praxis der Dopingaufklärung durch das Nehmen und Analysieren von Urin- oder neuerdings auch Blutproben begründet. Das zweite Problem steht damit in Verbindung und besteht darin, dass der Sport – insbesondere durch seine Kommerzialisierung – nicht autonom von den rechtlichen Institutionen der Staaten agieren kann. So wurde spätestens mit dem sogenannten Bosman-Urteil deutlich, dass dort, wo der Sport zum Beruf wird, dem Individuum bestimmte Rechte zu gewähren sind, wie sie auch außerhalb des Sports gelten. Hinzu kommen die allgemeineren Rechte, welche mit der Würde des Menschen und seiner individuellen Freiheit in Verbindung stehen, die auch im Sport außerhalb jeglicher Diskussion stehen (sollten).

Auch wenn manchem Apologeten des fairen Wettkampfsports dies unverständlich erscheinen mag: Das Dopingproblem ist, von außen betrachtet, weniger dramatisch, als es im Sport und nicht zuletzt von den Sportmedien gesehen und kommuniziert wird. Der Vergleich mit anderen gesellschaftlichen Handlungssystemen rückt dieses Bild zurecht. So wird das Doping zu einem Problem wie viele andere auch, zu einer Art abweichenden Verhaltens, mit welchem man sich im Zuge einer Güterabwägung zu Gunsten höherwertiger Rechte abfinden muss, bis vielleicht irgendwann doch noch durch die Entwicklung entsprechender Verfahren die Entdeckung des abweichenden Verhaltens mit der Wahrung individueller Freiheit zu vereinbaren ist.

Literatur

Alchian, A. A., Allen, W. R. (1964). *University Economics*. 2. print. Belmont (Ca.): Wodsworth.

Bette, K.-H., Schimank, U. (1995). *Doping im Hochleistungssport*. Frankfurt: Suhrkamp.

Blum, U., Dudley, L., Leibbrand, F., Weiske, A. (2005). *Angewandte Institutionenökonomik. Theorien – Modelle – Evidenz*. Wiesbaden: Gabler.

Boyd, R., Gintis, H., Bowles, S., Richerson, P.J. (2003). The evolution of altruistic punishment. *Proceedings of the National Academy of Sciences of the United States of America, 100,* 3531–3535.
Elster, J. (1987). *Subversion der Rationalität.* Frankfurt, New York: Campus.
Emrich, E., Papathanassiou, V. (2003). Der Schiedsrichter als Regelüberwacher und –durchsetzer in der Institution Sportspiel. *Spectrum der Sportwissenschaft, 15* (2), 6-19.
Emrich, E. (2004). Doping im Sport aus soziologischer Sicht. In Messing, M., Müller, N., Preuß, H. (Hrsg.), *Olympischer Dreiklang: Werte – Geschichte – Zeitgeist* (S. 285-321). 2. Aufl. Kassel: Agon.
Emrich, E., Prohl, R. (2008). Agonalität: Wettkampfsport im Spannungsfeld zwischen Erfolg, Moral und Ästhetik. *Leipziger Sportwissenschaftliche Beiträge, 49* (1), 67-88.
Emrich, E., Klein, S. (2008). *Übungsleiter und Trainer als Werte(ver)mittler. Eine Handreichung für die olympische Erziehung in Sportorganisationen und Schulen.* Kassel: Agon.
Gardner, P. (1974). *Nice Guys Finish Last. Sport and American Life.* London: Allen Lane.
Lenk, H. (1992). *Leistung in Sport und Gesellschaft.* Friedrichshafen: Stadt Friedrichshafen.
Maslow, A. H. (1943). *A Theory of Human Motivation.* Psychological Review, 50, 370–396.
McClelland, D. C. (1961). *The Achieving Society.* Princeton (N.J.): Van Nostrand.
Merton, R. K. (1968). *Social Theory and Social Structure.* Enlarged edition. New York (N.J.): Free Press.
Oevermann, U. (2002). *Klinische Soziologie auf der Basis der Methodologie der objektiven Hermeneutik – Manifest der objektiv hermeneutischen Sozialforschung.* Zugriff am 16. November 2006 unter http://ihsk.de/publikationen/manifest.pdf
Oevermann, U., Allert, T., Konau, E. (1980). Zur Logik der Interpretation von Interviewtexten. In Heinze, T. & Allert, T. (Hrsg.), *Interpretationen einer Bildungsgeschichte: Überlegungen zur sozialwissenschaftlichen Hermeneutik* (S. 15-69). Bensheim: päd.-extra-Buchverlag.
Peirce, C. S. (1976). Schriften *zum Pragmatismus und Pragmatizismus.* Frankfurt: Suhrkamp.
Piaget, J. (1954). *Das moralische Urteil beim Kinde.* Zürich: Rascher.
Pitsch, W, Emrich, E., Klein, M. (2005). Zur Häufigkeit des Dopings im Leistungssport. Ergebnisse eines www-surveys. *Leipziger Sportwissenschaftliche Beiträge, 46* (2), 60-74.
Popper, K. R. (1982 [orig. 1934]). *Logik der Forschung.* 7. Aufl. Tübingen: Mohr.

Popper, K. R. (1993). *Objektive Erkenntnis. Ein evolutionärer Entwurf.* Hamburg: Hoffmann & Campe (Englisches Original veröffentlicht 1972).
Weber, M. (1980 [orig. 1922]). *Wirtschaft und Gesellschaft.* 5. Aufl., besorgt von Johannes Wickelmann. Tübingen: Mohr.

Frank Daumann

Doping im Hochleistungssport aus ökonomischer Sicht

1 Problemstellung

Doping ist kein neues Phänomen und findet sich in praktisch allen Sportarten. Manche Fälle muten dabei allerdings besonders spektakulär an. In welchem Umfang Dopingmittel tatsächlich verwendet werden, kann auf der Grundlage des verfügbaren Datenmaterials allenfalls grob abgeschätzt werden, denn zum einen sind die Tests nicht flächendeckend und beziehen sich nur auf die Substanzen auf der Negativliste und zum anderen lässt sich nicht jeder Missbrauch durch die Tests aufdecken: Gegenwärtig wird beispielsweise kolportiert, dass das bislang nicht nachweisbare Mittel Aminoimidazol-Carboxamid-Ribonukleosid (AICAR) recht häufig bei den Olympischen Sommerspielen in Peking eingesetzt wurde (o. V., 2008a).[28]

Nach Angaben des IOC wurden im Rahmen der Olympischen Sommerspiele in Peking 2008 4.770 Dopingtests (3.801 Urin- und 969 Bluttests) durchgeführt (IOC, 2008). Dabei wurden insgesamt acht Dopingfälle aufgedeckt, was etwa 1,6 Promille entspricht (o. V., 2008b, vgl. den Beitrag von Pitsch in diesem Band). Ebenfalls eine sehr geringe Anzahl an Dopingfällen findet sich bei den früheren Olympischen Spielen: So wurden in Sydney 2000 insgesamt 2.359 Dopingtests durchgeführt, von denen 11 positiv verliefen (etwa 0,5%). In Athen 2004 konnten bei 3.667 Tests 26 positive Fälle aufgedeckt werden, was etwa 0,7% entspricht (IOC, 2007). Bei den Winterspielen in Salt Lake City 2002 konnten bei 700 Tests 7 Verstöße (1%) aufgedeckt werden. In Turin 2006 ergaben 1.200 Tests gar nur einen Dopingfall (IOC, 2007).

Nach einer Zusammenstellung der NADA wurden im Jahre 2006 in ihrem Auftrag 4.517 Trainingskontrollen und 3.679 Wettkampfkontrollen durchgeführt. Dabei sind 198 dopingrelevante Vorfälle gemeldet worden, was einem Anteil von etwa 2,4% entspricht (NADA, 2007). Zudem wurden 900 Epo-Kontrollen vorgenommen, die allesamt negativ verliefen. Nach Angaben der WADA wurden im Jahre 2006 weltweit insgesamt 198.143 Kontrollen in olympischen und nicht-olympischen Sportarten durchgeführt. In diesem Zusammenhang ergaben sich 3.887 positive Resultate, also insgesamt rund 2 Prozent (WADA, 2007; vgl. den Beitrag von Emrich & Pitsch in diesem Band).

Auch im Breitensport scheint die Verwendung von Dopingmitteln mittlerweile einen großen Umfang einzunehmen (Daumann, 2008, 37 ff.).

---

[28] Zur Verbreitung des Anteils von Dopern im Kollektiv der deutschen Athleten vgl. den Beitrag von Maats, Pitsch & Emrich im vorliegenden Band.

Vor diesem Hintergrund drängen sich zwei Fragen auf, die in diesem Beitrag aus ökonomischer Sicht beantwortet werden sollen:
1. Wieso kommt es im Hochleistungssport zu Doping?
2. Was kann sinnvollerweise gegen Doping getan werden?

Ein maßgebliches Problem des Phänomens Doping stellt die Definition desselben dar. Vereinfachend könnte Doping als Einsatz von Maßnahmen zur Verbesserung der Leistungen eines Sportlers, die aus sportethischen Gesichtspunkten verwerflich sind, bezeichnet werden.[29] Dabei ist das Ausmaß dieser Leistungssteigerung zum einen von der Art der verwendeten Dopingmittel und zum anderen von der jeweiligen individuellen Konstitution der Sportler und freilich vom Zufall abhängig. Doping kann damit, selbst wenn jeder beteiligte Athlet zu derartigen Mitteln greift, zu einer Veränderung der ursprünglichen Rangliste der Sportler führen. Des Weiteren ist für die Verwendung von Dopingmitteln charakteristisch, dass dieselbe nicht durch bloße Inaugenscheinnahme aufgedeckt werden kann. Vielmehr entstünden einem konkurrierenden Athleten erhebliche, bisweilen prohibitive Kosten, um Doping bei einem Konkurrenten feststellen zu wollen, zumal dieser die dazu notwendigen Tests an seiner Person verweigern kann. Beobachten können die Athleten vielmehr gegenseitig das Leistungsergebnis.

2 Eine ökonomische Erklärung für das Auftreten von Doping im Hochleistungssport

Das ökonomische Verhaltensmodell geht davon aus, dass Akteure sich rational entscheiden.[30] Sie wägen dabei in einer Entscheidungssituation Kosten und Nutzen der einzelnen Handlungsoptionen ab und wählen diejenige Option, die dabei das günstigste Verhältnis aufweist. Überträgt man dieses Verhaltensmodell auf Athleten, die sich in einem Wettkampf befinden, so werden diese Akteure also dann dopen, wenn der Nutzen des Dopings dessen Kosten übersteigt (Breivik, 1987, 83).

2.1 Kosten und Nutzen der Entscheidung zu dopen

In einer Wettkampfsituation wird der Athlet mit den in Tabelle 1 aufgezeigten Nutzen- und Kostenkategorien konfrontiert, wobei zunächst einmal angenommen werden soll, es bestünde kein strafbewehrtes Dopingverbot (Daumann,

---

[29] Eine ausführliche Auseinandersetzung mit der Definition des Phänomens Doping findet sich bei Daumann (2008, 11 ff.). Zu den Problemen einer Operationalisierung dieser Definition siehe Daumann (2003a). Vgl. hierzu auch Bette & Schimank (1995; 1998; 2006), Tietzel & Müller (2000), Maennig (2000) und Hobermann (1996).

[30] Zum ökonomischen Verhaltensmodell siehe für viele etwa Opp (1991).

2003c; 2008, 83 ff.). Diese Kosten- und Nutzenaspekte sollen im Folgenden genauer untersucht werden.

Tab. 1: Kosten- und Nutzenkategorien des Dopings. Quelle: Daumann (2008, 84)

Kategorien \ Entscheidungs-Kriterium	Nutzen	Kosten
materiell	Preisgelder Erlöse aus Sponsoren- und Werbeverträge	Beschaffungskosten Kosten einer möglichen Gesundheitsschädigung
immateriell	Prestige Popularität „Ruhm und Ehre"	Moralische Bedenken Ansehensverlust

2.1.1 Nutzen des Dopings

Der Zweck des Einsatzes von Dopingmitteln besteht darin, eine Leistungssteigerung zu erzielen. Eine Leistungssteigerung zieht unter sonst gleichen Bedingungen eine Verbesserung der Siegchancen für den dopenden Sportler nach sich. Der Nutzen des Dopings resultiert somit aus einem leichter errungenen Sieg in einem Wettkampf. Dieser kann dem siegreichen Sportler einen materiellen und einen immateriellen Nutzen spenden. Durch den Sieg erhält der Sportler zunächst Preisgelder. Daneben verbessern sich auch seine Einnahmen aus Sponsoren- und Werbeverträgen, da die Sponsoren ein Interesse an siegreichen Sportlern haben.

Die zügig voranschreitende Professionalisierung und Kommerzialisierung vieler Bereiche des Leistungssports hat zu einer Erhöhung der Preisgelder und der Summen, die für Sponsoring und Werbung ausgegeben werden, beigetragen. Betrachtet man die Entwicklung der Preisgelder im Tennis etwa beim Herrenturnier der ATP-Tour (Masters Series), so haben sich diese von 1981 bis 2005 von 200.000 US-Dollar auf 2.282.000 US-Dollar (2006: 1.870.000 Euro) mehr als verzehnfacht (o. V., 2007a). Die Sieger im Damen- und im Herren-Tenniseinzel in Wimbledon beispielsweise erhielten im Jahre 2008 je £ 750.000, was etwa einem Gegenwert von 940.000 Euro entspricht (o. V., 2008c).

Sehr hohe Preisgelder lassen sich auch beim Golf realisieren: Bei der PGA-European Tour werden insgesamt Preisgelder von 120 Mio. Euro ausgeschüttet (o. V., 2007b; 2008d). Das Preisgeld für den Sieger der WGC-Accenture Match Play Championship beträgt dabei alleine knapp 1 Mio. Euro (o. V., 2008e).

Auch der Radsport wartet mit vergleichsweise guten Verdienstmöglichkeiten auf: Bei der Tour de France gibt es einen detaillierten Prämienkatalog für die diversen Siegkategorien wie beispielsweise für das Gelbe Trikot; der Gesamtsieger erhielt dabei im Jahre 2008 einen Preis von 450.000 Euro (o. V., 2005; 2008f.).

Selbst in eher weniger bedeutenden Sportarten wie dem Marathon nehmen die Preisgelder mittlerweile große Höhen an: So beträgt die Prämie für den Gesamtsieger der World Marathon Majors 500.000 US-$ (o. V., 2008g). Der Sieger des Boston-Marathons im Jahre 2008 erhielt ein Preisgeld von 150.000 US-$ (o. V., 2008h). Die Entwicklung steigender Preisgelder und Sponsoringeinnahmen lässt sich auch in einer Vielzahl anderer Sportarten zeigen.

Neben diesen materiellen Kategorien ist mit dem Sieg immaterieller Nutzen verbunden. So erringt der Sportler durch seine Leistung Ruhm und Anerkennung. Dies trifft besonders dann zu, wenn es sich um einen Wettkampf mit einem hohen historischen und ideellen Hintergrund wie bei den Olympischen Spielen handelt.[31] So hat sich beispielsweise bedingt durch den Medaillenerfolg bei den Turiner Olympischen Winterspielen die durchschnittliche Bekanntheit der erfolgreichen Athleten in einer Ausdauersportart von 47,2% (2005) auf 61,6% (2006) erhöht. Ähnliche Steigerungen lassen sich für die Beliebtheit nachweisen (Richter, 2006; 2007). Allerdings dürfte sich aufgrund der zunehmenden Ausdifferenzierung der Sportarten der immaterielle Nutzen gegenüber früher verringert haben.

Aufgrund der Kommerzialisierung und Professionalisierung des Sports lassen sich demzufolge erhebliche Preisgelder realisieren; zudem bestehen in manchen Sportarten sehr gute Möglichkeiten, lukrative Werbeverträge zu erhalten (Tietzel & Müller, 2000, 280 f.). Insgesamt ist also davon auszugehen, dass sich der Nutzen des Sieges auf einem sehr hohen Niveau befindet. Damit fällt auch eine marginale Verbesserung der Siegwahrscheinlichkeit schwer ins Gewicht.[32]

2.1.2 Kosten des Dopings

Durch Doping entstehen dem Athleten Kosten, die wiederum materieller oder immaterieller Natur sein können. Immaterielle Kosten resultieren daraus, dass der Sportler gegen sportethische Normen verstößt und sich damit ein „schlechtes" Gewissen einhandelt. Neben diesen moralischen Bedenken besteht zudem die Gefahr eines Ansehensverlustes, also einer gesellschaftlichen Sanktion. Derartige Kosten dürften jedoch für die Athleten eher eine geringe Rolle spielen.

---

[31] Freilich hat eine Erhöhung der Bekanntheit, der Beliebtheit und des Ansehens wiederum ökonomische Auswirkungen: Die Vermarktbarkeit des Athleten steigt und höhere Sponsoringerlöse folgen auf dem Fuß; im besten Fall eröffnen sich zusätzliche Werbeverträge. Auch nach Karriereende bietet sich einem bekannten und beliebten Athleten oft die Möglichkeit, seine Erfahrung und seinen Sachverstand als Sportexperte in verschiedene Medien einzubringen.
[32] Dabei handelt es sich um den ‚Superstareffekt' (Rosen, 1983), wonach die materiellen Erträge schon bei einer marginalen Leistungsverbesserung des Sportlers aufgrund starker Ranglisteneffekte erheblich steigen.

Neben den immateriellen Kosten hat der dopende Athlet materielle Kosten. Hierzu zählen neben den Folgekosten der Gesundheitsschäden die Kosten der Beschaffung der Dopingmittel. Manche Dopingmittel können zu ernsthaften Schädigungen der Gesundheit führen. Diese Gesundheitsschäden treten jedoch meist nicht sofort auf, sondern machen sich erst vergleichsweise spät bemerkbar. Regelmäßig ordnen die Athleten diesen Schäden jedoch geringe Kosten zu, da sie zum einen wohl die Höhe der Schäden und die Wahrscheinlichkeit ihres Auftretens unterschätzen und weil sie zum anderen eine sehr hohe Präferenz für die Gegenwart haben und daher Kosten, die erst in einer noch fernliegenden Zukunft, selbst wenn sie richtig eingeschätzt würden, sehr gering bewerten. Bird und Wagner (1997, 751) zitieren in diesem Kontext den amerikanischen Arzt Goldman, der einer Anzahl von Hochleistungssportlern die Frage stellte, ob es ihnen wert sei, für fünf Jahre Unbesiegtheit den anschließenden Tod in Kauf zu nehmen, wozu fünfzig Prozent der Sportler ihre Bereitschaft erklärten. Nun mag eine derartige Befragung kaum zu validen Ergebnissen führen, trotzdem zeigt sie die Minderschätzung der aus Doping und überhaupt aus dem Hochleistungssport resultierenden Gesundheitsschäden.

Bezüglich der Beschaffungskosten reichen die materiellen Erträge in den kommerzialisierten Sportarten bei weitem aus, um anfallende Kosten zu kompensieren. So scheint der Betrag für eine Epo-Spritze mit sechs Euro und der eines einjährigen Komplettpakets für 100.000 Euro kostenmäßig kaum ins Gewicht zu fallen. Im Bereich der Selbstmedikation hat man gleichwohl mit wesentlich geringeren Kosten zu rechnen: So beläuft sich der Preis für eine Wachstumshormonpille auf maximal dreißig Euro und der einer Amphetamin-Tablette auf etwa einen Euro (Leveringhaus & Smith, 2004). Eine Epo-Kur – zur entsprechenden Leistungssteigerung werden regelmäßig drei Kuren mit einer Dauer von vierzehn Tagen durchgeführt – kostet etwa 1000 Euro (Gallbronner, 2007). Anabolika-Kuren mit einer Dauer von sechs Wochen und länger lassen sich über das Internet für wenige 100 Euro beschaffen (Daumann, 2008, 87 ff.).

Insgesamt kann also davon ausgegangen werden, dass die Athleten die durch Doping entstehenden Kosten als vergleichsweise gering einstufen.

2.2 Doping im einmaligen Wettkampf

Vereinfachend lässt sich die Entstehung des Dopingproblems statisch wie folgt erklären: In einem simultanen Wettkampf einer Individualsportart ohne strafbewehrtes Dopingverbot treffen zwei Athleten i (mit $i \in \{1,2\}$) aufeinander. Das jeweilige Set an Handlungsmöglichkeiten S_i beinhaltet die Aktionen (Strategien) Doping d_i und Dopingverzicht $\bar{d}_i$, so dass gilt: $S_i = \{d_i, \bar{d}_i\}$.

Der einzelne Athlet erlangt durch den Sieg den oben erläuterten Nutzen, der für den Sportler i als U_i bezeichnet werden soll. Dieser Sieg tritt mit einer Wahrscheinlichkeit von p_i ein, die von der Auswahl der eigenen Strategie $s_i \in S_i$, von der des Konkurrenten $s_{-i} \in S_{-i}$ sowie von anderen Faktoren wie der relativen persönlichen Leistungsfähigkeit r_i und vom Zufall – gekennzeichnet durch die Zufallsvariable v – abhängt: $p_i = p_i(s_i, s_{-i}, r_i, v)$. Dabei ist davon auszugehen, dass die Siegwahrscheinlichkeit des Athleten i abnimmt, wenn der Konkurrent $-i$ dopt. Es gilt also:

(1) $\quad p_i(s_i, \bar{d}_{-i}, r_i, v) > p_i(s_i, d_{-i}, r_i, v)$

für alle $i \in \{1,2\}$ und für alle $s_i \in S_i$.

Während die Kosten der Ausübung der Strategie $\bar{d}_i$ für den hier betrachteten Zusammenhang vernachlässigt werden können ($C_i(s_i) = 0$, für $s_i = \bar{d}_i$), entstehen bei Wahrnehmung der Strategie d_i einem Athleten i die oben erläuterten Kosten ($C_i(s_i) > 0$, für $s_i = d_i$).

Damit lässt sich der Gesamtnutzen eines Athleten i wie folgt beschreiben:

(2) $\quad E_i(s_i, s_{-i}) = p_i(s_i, s_{-i}, r_i, v) U_i - C_i(s_i)$

mit $C_i(s_i) = 0$ für $s_i = \bar{d}_i$, und $C_i(s_i) > 0$ für $s_i = d_i$.

Tab. 2: Auszahlungsmatrix bei Einsatz von Dopingmitteln (nach Daumann, 2003b)

		Athlet 2	
		Dopingverzicht	Doping
Athlet 1	Dopingverzicht	$E_1(\bar{d}_1, \bar{d}_2) // E_2(\bar{d}_2, \bar{d}_1)$	$E_1(\bar{d}_1, d_2) // E_2(d_2, \bar{d}_1)$
	Doping	$E_1(d_1, \bar{d}_2) // E_2(\bar{d}_2, d_1)$	$E_1(d_1, d_2) // E_2(d_2, d_1)$

Vor dem Hintergrund der wechselseitigen Abhängigkeiten der von den beiden Akteuren gewählten Strategien lässt sich das Entscheidungsproblem der beiden Athleten mit Hilfe einer Auszahlungsmatrix (Tabelle 2) darstellen. Rational agierende Athleten werden Kosten und Nutzen des Dopings abwägen und auf dieser Grundlage ihre Strategie wählen. Die oben gemachten Ausführungen lassen eine Überkompensation der dopingbedingten Kosten durch die Verbesserung der Siegwahrscheinlichkeit und damit des dopingbedingten Nutzenzuwachses, also für $E_i(\bar{d}_i, s_{-i}) < E_i(d_i, s_{-i})$ (für alle $s_{-i} \in S_{-i}$) erwarten. Damit ist zu vermuten, dass rational agierende Athleten in einer Welt ohne strafbewehrtes Dopingverbot der Strategie Doping den Vorzug geben. Mit $E_i(\bar{d}_i, s_{-i}) < E_i(d_i, s_{-i})$ für alle $s_{-i} \in S_{-i}$ stellt Doping für den beliebigen Athleten i somit eine dominante Strategie dar, so dass das Strategiebündel $[E_1(d_1, d_2), E_2(d_2, d_1)]$ zur Realisation bei einem Wettkampf ohne Wiederholung gelangt. Aufgrund der mit der Ausübung der Strategie Doping verbundenen Kosten erweist sich dieses Bündel als suboptimal; dem Bündel $[E_1(\bar{d}_1, \bar{d}_2), E_2(\bar{d}_2, \bar{d}_1)]$ wäre in dieser komparativ-statischen Analyse der Vorzug zu geben. Die Athleten befinden sich somit in einem Gefangenendilemma (Keck & Wagner, 1990; Maennig, 2001).

2.3 Doping bei veränderten Rahmenbedingungen

Neben dem engen Bezugsrahmen des einmaligen simultanen Wettkampfs in einer Individualsportart mit zwei Akteuren erweisen sich die folgenden Rahmenbedingungen als betrachtenswert:
1. die Wiederholung des Wettkampfs,
2. die Beseitigung der Simultanität des Wettkampfs bei Sportarten mit exakt messbaren Ergebnissen und
3. der Wettkampf zwischen Teams.

Die Auswirkungen dieser Rahmenbedingungen auf die Strategiewahl sollen im Folgenden näher untersucht werden.

2.3.1 Entscheidung bei wiederholten simultanen Wettkämpfen

Bei Wiederholungen des Wettkampfs könnte es zu impliziten oder expliziten Kollusionen der Konkurrenten kommen, die in einem beiderseitigen Verzicht auf die Strategie Doping bestünden. Mittels einer Superspielstrategie könnte in diesem Fall das für beide Athleten suboptimale statische Nash-Gleichgewicht $[E_1(d_1, d_2), E_2(d_2, d_1)]$ zugunsten von $[E_1(\bar{d}_1, \bar{d}_2), E_2(\bar{d}_2, \bar{d}_1)]$ abgelöst werden (Friedman, 1971). Dies wäre etwa der Fall bei identischen Konkurrenten mit einer nicht zu hohen Präferenz für die Gegenwart, die davon ausgehen, dass der Wettkampf unendlich oft wiederholt wird, und die die Handlungen des jeweiligen Konkurrenten beobachten könnten. Tatsächlich sind die genannten Voraussetzungen in der Realität kaum erfüllt: So können die Athleten aufgrund der physischen Konstitution von vornherein nur von einer begrenzten Zeitdauer ihrer Karriere ausgehen, die zudem von Sportverletzungen vorzeitig beendet werden kann. Zudem trifft der einzelne Wettkämpfer stets auf neue Konkurrenten, da aufgrund der zunehmenden Internationalisierung der Wettkämpfe der Pool an Spitzensportlern in den meisten Sportarten sehr groß ausfällt (Breivik, 1987, 89). Schließlich kann der Wettkämpfer die Strategiewahl des Gegners nur ungenügend einschätzen, da die beobachtbare Leistung nicht nur von der Strategie, sondern auch von anderen nicht kontrollierbaren Einflussfaktoren abhängt, die einen eindeutigen Rückschluss auf die gewählte Strategie verwehren (Wagner & Keck, 1990, 440).

Crémer (1986) kann jedoch an einem wiederholten Spiel mit überlappenden Generationen an Spielern zeigen, dass trotz einer für den Spieler endlichen Anzahl an Spielen und wechselnder Spieler ein teilspielperfektes Strategieprofil existiert, das zu einer höheren individuellen Auszahlung als die abdiskontierten Auszahlungen im statischen Nash-Gleichgewicht führt. Dieses teilspielperfekte Strategieprofil erlaubt es jedoch den ausscheidenden Spielern, in ihrem letzten Spiel zu defektieren. Übertragen auf die Dopingproblematik bedeutet dies, dass trotz wechselnder Teilnehmer in aufeinander folgenden Wettkämpfen und für den einzelnen Athleten endlicher Anzahl an Wettkämpfen auf Doping mit Ausnahme des für den betreffenden Athleten jeweilig letzten Wettkampfs verzichtet wird, sofern die gewählte Handlungsalternative ex post beobachtet werden kann. Die mangelnde ex post-Beobachtbarkeit durch den jeweiligen Konkurrenten wäre dann als vollständig unproblematisch einzustufen, wenn über die gezeigte Leistung direkt auf die Strategiewahl geschlossen werden könnte, was der Fall ist, wenn das Leistungsniveau des betreffenden Sportlers bekannt wäre und die Auswirkungen des Dopings deterministisch erfolgen würden. Von beiden Sachverhalten kann jedoch in der Realität nicht ausgegangen werden, vielmehr hängt die Leistung des Sportlers auch von exogenen Einflussgrößen ab, die sich einer exakten Bewertbarkeit entziehen, so dass allenfalls ein stochastischer Zusammenhang zwischen Strategie und gezeigter Leistung vorliegt.

Vor diesem Hintergrund zeigen – diesmal bei identischen Akteuren – Green und Porter (1984), dass mit einer Triggerstrategie eine erfolgreiche Kollusion zwischen den Wettbewerbern durchgesetzt werden kann. Diese Triggerstrategie, die von den Autoren anhand einer Oligopolsituation erläutert wird, in der der Marktpreis zum einen vom gegenseitig nicht beobachtbaren Output der Wettbewerber und zum anderen von unvorhersehbaren Nachfrageschwankungen abhängt, besteht in einem Wechsel zwischen kooperativen und Bestrafungsphasen von festgelegter Dauer. Letztere werden ausgelöst, wenn der Triggerpreis unterschritten wird. Übertragen auf die Dopingproblematik ließe sich zwischen den Athleten ein individuelles Triggerleistungsniveau vereinbaren, dessen Überschreiten – unabhängig davon, ob dies durch Doping oder bei Dopingverzicht entstünde – ebenfalls eine Sanktionsphase nach sich ziehen würde. Dies würde jedoch voraussetzen, dass ein dopingfreies Triggerleistungsniveau für jeden Sportler bestimmbar ist. Vollständig vermeiden ließe sich Doping, selbst wenn ein derartiges Niveau festgelegt werden könnte, jedoch dadurch ebenfalls nicht, da die Sanktionsphasen durch zufällige Schwankungen des Leistungsniveaus ausgelöst würden und diese eben darin bestünden, dass die anderen Wettbewerber für die Dauer der Sanktionsphase die Strategie Doping wählen würden. Eine Superspielstrategie, die zu einem vollständigen Verzicht von Doping führen würde, erscheint bei den gegebenen Rahmenbedingungen damit als äußerst unwahrscheinlich.

2.3.2 *Entscheidung bei Sportarten mit exakt messbaren Ergebnissen*

Bislang wurden vornehmlich Sportarten betrachtet, bei denen die Simultanität des Wettkampfes gegeben war. Lassen sich die Ergebnisse des Wettkampfs in eine historische Bestenliste einordnen, wie es zum Beispiel beim 100m Sprintlauf der Fall ist, dann wird die Simultanitätsbedingung aufgelöst. Der einzelne Wettkämpfer kämpft dabei nicht nur gegen seinen Gegner, sondern auch gegen frühere Erfolge anderer Wettkämpfer mit dem Ziel, in die historische Bestenliste aufgenommen zu werden. Ein derartiger Platz erlaubt dem Athleten somit exklusiv temporäre Monopolrenten – beispielsweise als amtierender Weltmeister im 100m-Lauf – abzuschöpfen (Keck & Wagner, 1990, 109; Tietzel & Müller, 1999, 7; 2000). Daher dürfte der Anreiz zum Dopen in Sportarten mit exakt messbaren Ergebnissen wesentlich höher ausfallen als in anderen Individualsportarten, bei denen das Einzelergebnis sich einer derartigen Messung entzieht (Keck & Wagner, 1990, 109).

2.3.3 Entscheidung bei Teamsportarten

Bei einem Wettkampf zwischen Teams hat das Ergebnis Kollektivgutcharakter und lädt damit zum Einnehmen der Freifahrerposition ein. Sofern analog zu Olson (1967) Korrektiva in Form sozialer Sanktionen versagen, was insbesondere bei Teamsportarten mit großen Teams der Fall sein dürfte, besteht bei derartigen Wettkämpfen ein wesentlich geringerer Anreiz zum Doping (Tietzel & Müller, 1999, 6 f.). Kompensierend kann sich hierbei jedoch der Wettbewerb um die Plätze des Teams und eine hohe Seperabilität des Teamergebnisses auswirken. So dürften Teamsportarten wie Baseball, das sich durch seine Individualität im Kollektiv auszeichnet, einen wesentlich höheren Anreiz zum Doping aufweisen als Teamsportarten, die ein hohes Maß an Kooperation zwischen den Spielern erfordern und bei denen der Leistungsbeitrag des einzelnen Spielers am Gesamtergebnis kaum feststellbar ist (vgl. die Befunde von Pitsch, Maats & Emrich in diesem Band).

2.4 Zwischenergebnis

Es hat sich gezeigt, dass bei Fehlen eines dopingverhindernden Instruments sehr starke Anreize auf die Athleten wirken, Dopingmittel zu verwenden. Dieser Anreiz dürfte vor allem bei Sportarten am größten ausfallen, deren Wettkampfergebnisse exakt messbar sind und bei denen historische Bestenlisten eine hohe Bedeutung einnehmen. In Teamsportarten verringert sich dieser Anreiz aufgrund des Kollektivgutcharakters des Wettkampfergebnisses. Vermutlich würden aber sämtliche Athleten im Leistungssport dopen, falls keine entsprechenden Anti-Doping-Maßnahmen eingesetzt würden.

3 Instrumente zur Verhinderung von Doping

Dieses Resultat führt konsequenterweise zu zwei Fragen:
 1. Ist eine Intervention gegen Doping, von welcher Ebene auch immer ausgehend, sinnvoll?
 2. Sofern die Frage 1 mit „ja" beantwortet wird: Welche Instrumente erweisen sich für die Bekämpfung von Doping als zweckmäßig?
 ad 1: Prinzipiell ist davon auszugehen, dass Doping zu einer Verminderung der Qualität der Unterhaltungsdienstleistung „sportlicher Wettkampf" führt (vgl.

den Beitrag von Emrich & Pitsch in diesem Band). Vor diesem Hintergrund könnten Anti-Doping-Interventionen zumindest durch die Veranstalter sportlicher Wettkämpfe als sinnvoll erscheinen.[33]

ad 2: Ein Instrument zur Verhinderung von Doping sollte in erster Linie zielkonform sein, d. h., es sollte in der Lage sein, Doping wirksam zu unterbinden. Neben diesem Hauptzweck existieren weitere Bedingungen, die ebenfalls erfüllt sein sollten (Bird & Wagner, 1997, 755; Wagner, 1994, 102, 120):

- Vermeidung der Degeneration des Wettkampfs: Das Instrument sollte den Anreiz zum Sieg, der dem Wettkampf innewohnt, nicht vermindern, so dass ein hohes Maß an Spannung erhalten bleibt.
- Geringe Realisierungskosten: Der Einsatz der Instrumente sollte möglichst geringe Kosten nach sich ziehen.
- Ergebnisklarheit: Das Instrument sollte gewährleisten, dass nach dem Abschluss des Wettkampfs eindeutig Sieger benannt werden können und auf diese Weise nachträgliche Annullierungen vermieden werden.
- Erhaltung der Freiheitsspielräume der Athleten: Eine Anti-Doping-Maßnahme sollte sich durch eine möglichst geringe Einschränkung der Handlungsspielräume der Sportler auszeichnen.

Vor dem Hintergrund des Entscheidungskalküls des Athleten im Wettkampf lassen sich die Instrumente, die gegen Doping eingesetzt werden können (s. Abbildung 1), danach klassifizieren, ob sie an der Nutzen- oder aber an der Kostenkategorie ansetzen oder aber die Kollusion, d. h. die Zusammenarbeit, zwischen den Athleten erhöhen.

Es zeigt sich, dass lediglich das strafbewehrte Verbot mit seinen Kombinationen am ehesten den Anforderungen entspricht. Auf die Würdigung der anderen Maßnahmen soll daher hier verzichtet werden.[34]

Durch ein strafbewehrtes Verbot des Dopings im Hochleistungssport werden zum einen zusätzliche Dopingkosten in Form des Erwartungswerts der Sanktionen erzeugt und zum anderen wird der Nutzen des Sieges für den dopenden Athleten vermindert. Der ursprüngliche Gesamtnutzen des Athleten (2) verändert sich, wenn F die Höhe der Sanktion und q die Wahrscheinlichkeit, Doping aufzudecken, sei, wie folgt (Dilger & Tolsdorf, 2004):

(3) $\quad E_i^*(s_i, s_{-i}) = (1-q)p_i(s_i, s_{-i}, r_i, v)U_i - C_i(s_i) - qF$
für $s_i = d_i$.

---

[33] Zur Diskussion um die Rechtfertigung von (staatlichen) Anti-Doping-Maßnahmen siehe Daumann (2003a; 2008; 2009).
[34] Eine umfassende Diskussion der anderen Maßnahmen findet sich in Daumann (2008, 105 ff.).

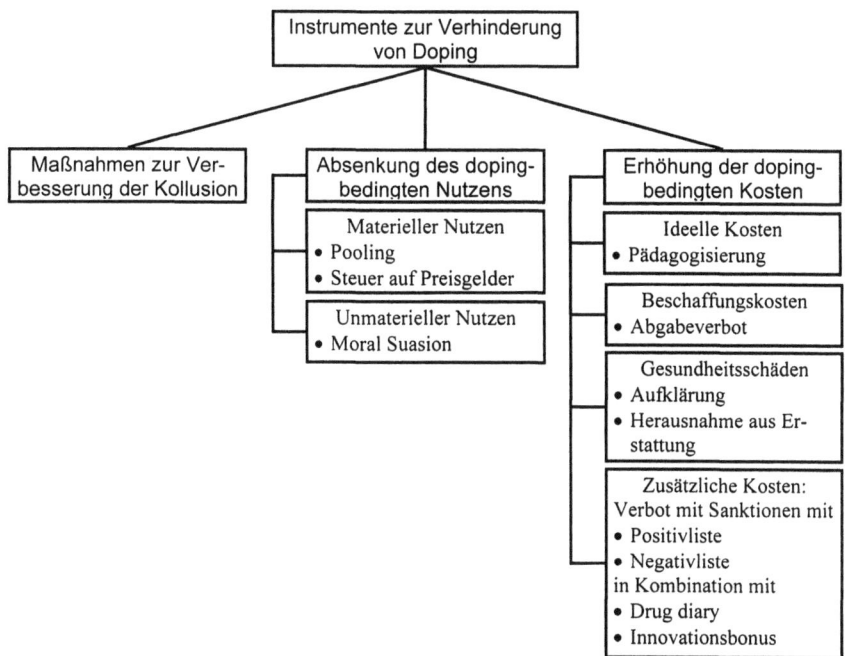

Abb. 1: Instrumente zur Verhinderung von Doping (nach Daumann, 2008, 108).

Die Durchsetzung des Verbotes erfordert Tests, um Überschreitungen festzustellen, und Sanktionen bei aufgedeckten Übertretungen des Verbots. Die Aufdeckungswahrscheinlichkeit q beeinflußt dabei sowohl den Nutzen des Sieges als auch die zusätzlichen Kosten des Dopings, die darüber hinaus von der Höhe der Sanktionen F determiniert werden. Die Aufdeckungswahrscheinlichkeit selbst hängt wiederum von der Qualität der Tests und dem Umfang der Stichprobe ab. Je besser die Qualität und je umfangreicher die Stichproben ausfallen, desto höher ist bei sonst gleichen Bedingungen die Aufdeckungswahrscheinlichkeit. Sanktionen können in materieller und in immaterieller Form bestehen, wobei letztere sich eines zielgerichteten Einsatzes entziehen. In materieller Hinsicht kann die Strategie „Doping" mittels Geldstrafen oder aber durch Startsperren sanktioniert werden. Startsperren belasten erfolgreiche Sportler stärker, da sie dadurch höhere Opportunitätskosten erleiden würden.[35] Vergleichsweise unwirksam sind sie bei Athleten am Ende ihrer Laufbahn, da deren Opportuni-

---

[35] Gleichwohl wäre auch eine Staffelung der Geldstrafen nach der Leistungsfähigkeit möglich: In Berentsens (2002) Vorschlag werden bei den höheren Rängen entsprechend höhere Strafen verhängt oder aber es sind die Tests dergestalt anzuwenden, dass die Entdeckungswahrscheinlichkeit bei diesen Rängen höher ausfällt.

tätskosten bei einer Aufdeckung eher gering ausfallen (Maennig, 2000, 289; 2001, 171).

Nachteil jedes strafbewehrten, auf Dopingkontrollen basierenden Verbotes ist die fehlende Ergebnisklarheit: Die Qualität der Unterhaltungsdienstleistung wird dadurch vermindert, dass die Sieger aufgrund nachträglicher Disqualifizierungen von Dopingsündern erst lange nach Abschluß des Wettkampfs feststehen können. Das Problem mangelnder Ergebnisklarheit vermindert sich jedoch erheblich bei einer hohen Zielkonformität dieser Maßnahmen, da dann potentielle Dopingsünder abgeschreckt würden und damit auch die Anzahl der Disqualifizierungen erheblich abnehmen würde.

In diesem Zusammenhang sei nochmals daran erinnert, dass die Definition des Begriffs Doping ein maßgebliches Problem darstellt (Daumann, 2009): Eine abstrakte, d. h. essentialistische Definition des Begriffs erlaubt es nicht, das Phänomen hinreichend abzudecken und mit den allgemeinen Vorstellungen in Einklang zu bringen: So gestatten die regelmäßig hierfür herangezogenen Eigenschaften gesundheitsschädigend, unfair, unnatürlich und intransparent keine trennscharfe Definition. Um Doping justitiabel zu gestalten, muss daher auf eine enumerative Definition zurückgegriffen werden: eine Liste, auf der entweder sämtliche erlaubten Handlungen (Positivliste) oder eben alle unerlaubten Handlungen (Negativliste) erfasst sind.

Ein strafbewehrtes Verbot auf Grundlage der Positivliste würde zum einen zu erheblichen Realisierungskosten führen, die aus der Vielzahl der zu testenden Wirkstoffe resultieren. Zudem müssten die Athleten bei Erkrankungen auf manche wirkungsvolle Therapie verzichten und könnten am medizinischen Fortschritt nur erheblich verspätet teilhaben (Keck & Wagner, 1990, 112; Wagner, 1994, 113). Vor diesem Hintergrund erscheint ein Verbot auf Basis der Positivliste vor allem deswegen als kaum geeignet, da aufgrund der hohen Umsetzungskosten auf flächendeckende Kontrollen verzichtet werden müsste.

Der Nachteil eines Verbots auf Grundlage einer Negativliste besteht darin, die Liste zu umgehen: Es setzt starke Anreize für die Athleten, leistungssteigernde Substanzen und Verfahren einzusetzen, die die Liste nicht beinhaltet. Dieser Anreiz wirkt um so stärker, je wirksamer die Kontrollen und je höher die Sanktionen sind (Keck & Wagner, 1990; Wagner, 2000, 294). Die Negativliste initiiert somit nicht nur einfache Umgehungshandlungen, sondern auch die Entwicklung von Dopinginnovationen (Sehling et al., 1989, 91 ff.; Bird & Wagner, 1997, 754). Erstere vermindern die produktive Effizienz des Dopings, da die Athleten nun auf suboptimale, nicht verbotene Dopingmittel ausweichen, die mitunter größere gesundheitliche Schädigungen hervorrufen (Grupe, 1989, 10 ff.). Letztere erlauben es den Innovatoren vergleichsweise lange Zeit, eine Innovationsrente in Form einer Verbesserung der Siegwahrscheinlichkeit aufgrund einer nicht aktuellen Negativliste und fehlender Nachweisverfahren abzuschöpfen. Inwieweit ein Verbot auf Grundlage der Negativliste Doping wirksam unterbinden kann, hängt maßgeblich davon ab, wie schnell es gelingt, die Informationsasymmetrie gegenüber den Dopinginnovatoren zu beseitigen.

Um diesen Innovationsanreiz zu vermindern, stellt die Einführung eines flankierenden Medikamentenpasses einen Weg dar. In diesem drug diary sind sämtliche vom jeweiligen Athleten eingenommene Medikamente zu verzeichnen (Bird & Wagner, 1997; Wagner, 1994; Wagner & Keck, 1990). Die Verwendung von Substanzen oder Verfahren, die nicht im Medikamentenpass oder aber auf der Negativliste angeführt sind, werden sanktioniert. Hierzu sind umfassende Tests erforderlich, die allerdings sehr hohe Realisierungskosten verursachen (Wagner, 1994, 114). Wird aufgrund der erheblichen Realisierungskosten dieser Maßnahme die Kontrollintensität vermindert, können Dopinginnovationen weiterhin verschleiert werden. Eine wesentliche Verringerung des Innovationsanreizes ergäbe sich demzufolge nicht und der maßgebliche Nachteil eines Verbots mit Sanktionen auf Basis einer Negativliste bliebe weitgehend erhalten.

Ein anderer Weg wird durch den Innovationsbonus eingeschlagen, der einen Anreiz setzen soll, um den Pioniervorsprung zu verkürzen (Daumann, 2003a; 2003b; 2003c). Dieser Bonus stellt nichts anderes als eine Belohnung für denjenigen Akteur dar, der eine Dopinginnovation anmeldet – unabhängig davon, ob er selbst die Innovation entwickelt hat. Dadurch soll ein möglichst breiter Adressatenkreis angesprochen werden, um die Wahrscheinlichkeit zu erhöhen, dass sich unter den Kenntnisträgern Akteure finden, die dem Bonus einen höheren Wert beimessen als der Aufrechterhaltung des Geheimnisses.

Eine Innovation im Sinne des Innovationsbonus zeichnet sich dadurch aus, dass sie

- zu einer signifikanten Leistungssteigerung führt und
- noch nicht durch die Negativliste erfasst wird.

Eine angemeldete Dopinginnovation wird zunächst auf ihre leistungssteigernde Wirkung getestet. Ist diese gegeben, wird die Innovation auf die Negativliste gesetzt und ihre Verwendung kann ab diesem Zeitpunkt sanktioniert werden.

Bei der Höhe des Bonus ist zu berücksichtigen, dass zum einen die zur Auszahlung gelangende Summe hoch genug ausfällt, um einen wirksamen Anreiz für eine größere Anzahl an Akteuren, die über die Kenntnis einer derartigen Dopinginnovation verfügen, zu setzen. Zum anderen darf der Bonus nicht eine Fehlallokation im Bereich der Forschung und Entwicklung hervorrufen. Eine derartige Grenze besteht bei der pharmazeutischen Industrie im Bereich von mehreren Hundert Millionen Euro, die für die Entwicklung eines neuen Wirkstoffs verausgabt werden müssen.[36]

---

[36] Di Masi et al. (2003) schätzen die Forschungs- und Entwicklungskosten für die Entwicklung eines neuen zugelassenen Wirkstoffs auf durchschnittlich 800 Mill. US-$; diese variieren jedoch stark in Abhängigkeit vom Indikationsgebiet (Adams & Brantner, 2006).

Um zudem zu verhindern, dass wirkungslose Innovationen auf Verdacht angemeldet werden und auf diese Weise die Kosten des Wirksamkeitsnachweises bzw. des gesamten Prüfverfahrens ausufern, ist der anmeldende Akteur an den Forschungskosten für den Wirksamkeitsnachweis angemessen zu beteiligen. Eine derartige Kostenübernahme verhindert das unbedachte Anmelden; sie darf jedoch nicht in einer Höhe anfallen, die den Anreiz, individuell wirksame Dopinginnovationen anzumelden, aufgrund etwaiger riskanter Vorleistungen zu stark vermindert.

Unter dem Aspekt der Zielkonformität würde ein Verbot kombiniert mit dem Innovationsbonus die maßgebliche Schwäche der konventionellen Verbotslösung relativieren: Der Innovationsbonus würde eine laufende Aktualisierung der Negativliste und damit eine Verkürzung des zeitlichen Vorsprungs derjenigen Sportler bewirken, die diese Innovation einsetzen. Ungelöst dabei bleibt das Problem, dass die Entwicklung von Nachweisverfahren mit geringen Kosten oftmals zeitlich erheblich nachhinkt, wie etwa das Beispiel EPO zeigt.

Durch die Kombination mit dem Innovationsbonus würde eine Degeneration des Wettkampfs gänzlich vermieden; auch die Freiheitsspielräume der Athleten blieben im gleichen Umfang wie bei der orthodoxen Verbotslösung erhalten. Allerdings wären auch bei diesem Instrument Nachteile bei der Ergebnisklarheit in Kauf zu nehmen, da auch hier nachträgliche Disqualifizierungen nicht gänzlich ausgeschlossen werden können.

Jedoch scheint die Kombinationslösung deutlich kostspieliger als die konventionelle Lösung auszufallen. Da die Kosten für die Durchführung der Kontrollen bei beiden Varianten ähnlich hoch sind, hängt das Kostenverhältnis im wesentlichen von der Höhe des Innovationsbonus und den anteiligen Kosten des Wirksamkeitsnachweises auf der einen Seite sowie der zur Zusammenstellung der Negativliste notwendigen Forschungskosten auf der anderen Seite ab. Da die Dopingforschung bei der konventionellen Lösung weitgehend blind erfolgt, ist davon auszugehen, dass bei identischer ex post-Qualität der Negativliste die bei der konventionellen Lösung aufzuwendenden Forschungskosten zur Aktualisierung der Negativliste höher ausfallen als die Aktualisierungskosten bei der Kombinationslösung. Insofern verdient das mit dem Innovationsbonus kombinierte Verbot nicht nur unter dem Gesichtspunkt des verminderten Vorsprungs der Innovatoren, sondern auch unter Kostenaspekten den Vorzug.

Darüber hinaus hätte der Innovationsbonus noch einen interessanten Side-Effect: Er würde die Qualität des Dopings verbessern. Gering wirksame und unwirksame „Dopingmittel" werden verdrängt, da Athleten aufgrund der zügigen Aktualisierung davon ausgehen müssen, dass sich sämtliche wirksamen Dopingmittel bei einer entsprechenden Ausgestaltung des Bonus auf der Negativliste befinden. Substanzen und Verfahren, die mitunter als Geheimmittel angepriesen werden, sich aber nicht auf der Liste befinden, weisen dieses Qualitätsmerkmal nicht auf. Sie können von den Athleten daher als unwirksam identifiziert werden, denn ansonsten hätte ein derartiger Anbieter dieses vermeintliche Dopingmittel angemeldet und den Innovationsbonus vereinnahmt. Vor diesem Hintergrund stellt der Innovationsbonus eine erhebliche Verbesserung des einfachen strafbewehrten Verbots dar.

4 Fazit

Die Untersuchung hat gezeigt, dass die Rahmenbedingungen des Hochleistungssports starke Anreize setzen, Dopingmittel zu verwenden. Diese Anreize erweisen sich bei Sportarten mit exakt messbaren Ergebnissen am größten, da der Athlet nicht nur gegen seinen aktuellen Konkurrenten antritt, sondern sogleich um seine Platzierung auf einer historischen Bestenliste kämpft. Bei Teamsportarten hingegen erweist sich dieser Anreiz am schwächsten, da das Wettkampfergebnis Kollektivgutcharakter hat und daher die Einnahme der Freifahrerposition eine sinnvolle Strategie sein kann. Insgesamt kann wohl davon ausgegangen werden, dass der Verzicht auf Anti-Doping-Maßnahmen zu einem flächendeckenden Einsatz von Dopingmitteln führen dürfte.

Zu Bekämpfung des Dopings steht eine Vielzahl von Maßnahmen zur Verfügung, die sich als unterschiedlich geeignet erweisen. Zieladäquat ist dabei vor allem das strafbewehrte Verbot auf Grundlage der Negativliste, das jedoch starke Anreize zur Umgehung der Negativliste, also zu Dopinginnovationen setzt. Einen Ausweg daraus bietet der flankierende Innovationsbonus an, mit dem die Anmeldung von Dopinginnovationen belohnt wird. Auf diese Weise lässt sich der zeitliche Vorsprung der Dopinginnovatoren etwas vermindern und die Dopingliste schneller aktualisieren. Unwirksam bleibt dieses Verfahren jedoch, wenn praktikable Tests für die neu erkannten Mittel nicht zur Verfügung stehen.

Gleichwohl sollte eine Liberalisierung des Dopings für volljährige Sportler geprüft werden: Eine Liberalisierung würde zwar vermutlich zu flächendeckendem Doping im Hochleistungssport, aber nicht zwangsläufig zu höheren Risiken für die Gesundheit der Athleten führen, da eine bessere Betreuung und Versorgung ermöglicht würde. Die Gefahren neuer Methoden und Stoffe mit unbekannten Nebenwirkungen könnten durch eine flankierende ärztliche Betreuung in Grenzen gehalten werden. Ob dadurch der Sport seine Vorbildfunktion verlöre, ist fraglich, zumal sich das Vorbildargument stets auf ein Ideal des Sports bezieht, das es in der Realität nicht gibt und auch bislang nie gab.

Literatur

Adams, C. P., Brantner, V. V. (2006). Estimating the Cost of New Drug Development: Is It Really $802 Million?, *Health Affairs*, 25, 420-428.

Berentsen, A. (2002). The Economics of Doping. *European Journal of Political Economy,* 18 (1), 109-127.

Bette, K.-H., Schimank, U. (1995). *Doping im Hochleistungssport. Anpassung durch Abweichung*. Frankfurt am Main: Suhrkamp.
Bette, K.-H., Schimank, U. (1998). Doping und Recht – soziologisch betrachtet. In Vieweg, K. (Hrsg.), *Doping. Realität und Recht* (S. 357-390). Berlin: Duncker & Humblot.
Bette, K.-H., Schimank, U. (2006). *Doping im Hochleistungssport: Anpassung durch Abweichung*. 2. Aufl. Frankfurt am Main: Suhrkamp.
Bird, E. J., Wagner, G. (1997). Sports as a Common Property Resource. A Solution to the Dilemmas of Doping. *Journal of Conflict Resolution*, 41, 749-766.
Breivik, G. (1987). The Doping Dilemma – Some game theoretical and philosophical considerations. *Sportwissenschaft*, 17, 83-94.
Crémer, J. (1986). Cooperation in ongoing organizations. *Quarterly Journal of Economics*, 101, 33-49.
Daumann, F. (2003a). Staatlicher Handlungsbedarf bei Doping im Hochleistungssport? *ORDO. Jahrbuch für die Ordnung von Wirtschaft und Gesellschaft*, 54, 243-268.
Daumann, F. (2003b). Doping im Hochleistungssport aus sportökonomischer Sicht. *Sportwissenschaft*, 33, 174-190.
Daumann, F., (2003c). Doping im Hochleistungssport – Ursachen und Interventionsinstrumente aus ökonomischer Sicht. *Jahrbuch für Wirtschaftswissenschaften*, 54. Bd., 214-230.
Daumann, F. (2008). *Die Ökonomie des Dopings*. Hamburg: Merus.
Daumann, F. (2009). Die drei Grundprobleme des Dopingphänomens: Plädoyer für eine Liberalisierung des Dopings, erscheint demnächst.
Dilger, A., Tolsdorf, F. (2004). Doping als Wettkampfphänomen. In Horch, H.-D., Heydel, J., Sierau, A. (Hrsg). *Events im Sport – Marketing, Management, Finanzierung* (S. 269-280). Köln: Institut für Sportökonomie und Sportmanagement.
DiMasi, J. A., Hansen, R. W., Grabowski, H. G. (2003), The Price of Innovation: New Estimates of Drug Development Costs, *Journal of Health Economics*, 22, 151-185.
Friedman, J. (1971). A non cooperative equilibriuum for supergames. *Review of Economic Studies*, 38, 1-12.
Gallbronner, U. (2007). Doping – Der scheidende Sponsor der deutschen Radfahrer will künftig Epo vertreiben. *Bietigheimer Zeitung Online* (Artikel vom 25. Sept. 2007), abrufbar unter: http://www.bietigheimerzeitung.de/bz/html/news/brennpunkt.php4 [Aufruf vom 2. Oktober 2007].
Green, E., Porter, R. (1984). Non cooperative collusion under imperfect price information. *Econometrica*, 52, 87-100.
Grupe, O. (1989). Doping und Leistungsmanipulation – Zehn Gründe für konsequente Kontrollen. *Olympisches Feuer*, 10-13.

Hoberman, J. (1996). Sterbliche Maschine. Doping und die Unmenschlichkeit des Hochleistungssports. Aachen: Meyer & Meyer.
IOC (2007). Factsheet: The Fight against Doping and promotion of athletes' health (Update – February 2007), abrufbar unter: http://multimedia.olympic.org/pdf/en_report_838.pdf [Aufruf am 19.12.2007].
IOC (2008). 4,770 doping tests at the Beijing Games, abrufbar unter: http://www.olympic.org/uk/news/olympic_news/full_story_uk.asp?id=2782, [Aufruf am 22.11.2008].
Keck, O., Wagner, G. (1990). Asymmetrische Information als Ursache von Doping im Hochleistungssport. Zeitschrift für Soziologie, 19, 108-116.
Leveringhaus, P., Smith, P. (2004). Körperkult verführt immer mehr Jugendliche zu Doping. Ärzte Zeitung vom 30.07.2007.
Maennig, W. (2000). Zur Ökonomik der Drogenbekämpfung. Eine Replik. Homo oeconomicus, XVI (3), 287-291.
Maennig, W. (2001). Korruption und Doping – Ökonomische Lösungsansätze für zwei (zentrale?) Probleme der Olympischen Bewegung. In Krüger, M. (Hrsg.), Olympische Spiele – Bilanz und Perspektiven im 21. Jahrhundert (S. 158-177). Münster, Hamburg und London: LIT.
NADA (2007). Jahresbericht der Nationalen Anti-Doping-Agentur (NADA), Pressekonferenz am 12. Juli 2007 in Kreischa, abrufbar unter: http://www.nada-bonn.de/fileadmin/user_upload/Downloads/Dopingbilanzen/070712_NADA_ Jahresbericht_2006_korrigiert.pdf [Aufruf am 19.12.2007].
o. V. (2005). Das kostet die Tour, Meldung vom 30.06.2005, abrufbar unter: http://www.focus.de/sport/tour2006/in-euro_aid_15138.html [Aufruf vom 01.08.2007].
o. V. (2007a). Zahlen und Fakten, abrufbar unter: http://www.dtb-tennis.de/AmRothenbaum/6372_8490.php? selected=8453&selectedsub = 9683# [Aufruf vom 01.08.2007].
o. V. (2007b). 2007 PGA TOUR Money Leaders, abrufbar unter: http://www.pgatour.com/r/stats/2007/109.html [Aufruf vom 6.11.2007].
o. V. (2008a). Neues Dopingmittel AICAR, abrufbar unter: http://www.ondope.de/, [Aufruf vom 22.11.2008].
o. V. (2008b). Zahl der Dopingfälle in Peking könnte sich verdoppeln – „Große Wirkung des weltweiten Dopingkampfs, abrufbar unter: http://www.sportgericht.de/sportrecht-newstext-10372-.html, [Aufruf vom 22.11.2008].
o. V. (2008c). Wimbledon 2008 Prize Money Announced, abrufbar unter: http://www.wimbledon.org/en_GB/index.html [Zugriff vom 13.05.08].
o. V. (2008d). Deutsche Events gehören zum Feinsten auf der Tour, abrufbar unter: http://www.golfparadise.com/cms/pga_tours/german_ european_tour.php?navid=5 [Zugriff vom 13.05.08].

o. V. (2008e). *Official Scores and Prize Money*, abrufbar unter: http://www.europeantour.com/default.sps?pagegid=%7BAEFB93B0%2DEFF5%2D4C05%2DAB0F%2DFD08D947D944%7D&eventid=2008012&infosid=1 [Zugriff vom 13.05.08].

o. V. (2008f). *Règlements*, abrufbar unter: http://www.letour.fr/2007/TDF/COURSE/fr/reglements.html [Zugriff vom 13.05.08].

o. V. (2008g). *Preisgeld*, abrufbar unter: http://www.worldmarathonmajors.com/DE/series/article/21/ [Zugriff vom 13.05.08].

o. V. (2008h). *Top-Läuferfeld jagt Rekord-Preisgeld beim 112. Boston Marathon am 21. April*, abrufbar unter: http://www. worldmarathonmajors.com/DE/news/167/ [Zugriff vom 13.05.08].

Olson, M. jr. (1967). *Die Logik kollektiven Handelns*. Tübingen: Mohr Siebeck.

Opp, K.-D. (1991). Das Modell des rationalen Verhaltens. Seine Struktur und das Problem der weichen Anreize. In Bouillon, H., Andersson, G. (Hrsg.), *Wissenschaftstheorie und Wissenschaften. Festschrift für Gérard Radnitzky aus Anlaß seines 70. Geburtstages* (S. 105-124). Berlin: Duncker & Humblot.

Richter, N. (2006). Frauen vorn. *Horizont Sportbusiness*, 5, 8.

Richter, N. (2007). Die Hot Shots der Eiszeit. *Horizont Sportbusiness*, 5, 12-14.

Rosen, S. (1983). The Economics of superstars. *The American Scholar*, 52, 449-460.

Sehling, M., Pollert, R., Hackfort, D. (1989). *Doping im Sport. Medizinische, sozialwissenschaftliche und juristische Aspekte*. München: BLV Verlagsgesellschaft.

Tietzel, M., Müller, C. (1999). *The Peculiar Economics of Doping*, Diskussionsbeiträge des Fachbereichs Wirtschaftswissenschaft der Gerhard-Mercator-Universität Gesamthochschule Duisburg, Nr. 266, Duisburg.

Tietzel, M., Müller, C. (2000). Wege aus dem Doping-Dilemma. Eine ökonomische Analyse. *Homo oeconomicus*, XVI (3), 277-286.

WADA (2007). *2006. Adverse Analytical Findings Reported by Accredited Laboratoires*, abrufbar unter: http://www.wada-ama.org/rtecontent/document/LABSTATS_2006.pdf [Aufruf am 19.12.2007].

Wagner, G. (1994). Wie können die Doping-Zwickmühlen überwunden werden? In Bette, K.-H. (Hrsg.), *Doping im Leistungssport – sozialwissenschaftlich beobachtet* (S. 101-130). Stuttgart: Naglschmid.

Wagner, G., Keck, O. (1990). Ein Weg aus der Doping-Zwickmühle – Stellungnahme zum Beitrag „The Doping Dilemma" von Gunnar Breivik. *Sportwissenschaft*, 20, 439-446.

Werner Pitsch, Eike Emrich

Aktuelle Änderungen des Dopingrechts - rechtliche Darstellung und ökonomische Würdigung[37]

1 Einleitung

Der „Entwurf eines Gesetzes zur Verbesserung der Bekämpfung des Dopings im Sport" (BR-Drs. 223/07) der Bundesregierung passierte den Bundesrat am 21.09.2007 (Adolphsen, 2008, 82 f.). Diese Verschärfung der Anti-Dopinggesetzgebung in Deutschland im Jahre 2007 stellt eine einschneidende Änderung rechtlicher Rahmenbedingungen dar. Nachfolgend soll in einem ersten Schritt die rechtliche Sicht auf diese Änderungen unter Berücksichtigung möglicher künftiger Verbesserungen referiert werden. In einem zweiten Schritt sollen im Gesetz vollzogene und künftig geforderte Änderungen aus Sicht einer Ökonomik des Rechts diskutiert und in den Folgen auf Dopinganbieter und -konsumenten abgeschätzt werden.

2 Zum Maßnahmenpaket der Bundesregierung gegen Doping

Im Maßnahmenpaket der Bundesregierung gegen das Doping im Sport vom Dezember 2006 begründet der Staat sein rechtliches Engagement gegen Doping wesentlich mit der Tatsache, dass der Leistungssport nur dann attraktiv bleibe, wenn er glaubwürdig sei, fair und manipulationsfrei. Nur ein sauberer Leistungssport, der dem olympischen Gedanken entspreche, könne steuerlich gefördert werden. Im Vorblatt des Gesetzesentwurfes heißt es: „Die Bundesregierung sieht sich den ethisch-moralischen Werten des Sports und der Volksgesundheit verpflichtet. Doping zerstört diese Werte, täuscht die Mitstreitenden im Wettkampf, die Öffentlichkeit sowie die Veranstalter und gefährdet nicht zuletzt die Gesundheit der Sportlerinnen und Sportler. Gerade Spitzensportler stehen hier in einer besonderen Vorbildfunktion, welche auch Auswirkungen auf den Gesundheitsschutz der breiten Bevölkerung hat. [...] Da sich die Breitensportlerinnen und -sportler oftmals an Vorbildern aus dem Spitzensport orientieren, hat die Bekämpfung des Dopings auch Auswirkungen auf die Verbesserung der Volks-

---

[37] In einem früheren als Skizzen zur Ökonomik des Dopings bezeichneten Beitrag waren von Maats, Pitsch & Emrich (2008) erste Überlegungen zu einem solchen Modell angestellt worden, die sich als partiell unzureichend erwiesen haben und deshalb im vorliegenden Beitrag wesentlich weiter entwickelt wurden. Die Autoren des Beitrages bedanken sich in diesem Zusammenhang bei Prof. Dr. Dieter Schmidtchen, dem Leiter des Center for the Study of Law and Economics an der Universität des Saarlandes, für aus dem gemeinsam durchgeführten volkswirtschaftlichen Kolloquium heraus entstandene wertvolle Hinweise.

gesundheit" (zur Problematik dieses Gesundheitsarguments vgl. Pitsch, Maats & Emrich 2008, 381 ff.).
Faktisch wird die Vorbildfunktion des Leistungssportes aufgrund der Dopingskandale der letzten Jahre als erheblich gefährdet angesehen. „Die jüngsten Dopingfälle in verschiedenen Sportarten zeigen [...], dass es sich nicht um Einzelfälle des Dopings handelt, sondern um ein Problem des Sports, das sich leider auch international ausweitet" (Gesetzesentwurf, Vorblatt). Einschätzungen des Innenministeriums zufolge vernetzt sich der Dopingmarkt auch auf internationaler Ebene immer stärker und wird somit zu einem durch organisierte Kriminalität geprägten Markt (Maßnahmenpaket der Bundesregierung gegen Doping im Sport vom Dezember 2006, 3). Im Gesetzesentwurf gegen Doping (2007, 13) heißt es entsprechend: „Hintergrund [Anm. d. Verf.: des Gesetzes] ist, dass die Verbreitung und Anwendung von Dopingmitteln zunehmend in Form von organisierter Kriminalität erfolgt. Auch die jüngsten Dopingfälle zeigen, dass nicht ein Täter allein Straftaten begeht, sondern zunehmend mehrere Täter bis hin zu Netzwerken von der Beschaffung bis zur Anwendung kollusiv zusammenwirken. Eine Strafverschärfung ist wegen der Dimension des Dopings, aber auch wegen der enormen Gewinnerzielungsabsicht erforderlich. Mit einem gewerbs- oder bandenmäßigen Handeln sind besondere Gefahren für die geschützten Rechtsgüter verbunden. Wenn Täter ihren Lebensunterhalt mit dem Verbreiten, Verschreiben und Anwenden von Dopingmitteln bestreiten oder arbeitsteilig vorgehen, bedeutet dies, dass kriminelles Handeln so organisiert wird, dass die schädlichen Wirkungen in höherem Maß auftreten und zudem staatliche Kontroll- und Verfolgungsmechanismen wirkungsvoller umgangen werden können als bei Gelegenheits- oder Einzeltätern."

Der Gesetzgeber nimmt an, dass die Verhängung höherer Strafen für das kriminelle Umfeld des Athleten in Verbindung mit der Möglichkeit, nunmehr das Bundeskriminalamt in den Ermittlungsprozess einzuschalten (vgl. Adolphsen 2008, 83), eine höhere Abschreckungswirkung auf die Aktivitäten krimineller Dopingnetzwerke (banden- und gewerbsmäßiges Vorgehen) hat bzw. zu einer höheren Aufdeckungsquote führen wird als bisherige Regelungen. Ansatzpunkt für das Antidoping-Gesetz ist dabei nicht das Strafgesetzbuch (StGB) sondern das Nebenstrafrecht (vor allem das Arzneimittelgesetz AMG; für eine ausführliche Diskussion sei an dieser Stelle auf Adolphsen [2008] und den Abschlussbericht der ReSpoDo [2005][38] verwiesen).

Die grundsätzlichen Änderungen durch die Gesetzesnovellierung von 2007 lassen sich wie folgt zusammenfassen:

---

[38] Jens Adolphsen war auch Mitglied der Rechtskommission des Sports gegen Doping (ReSpoDo) zu möglichen gesetzlichen Initiativen für eine konsequentere Verhinderung, Verfolgung und Ahndung des Dopings im Sport vom 15. Juni (Ausschussdrucksache Nr. 15/15 des Sportausschusses des Deutschen Bundestages).

- Die Zuständigkeit des Bundeskriminalamtes (BKA) wird nach § 4 Abs. 1 S. 1 Nr. 1 BKAG auf die Bekämpfung des international organisierten Dopinghandels erweitert (Artikel 1 des Gesetzes zur Verbesserung der Bekämpfung des Dopings im Sport). Zur Verbesserung der Strafverfolgungsmaßnahmen sollen die Möglichkeiten der Telefonüberwachung nach § 100a StPO auf schwerwiegende Dopingdelikte ausgedehnt werden.
- Das gewerbsmäßige oder bandenmäßige Handeln wird nach dem geänderten § 6a in Verbindung mit § 95 Abs. 3 des Arzneimittelgesetzes (AMG) mit einer Freiheitsstrafe von ein bis zehn Jahren belegt (Erhöhung des Strafrahmens um 7 Jahre).
- Nach geltendem Recht bestand vor der aktuellen gesetzlichen Regelung keine Kennzeichnungspflicht von Medikamenten mit Inhaltsstoffen, die von den Verboten des § 6a Abs. 1 AMG erfasst werden, bezüglich ihrer Dopingrelevanz. Künftig ist in jeder Packungsbeilage auf die Dopingrelevanz im Sinne eines Warnhinweises zu verweisen. § 6a Abs. 2 Satz 2 AMG enthält eine entsprechende Erweiterung der Informationspflicht für die Wirtschaft.
- Finanzielle Gewinne aus dem Doping-Handel können (durch Einführung des erweiterten Verfalls) durch den Gesetzgeber eingezogen werden.
- Der Sportler unterliegt weiterhin der jeweiligen Verbandsgerichtsbarkeit und macht sich (nur) strafbar, wenn er im Besitz nicht-geringer Mengen von Dopingmitteln ist.
- Der durch die Einnahme von Dopingmitteln begangene Betrug gegenüber der Konkurrenz, den Zuschauern und allgemein der Öffentlichkeit ist durch § 263 StGB nicht gedeckt und bleibt deshalb weiterhin rechtlich straffrei.[39]

Auch wenn § 263 StGB den durch Einnahme von Dopingmitteln begangenen Betrug nicht deckt, kann gleichwohl die Verfälschung des wirtschaftlichen Wettbewerbs im Sport durch Doping vom Betrugstatbestand des § 263 StGB im Hinblick auf die Interessen der Sportveranstalter, der Sponsoren oder der Sportverbände erfasst sein (im Überblick PHBSportR-Reinhart, 2007, 700), wobei Nolte (2007, 12) darauf hinweist, dass derzeit keine empirischen Erhebungen oder Erfahrungen vorliegen würden, inwiefern § 263 StGB im Sport tatsächlich wirkt bzw. die Wirkung verfehlt wird.[40]

---

[39] Hierbei handelt es sich um Interessen, die außerhalb des üblichen strafrechtlichen Vermögensschutzes stehen (Kudlich, 2007, 93).
[40] Da die Anwendung des § 263 StGB aufgrund seiner Struktur nicht unproblematisch ist und insbesondere nicht alle Konstellationen erfasst werden, wurde und wird die Einführung eines neuen Tatbestands des „Sportbetrugs" in das Kernstrafrecht gefordert (z.B. als § 298 a

Hinsichtlich der Bestimmungen zur Besitzstrafbarkeit weist Adolphsen (2008, 85 f.) darauf hin, dass es durchaus Beispiele aus dem Bereich des Betäubungsmittelgesetzes gibt, denen zufolge man die Besitzstrafbarkeit von Dopingmitteln hätte umfassender gestalten können. Der nur geringe Mengen mit sich führende, dopende Sportler geht im aktuellen Gesetzesentwurf straffrei aus. Nur bei Besitz nicht geringer Mengen kann, so die Argumentation, von der Absicht der illegalen Verbreitung seitens des Sportlers ausgegangen werden. Derzeitige Einschätzung des Gesetzgebers ist somit, dass der Eigenverbrauch von Dopingmitteln in Analogie zum Drogenkonsum als Selbstschädigung angesehen wird und somit vom Selbstbestimmungsrecht gedeckt ist (Art. 1 Abs. 1, Art, 2 Abs. 1 GG).[41] Die Darstellung, welche Mittel in welcher mitgeführten Menge als nicht geringe Menge gelten, soll im Anhang zum Arzneimittelgesetz erfolgen.[42]

Die Besitzstrafbarkeit auch geringer Mengen von Dopingmitteln wie sie u. a. vom Freistaat Bayern (Gesetzesantrag des Freistaates Bayern, Drucksache 658/06 vom 13.09.06, § 4) vorgeschlagen worden war, wäre aus Sicht von Adolphsen (2008, 86) durchaus eine überlegenswerte sinnvolle Erweiterung des Gesetzes und durch ein im Betäubungsmittelgesetz zu verankerndes generelles Besitzverbot anaboler Steroide sowie die Einführung des Betrugstatbestandes im Sport (vgl. Gesetzesantrag des Freistaates Bayern, § 5) wirkungsvoll zu ergänzen. Dabei soll die von einer Verwendung zu Dopingzwecken im organisierten Sport unabhängige generelle Besitzstrafbarkeit anaboler Steroide insbesondere Dopingaktivitäten im nicht organisierten Sport, z.B. in Fitnessstudios, reduzieren. „Hierdurch würde eine bisher bestehende erhebliche Lücke geschlossen. Fitnesssportler unterliegen weitgehend keinen Verbandsregeln und sind nur auf-

---

StGB [Wettbewerbsverfälschung im Sport], so Bannenberg (2007, 156), vgl. den Beitrag von Momsen in diesem Band).

[41] Das Bundesverfassungsgericht hingegen hat paternalistische Sanktionsdrohungen schon mehrfach dann nicht beanstandet, wenn überwiegende Gemeinwohlinteressen im Raum stehen (vgl. BVerfG NJW 1982, 1276; NJW 1987, 180; NJW 1999, 3399). Beispiele: Besitzstrafbarkeit von Cannabis, die bußgeldbewehrte Anschnallpflicht im Auto oder die Schutzhelmtragepflicht beim Führen von Krafträdern; vgl. den Hinweis auf die auch damals ähnlich heftig geführte Paternalismusdebatte bei König (2007, 575). 29. November 2007.
Der Heidelberger Krebsforscher und Doping-Aufklärer Werner Franke hat die Liste zum sogenannten Anti-Doping-Gesetz, die mit Veröffentlichung (29.11.07) in Kraft trat, heftig kritisiert. Sie definiert die Mindestmengen, von denen an der Besitz von Dopingmitteln unter Strafe steht. „Die Menge der Substanzen liegt fast immer über der, die die Guardia Civil bei der Hausdurchsuchung des Dopingarztes Dr. Fuentes gefunden hat", sagte Franke am Mittwoch. „Man kann mit einem Warenlager herumreisen und bleibt straffrei. Das ist absurd." Quelle: http://www.faz.net/s/RubCBF8402E577F4A618A28E1C67A632537/Doc~E7CDC92 9C89FE4565A58E41496118F061~ATpl~Ecommon~Scontent.html?rss_aktuell (Letzter Zugriff am 10.01.09)

[42] Vgl. auch die Verordnung zur Festlegung der nicht geringen Menge von Dopingmitteln (Dopingmittel-Mengen-Verordnung – DmMV), Drucksache 677/07.

grund staatlichen Rechts zu belangen" (Adolphsen, 2008, 86). „Würde man die genannten drei Straftatbestände schaffen, würde die Schwelle zur Einleitung von Ermittlungsverfahren gegen dopende Sportler drastisch abgesenkt" (ebd., 87).

Die Einführung der von Adolphsen geforderten, im aktuellen Gesetz aber nicht realisierten Besitzstrafbarkeit in Verbindung mit der Schaffung eines Straftatbestands „Sportbetrug" im StGB würde im Sinne der Generalpräventionstheorie die Kosten auf Seiten des Athleten im Falle einer Entdeckung deutlich erhöhen und somit auch das Abschreckungspotenzial des Gesetzes selbst deutlich stärken.[43]

Mit der aktuell bestehenden Gesetzeslage wird die Abschreckungswirkung im Hinblick auf den Athleten sowohl im Leistungssport als auch im nicht verbandlich organisierten Freizeitsport aus rechtlicher Sicht nicht wesentlich erhöht. Konkret heißt es dazu bei Adolphsen (2008, 87 f.): „Das neue Antidoping-Gesetz ist ein sportpolitisches Feigenblatt. Wer von einem Meilenstein spricht, täuscht die Öffentlichkeit. Der Gesetzgeber hat seinen Gestaltungsspielraum bei Weitem nicht ausgeschöpft. Das neue Antidoping-Gesetz stellt zu Unrecht die bestehenden Netzwerke aus Betreuern, Ärzten und Trainern in den Mittelpunkt und spart den Sportler weitgehend aus. Damit wird ein falsches Bild des Sportlers gezeichnet. Der Sportler, der sich dopt und dopen lässt, ist die Zentralgestalt des Dopinggeschehens."[44]

Mit Hilfe einer ökonomischen Effizienzbewertung soll nun im zweiten Schritt geprüft werden, welche Effekte dadurch hervorgerufen würden, wenn Athleten künftig im Sinne einer von Adolphsen (2008) angeregten Überarbeitung des Gesetzes der umfassenden Besitzstrafbarkeit unterlägen und wegen Betrugs belangt werden könnten.

---

[43] Hinzuweisen ist an dieser Stelle auf die mit der Generalpräventionstheorie verbundene Gefahr der Instrumentalisierung des Täters. Die Gefahr besteht in einer allein an den Interessen anderer Bürger orientierten Konzipierung des Strafzwecks, ohne Rücksicht auf den einzelnen Täter. Dass die Gesetzesinitiative vor allem in diese funktionalistische Richtung zielte, lässt eine Aussage des Vorsitzenden des Sportausschusses im Bundestag, Peter Danckert, vermuten: „Es kommt nicht darauf an, dass Hunderte bestraft werden, sondern darauf, dass durch die Maßnahme die Szene durcheinander gewirbelt wird." (FAZ vom 07.03.07, zitiert von Michael Reinsch).

[44] Zu möglichen Gründen, weshalb der Gesetzgeber seinen Gestaltungsspielraum nicht ausgenutzt hat und welche (weiteren) rechtlichen Aspekte in den politischen Entscheidungsprozess mit einzubeziehen sind, siehe auch Kudlich (2007) oder Kargl (2007).

3 Ökonomische Effizienzbewertung aktueller Gesetzesänderungen für Anbieter und Nachfrager von Dopingmitteln

Im Sinne der Generalpräventionstheorie führt ein höheres Strafmaß zu einem Rückgang des Dopingmissbrauchs. Nonkonforme Handlungen, so unterstellt die Generalpräventionstheorie, würden aus der Erwartung heraus begangen, durch sie irgendeinen Vorteil realisieren zu können. Potenzielle Straftäter könnten ‚abgeschreckt' werden, „indem man die Verhängung von Strafen, also von Nachteilen, in Aussicht stellt, die die von der Straftat erhofften Vorteile überkompensieren" (Vanberg, 1982, 14). Ökonomisch gesehen bedeutet eine höhere Strafe – bei unverändertem Nutzen – für einen potenziellen Normabweichler einen höheren Preis für das gewünschte Gut. Steigt der Preis für ein Gut, sinkt die Nachfrage. Diese Annahme impliziert natürlich, dass (potenzielle) Straftäter auf die drohenden Sanktionen aus der umfassenden Besitzstrafbarkeit reagieren oder wie Becker (1968, 176) es formuliert, dass "Some persons become 'criminals' not because their basic motivation differs from that of other persons, but because their benefits and costs differ." Beckers Theorie zufolge wird kriminelles Verhalten also nicht, zumindest nicht für die überwiegende Mehrzahl der Straftaten, über individuelle Persönlichkeitsmerkmale von Tätern erklärbar.

Empirisch ist die Theorie von Becker und ihre Weiterentwicklungen vielfach getestet und belegt worden (vgl. insbesondere Ehrlich, 1974; 1981). Ergänzend muss in Bezug auf die Annahme rationalen Verhaltens hinzugefügt werden, dass Menschen keine vollständig korrekten Erwartungen über mögliche Konsequenzen ihrer Handlungsoptionen haben müssen (vgl. Vanberg, 1982, 21-22; Hoerster, 1970, 274). Für den wahrscheinlichen Fall, dass bei nicht vollständiger Abschreckung Verbrechen begangen werden, ist damit aus Sicht der ökonomischen Kriminalitätstheorie nichts weiter gesagt, als dass das Strafsystem in den betreffenden Fällen nicht abschreckend gewirkt hat (vgl. Vanberg, 1982, 26; Schmidtchen, 1999). Im Übrigen wäre eine vollständige Abschreckung auch nicht wohlfahrtsoptimierend. Demgemäß kommt rechtlichen Normen neben der kodifizierten Vorgabe, was als rechtswidriges Verhalten zu verstehen ist und wie welches Ausmaß an Rechtsbrechung zu ahnden ist, auch die Aufgabe zu, präventiv zu wirken.

Im Fall des aktuellen Anti-Doping-Gesetzes nehmen sowohl die Sanktionshöhe als auch – infolge erweiterter Ermittlungsspielräume – die Sanktionswahrscheinlichkeit für die Anbieter zu. Als grundlegende Annahme wird nachfolgend weiter davon ausgegangen, dass die Anbieter aktiv und rational kalkulierend auf die Präventions- und Repressionsmaßnahmen reagieren (vgl. Hartwig & Pies, 1995). Durch das aktuelle Gesetz werden Vertrieb und gewerbsmäßiger Handel von Dopingmitteln riskanter und auch teurer, weil die Anbieter das infolge verschärfter Strafen erhöhte Risiko im Preis im Sinne einer Risikoprämie berücksichtigen. Zur ökonomischen Bewertung soll daher gezielt die aktuelle im Gesetz vorgesehene Strafverschärfung für die Entscheidungen von Anbietern und Nachfragern von Dopingmitteln diskutiert werden.[45]

Die im Folgenden dargestellte Formalisierung erfolgt in Anlehnung an die Skizzen zu einer Ökonomik des Dopings (Pitsch, Maats & Emrich, 2008). Allerdings werden teilweise schwer verständliche und auch einige wenige fehlerhafte Formalisierungen hier ausführlicher, hoffentlich verständlicher, sowie, soweit Fehler vorlagen, in korrigierter Form dargestellt.

4 Zur Anbieterseite

Zunächst einmal ist davon auszugehen, dass Doper wie Anbieter rational reagieren, dass sie also Gegeninvestitionen I tätigen, die die Wahrscheinlichkeit p vermindern, gefasst und bestraft zu werden. Die Höhe der Gegeninvestitionen ist, neben der Bestrafungswahrscheinlichkeit p, beeinflusst von der Strafhöhe, der staatlichen Investition in die unmittelbare Strafvereitelung und -verfolgung (im folgenden R = Repression) und von der Höhe der Einkommen durch Dopingverkauf bzw. Dopingeinsatz Nd.

Wir gehen dabei von einem Anbieter aus, der im Fall der Sanktion kein Einkommen erzielen kann, dessen Opportunitätskosten im Sanktionsfall sich aus dem Produkt der Höhe der Sanktion in Jahren und dem mittleren Einkommen pro Jahr ergeben und der somit keinen weiteren Einkommensnachteil durch das mögliche, aber nicht verpflichtende Einziehen erzielter Gewinne durch die Strafbehörden hat. Insofern zielt diese Argumentation explizit auf den typischen Kleinunternehmer im illegalen Dopingmarkt (z.B. Schwarzmarkthändler, Doping-Labore wie z.B. „Balco" oder Designer-Steroid-Entwickler), nicht aber auf

---

[45] Die Diskussion ließe sich auch ohne direkte Berücksichtigung des individuellen Entscheidungsverhaltens auf kollektiver Ebene mit einem einfachen Modell eines Wettbewerbsmarktes (steigende Angebotskurve und fallende Nachfragekurve) führen. Die Investition I im Fall erhöhter Sanktionen erhöht die Produktionskosten eines jeden Dopinganbieters. Die Reservationspreise aller Anbieter steigen daher zwangsläufig, die Angebotskurve verschiebt sich somit nach oben (ob parallel oder nicht, kann man ohne weitere Annahmen nicht sagen) Diese Verschiebung würde nur dann nicht auftreten, wenn in der Ausgangsangebotskurve eine erwartete Strafe als Kostenfaktor bereits enthalten wäre und die Investitionskosten niedriger wären als die Reduktion der erwarteten Strafe. Aber dann hätte man die Investition bereits im Status quo vorgenommen.
Die Nachfrager nehmen auch Investitionen vor. Die Kosten dieser Investitionen senken die Reservationspreise der Nachfrager: sie würden sich nach unten verschieben. Der Effekt beider skizzierter Verschiebungen ist bezüglich der Menge eindeutig: die Dopingmenge würde sinken, während die Preise, wovon wir ausgehen, steigen. Sie können aber theoretisch auch konstant bleiben oder gar sinken, je nach Stärke der Verschiebung beider Kurven. Im vorliegenden Beitrag geht es jedoch um die individuellen Entscheidungen der Anbieter und Nachfrager, aus denen sich die kollektiven (Markt-)Effekte ergeben.

Pharmaunternehmen, die zum Doping geeignete Mittel zu anderen Zwecken entwickeln und herstellen.

Investitionen I (wozu auch Vertrauens- und Suchkosten gehören), die ein Dopinganbieter tätigt, um nicht entdeckt und bestraft zu werden, sind somit eine Funktion der drohenden Nachteile (Strafhöhe S und Wahrscheinlichkeit der Bestrafung durch die Strafverfolgungsbehörden) sowie der materiellen und immateriellen Einkommen durch Doping (Vorteile).

Annahme 1: Die Höhe der getätigten Gegeninvestitionen ist eine Funktion der Sanktionshöhe und der Repression:

(1) $\quad I = I(S, R)$

Dabei soll gelten:

(2) $\quad \dfrac{\partial I}{\partial S} > 0$

und

(3) $\quad \dfrac{\partial I}{\partial R} > 0$

d. h., je größer die Sanktionshöhe und je höher die Investitionen der kollektiven Akteure (Strafverfolgungsbehörden) in die Entdeckung der Anbieter und der Konsumenten, desto höher preisen die an Nutzenmaximierung interessierten Anbieter das Risiko ein[46], desto häufiger werden zwecks Vereitelung der Entdeckung noch unbekannte, teilweise noch in der Entwicklung befindliche Dopingmittel wie etwa das vermutlich in China eingesetzte S 107 oder Dopingmittel gemeinsam mit maskierenden Mitteln angeboten und desto höher werden die Investitionen für die Strafvereitelung auf der Anbieterseite.

Die Funktion der Gegeninvestitionen auf der Anbieterseite ist dabei die Senkung des Entdeckungsrisikos des Athleten, da ein aufgedeckter Dopingfall ja auch als Anfangsverdacht die Gefahr der Aufdeckung des eigenen ungesetzlichen Verhaltens nach sich zöge. Damit dienen diese Gegeninvestitionen, die in Form eines höheren Preises für die Dopingmittel kompensiert werden können, der Senkung des Entdeckungsrisikos. Die Bestrafungswahrscheinlichkeit ist somit eine Funktion der kollektiven Investitionen (Strafverfolgung der Überwachungsbehörden) in die Entdeckung und der individuellen Investitionen – insbe-

---

[46] Ob der erzielbare Preis steigt, hängt von den Marktverhältnissen ab. Sicher steigen auf jeden Fall die Reservationspreise (Abgabepreisuntergrenze). Da jedoch derzeit aufgrund empirischer Befunde von keinem starken Nachfragerückgang auszugehen ist – die Verwendung von Dopingmitteln im Freizeit- und Breitensport scheint sogar die unbelastete Nachfrage zu steigern – gehen wir nicht nur von steigenden Reservationspreisen, sondern auch von tatsächlich steigenden Abgabepreisen aus.

sondere in Form von innovativen neuen Produkten und Mimetika – in die Vereitelung der Entdeckung.

Anbieter und Konsument haben nur insoweit partiell konkurrierende Interessen, als die Anbieter etwa ihren materiellen Nutzen maximieren wollen; gleichzeitig aber ist auch eine Interessenidentität aufzeigbar, indem beide Parteien höchstes Interesse an der Nichtentdeckung haben, also eine spezifische Form einer antagonistischen Symbiose. Schon einmal überführte Doper stellen dabei für den Anbieter ein erhöhtes Risiko dar, das sich in erhöhten Preisen, möglicherweise auch im Verweigern des Produktes äußern dürfte.

Annahme 2:

(4) $\quad p = p(R, I)$

wobei gelten soll:

(5) $\quad \dfrac{\partial p}{\partial I} < 0$

d. h. die individuellen Investitionen in die Strafvereitelung durch Konsum von Mimetika oder (noch) nicht nachweisbaren, gewöhnlich sehr teuren Mitteln (denkbar ist auch Beschaffung mit Hilfe von Bestechung usw.) führen sicher zur Senkung der Bestrafungswahrscheinlichkeit, sowie

(6) $\quad p(R, I) > 0$

Da I eine Funktion von R und S ist, gilt damit auch (vgl. (4), (1)):

(7) $\quad p = p[R, I(S, R)]$

Aus diesem Grund lässt sich auch die Wirkung der Repression auf die Entdeckungswahrscheinlichkeit nur über die Ableitung von (7) nach R ermitteln:

(8) $\quad \dfrac{\partial p}{\partial R} = \dfrac{\partial p(R, I(S, R))}{\partial R} * \dfrac{\partial I(S, R)}{\partial R}$

Für die Investitionen wurde angenommen, dass sie mit wachsendem R stetig steigen (3), so dass das Vorzeichen des zweiten Faktors immer positiv ist. Dagegen hängt das Vorzeichen des ersten Faktors vom Verhältnis der Wirkungen der Restriktionen und der Gegeninvestitionen auf die Entdeckungswahrscheinlichkeit p ab. Übersteigt die Wirkung der verbesserten Ermittlungsmöglichkeiten diejenige der Investitionen in die Strafvereitelung, so steigt auch insgesamt trotz der Gegeninvestitionen die Wahrscheinlichkeit der Entdeckung und Anbieter können lediglich das Risiko minimieren. Übersteigt dagegen die Wirkung der Gegeninvestitionen die Wirkung der verbesserten Ermittlungsmethoden, so führt eine Steigerung von R zur Senkung der Entdeckungswahrscheinlichkeit. Eine Steuerung staatlicherseits durch gesteigerte Repression ist also nur möglich, wenn man davon ausgeht, dass die verbesserten Ermittlungsverfahren (z. B. BKA-Einsatz) in ihrer Wirkung auf die Entdeckungswahrscheinlichkeit nicht durch Gegeninvestitionen kompensiert werden können. Im Folgenden wird daher nur der Fall potentiell wirksamer Steuerung ($\frac{\partial p}{\partial R} > 0$) betrachtet.

Die erste Ableitung von (7) nach S ergibt:

(9) $$\frac{\partial p}{\partial S} = \frac{\partial p(R, I(S,R))}{\partial S} * \frac{\partial I(S,R)}{\partial S}$$

Unabhängig von der Höhe der wahrgenommenen Ausprägung von Repressionen sinkt mit steigender Investition I die Entdeckungswahrscheinlichkeit p (5). Geht man zudem davon aus, dass die Entdeckungswahrscheinlichkeit größer als 0 ist (6) und dass gleichzeitig mit steigender Sanktionshöhe die individuellen Investitionen in Form des Kaufs von teuren, innovativen und noch nicht nachweisbaren Produkten oder bekannten Produkten mit Mimetika in die Strafvereitelung zunehmen (2), dann sinkt die Entdeckungswahrscheinlichkeit für Athleten wie für Anbieter mit wachsender Sanktionshöhe.

Für die Betrachtung des Erwartungsnutzens sind die folgenden Annahmen notwendig:

Der Nutzen aus dem Verkauf der Dopingmittel fällt sicher an – wir gehen von tatsächlich steigenden Abgabepreisen und nicht nur von auf jedem Fall steigenden Reservationspreisen aus – und ist positiv:

(10) $Nv > 0$

Der Nutzen (die Opportunitätskosten) aus der Sanktion ist negativ und sinkt mit steigender Höhe der Sanktion:

(11) $N(S) < 0$

und

(12) $\frac{\partial N(S)}{\partial S} < 0$

Im Fall der Gegeninvestitionen ergibt sich für den Erwartungsnutzen des Anbieters, der den negativen Nutzen durch die Gegeninvestitionen mittels eines tatsächlichen Preisaufschlags (nicht nur ein steigender Reservationspreis) kompensiert:

(13) $EN(S,R) = p[R, I(S;R)] * N(S) + Nv$

Die erste Ableitung nach R ergibt in verkürzter Schreibweise:

(14) $\frac{\partial EN}{\partial R} = \frac{\partial p}{\partial R} * N(S)$

Aufgrund der Annahme sicher wirksamer Ermittlungsmethoden (vgl. die Überlegungen zu (8)) und des negativen Nutzens der Sanktionen senken also steigende Repressionen sicher den Erwartungsnutzen der Anbieter. Geht man von der plausiblen Annahme aus, dass der Erwartungsnutzen der Anbieter vor der

Gesetzesänderung positiv war, so ist eine Erhöhung der Entdeckungswahrscheinlichkeit dann sicher wirksam, wenn der künftige Erwartungsnutzen dadurch negativ würde. In diesem Fall wäre tatsächlich von einer drastischen Reduzierung der Zahl der Anbieter auszugehen. Die Wirksamkeit der erhöhten Repression hängt also vor allem von der erwarteten Entdeckungswahrscheinlichkeit ab.

Die Auflösung der Ungleichung EN<0 ergibt:

(15) $$p[R, I(S,R)] > \frac{Nv}{-N(S)}$$

Die nähere Betrachtung dieser Ungleichung zeigt, dass die Steigerung von Sanktionen nur ein unsicheres Mittel zur Annäherung an die Verhinderung von Doping sein kann, da für beide Seiten der Ungleichung gilt, dass mit steigender Sanktionshöhe der jeweilige Term kleiner wird (s. (9))

Dies wird noch deutlicher, wenn man die erste Ableitung von (13) nach S betrachtet:

(16) $$\frac{\partial EN}{\partial S} = \frac{\partial p}{\partial S} * \frac{\partial N(S)}{\partial S}$$

Da sowohl p mit steigender Sanktionshöhe aufgrund der Gegeninvestitionen als auch der Nutzen der Sanktion mit steigender Sanktionshöhe sinken, steigt der Erwartungsnutzen mit steigender Sanktion. Damit wirken die im aktuellen Anti-Doping-Gesetz formulierten erhöhten Strafandrohungen Nutzen steigernd.

Zusammenfassend lässt sich die Wirkung der Gesetzesänderung auf die Anbieterseite analytisch nicht abschließend entscheiden, da sich zwei unterschiedliche Wirkungen überlagern:

a) Im Fall a, in dem davon ausgegangen wird, dass die Gegeninvestitionen stärker die Entdeckungswahrscheinlichkeit senken, als die Repressionen sie steigen lässt, wird grundsätzlich durch Repressions- und Sanktionsverschärfung der Dopinganbieter gestärkt.

b) Im Fall b, in dem die Gegeninvestitionen die Entdeckungswahrscheinlichkeit weniger stark senkt als die Repression sie steigen lässt, sind wiederum zwei Fälle zu unterscheiden:

b1) Bei vergleichsweise stärkerer Wirkung der Repression als der Sanktionshöhe auf den Erwartungsnutzen sinkt der Gesamt-Erwartungsnutzen der Anbieter, wodurch deren Zahl reduziert würde.

b2) Überwiegt dagegen die Nutzen steigernde Wirkung der Sanktionsverschärfung, stellt sich wiederum eine Stärkung der Dopinganbieter ein.

5 Zur Nachfragerseite

Damit stellt sich die Frage, ob die von Adolphsen (2008) vorgeschlagenen Verschärfungen des Anti-Doping-Gesetzes, die auch die Athleten betreffen würde, die gewünschte Wirkung mit größerer Wahrscheinlichkeit hätten erreichen können. Dazu soll analog zur Anbieterseite der Athlet als aktiv Gegeninvestitionen tätigender rationaler Akteur modelliert werden. Die oben gemachten Annahmen (1) bis (3), welche die Abhängigkeit der Investitionshöhe von der Sanktionshöhe und der Repression beschreiben, werden analog zur Anbieterseite auch für die Nachfragerseite übernommen. Für die Athleten gilt davon abweichend jedoch, dass die Entdeckungswahrscheinlichkeit vor allem durch die verbandlich organisierten Dopingtests bestimmt wird, dass also die aufgrund der Gesetzesänderung mögliche Steigerung der Repression die Wahrscheinlichkeit der Entdeckung und Sanktion nur unwesentlich beeinflusst. Damit soll gelten:

(17) $p = p(I)$

(18) $\frac{\partial p}{\partial I} < 0$

d. h., die individuellen Investitionen in die Strafvereitelung führen sicher zur Senkung der Bestrafungswahrscheinlichkeit, sowie:

(19) $p(I) > 0$

I ist eine Funktion von R und S und die Entdeckungswahrscheinlichkeit ist nur mittelbar über die Wirkung von R auf I von der Repressionshöhe abhängig. Deshalb gilt:

(20) $p = p[I(S,R)]$

Die erste Ableitung nach S resp. R ergibt:

(21) $\frac{\partial p}{\partial S} = \frac{\partial p(I(S,R))}{\partial S} * \frac{\partial I(S,R)}{\partial S}$

bzw.

(22) $\frac{\partial p}{\partial R} = \frac{\partial p(I(S,R))}{\partial R} * \frac{\partial I(S,R)}{\partial R}$

Da mit steigender Sanktionshöhe und steigender Repression die Investitionen in die Strafvereitelung ebenfalls steigen (s. (2) und (3)) und in Abhängigkeit von den Investitionen die Entdeckungswahrscheinlichkeit sinkt (18), führt eine Sanktionsverschärfung genau wie eine Verschärfung der Repressionsmaßnahmen auf der Nachfragerseite also zu sinkenden Entdeckungswahrscheinlichkeiten.

Neben dieser Wirkung auf die Wahrscheinlichkeit der Entdeckung wirkt die Investition in die Strafvereitelung auch unmittelbar Nutzen senkend (Investitionen = Kosten) für das Sporttreiben. Da dieser Nutzen gleich dem negativen der Investition ist, wird im Folgenden vereinfachend die Investition unmittelbar als negativer Nutzen im Erwartungsnutzen betrachtet.

Der Nutzen der Athleten aus der Sanktion kann analog zur Anbieterseite relativ zum Nutzen aus dem gedopten Sporttreiben formuliert werden. Bezeichnet man mit S die Anzahl der Jahre einer dopingbedingten Sperre (zur Zeit maximal 4) und mit Nd das (unsichere) durchschnittliche Jahreseinkommen eines Sportlers, so ergibt sich für N(S)

(23) $N(S) = -S * Nd$

Normiert man den Nutzen aus dem Doping auf 1 so ergibt sich aus (22)

(24) $N(S) = -S$

Für den Erwartungsnutzen eines Athleten ergibt sich damit im Fall getätigter Gegeninvestitionen:

(25) $EN(S, R) = p[I(S;R)] * (-S) + [1 - p[I(S;R)]] - I(S, R)$

Die Ableitungen nach S bzw. R ergeben in verkürzter Schreibweise

(26) $\frac{\partial EN}{\partial S} = -(S+1)\frac{\partial p}{\partial S} - \frac{\partial I}{\partial S}$

resp.

(27) $\frac{\partial EN}{\partial R} = -(S+1)\frac{\partial p}{\partial R} - \frac{\partial I}{\partial R}$

In beiden Fällen zeigt sich die Abhängigkeit der Wirkung von Sanktionen und Repressionen auf den Erwartungsnutzen vom Verhältnis der Veränderung des negativen Erwartungsnutzens im Fall der Sanktion zu den Veränderungen der aufzuwendenden Investitionen. Zeigen die Sanktions- und Repressionsdrohungen eine deutliche Wirkung im Sinne der Gegeninvestitionen (d. h., sind (2) und (3) groß), dann ist auch der erwartete Nutzen der Gegeninvestition hoch. Damit hängt die Wirksamkeit der von Adolphsen vorgeschlagenen gesetzlichen Maßnahmen vom Glauben der Athleten an eine wirksame Strafverfolgung ab, der nicht sonderlich gefestigt sein sollte, sofern I>0 ist und in positivem Verhältnis zum Nutzen durch Doping steht. Zudem zeigt die Betrachtung von (25) bis (27), dass nicht nur die Veränderungen der einzelnen Parameter qualitativ, sondern auch das Verhältnis des (zunächst normierten) Einkommens aus Doping Nd zur Höhe der Investitionen I relevant ist. Steigt Nd, so steigen auch die Opportunitätskosten im Fall der Sanktion. Gleichzeitig sinkt die Bedeutung der Investition in (25) relativ zu den anderen betrachteten Nutzenformen.

Insgesamt führt damit also die Einführung der Besitzstrafbarkeit sowie des Tatbestandes des Sportbetruges bei nicht steigenden Entdeckungswahrscheinlichkeiten zu einer Begünstigung dopender und das Doping über Gegeninvestitionen maskierender Athleten. Dabei gilt jedoch die Einschränkung, dass der Erwartungsnutzen des dopenden Athleten vor der Gesetzesänderung die Höhe der notwendigen Gegeninvestitionen, die vom Anbieter definiert wird (s. o.), übersteigt. Die Nutzen steigernde Wirkung der Gesetzesänderung trifft also vor allem diejenigen Athleten, die aus dem Sport relativ hohe Einkommen beziehen. Nur die Spitzenverdiener des Sports könnten die nunmehr tatsächlich erhöhten Preise – wir gehen nicht nur von steigenden Reservationspreisen aus – der Lieferanten bezahlen, wobei beide Parteien, Anbieter wie Nachfrager, höchstes Interesse an der Kopplung von Mimetika und Dopingsubstanz entwickeln, um die Wahrscheinlichkeit der Entdeckung wirkungsvoll zu reduzieren. Hier eröffnet sich zudem eine Chance für die Entwickler von Pharmaprodukten. Aktuell in der Entwicklung befindliche Pharmazeutika sind möglicherweise riskanter in den Gesundheitsgefährdungen, gleichzeitig aber sicherer im Entdeckungsrisiko. Da Gesundheitsrisiken gerne in die Zukunft diskontiert werden, ist davon auszugehen, dass solche Präparate bevorzugt werden.

6 Zusammenfassung

Die dargestellte rechtswissenschaftliche Beurteilung des aktuellen Gesetzes zur Verbesserung der Bekämpfung des Dopings im Sport durch Adolphsen (2008) verdeutlichte, dass das z. B. im Entwurf eines Gesetzes zur Bekämpfung des Dopings im Sport des Freistaates Bayern vom 13.09.06 vorgesehene Moment der Besitzstrafbarkeit (§ 4 des Entwurfes) und des Sportbetruges (§ 5 des Entwurfes) nicht ausgeschöpft wurde. Dazu kommt, dass auch eine in das Betäubungsmittelgesetz (BtMG) zu integrierende Besitzstrafbarkeit von anabolen Steroiden zwecks vorrangiger Bekämpfung der Dopingpraxis in Fitnessstudios nicht erfolgte. Damit erweist sich das aktuelle Gesetz als „sportpolitisches Feigenblatt".

Aus Sicht der Ökonomik wurde überprüft, welche Effekte zu erwarten wären, wenn das Sanktionspotential des Gesetzes wie von Adolphsen (2008) aus rechtlicher Sicht gefordert, verschärft, die aufgezeigten Lücken geschlossen und letztlich eine generelle Besitzstrafbarkeit eingeführt würde.

Für die Anbieterseite konnte die Wirkung der vollzogenen Gesetzesänderungen nicht abschließend entschieden werden, da sich zwei unterschiedliche Wirkungen grundsätzlich überlagern (s.o.). Für die Nachfragerseite, also für die Athleten wurde unter der Annahme, dass eine Strafverschärfung beim Doping zwangsläufig zu Gegeninvestitionen führt, nachgewiesen, dass diese Strafverschärfung unter der Annahme eines aktiv auf Strafverschärfungen reagierenden Dopers dazu führte, dass die künftigen Sieger mit höherer Wahrscheinlichkeit gedopt wären und aufgrund des Einsatzes teurer in der Entwicklung befindlicher Innovationen und/oder Maskierungsmittel einerseits nicht überführt und andererseits ihre Einkommen maximieren würden. Angesichts dieser Befunde kann eine Verschärfung des Anti Doping-Gesetzes nur bedingt empfohlen werden, da diese Maßnahme trotz erhöhten Repressionsaufwandes nicht zwingend die

Verbreitung des Phänomens reduzieren würde, also nicht effizient und damit wohlfahrtsoptimierend wäre.

Literatur

Abschlussbericht der Rechtskommission des Sports gegen Doping (ReSpoDo) vom 15. Juni 2005, *Ausschussdrucksache Nr. 15/15 des Sportausschusses des Deutschen Bundestages.*

Adolphsen, J. (2008). Der Staat im Dopingkampf. *Sportwissenschaft* 38 (1), 82-88.

Bannenberg, B. (2007). Das neue „Anti-Doping-Gesetz" hilft dem Sport nicht. *SpuRt 14,* 155-156.

Becker, G. S. (1968). Crime and Punishment: An Economic Approach. *Journal of Political Economy* 76, 169-217.

Ehrlich, I. (1974). Participation in Illegitimate Activities: An Economic Analysis. In G. S. Becker, W. M. Landes (Hrsg.). *Essays in the Economics of Crime and Punishment* (S. 68-134). New York: Columbia Univ. Press.

Ehrlich, I. (1981). On the Usefulness of Controlling Individuals: An Economic Analysis of Rehabilitation, Incapacitation, and Deterrence. *American Economic Review*, 71, 307-322.

Entwurf eines Gesetzes zur Verbesserung der Bekämpfung des Dopings im Sport (BR-Drs. 223/07) Gesetzesantrag des Freistaates Bayern, Drucksache 658/06 vom 13.09.06

Fritzweiler, J., Pfister, B., Summerer, T. (Hrsg.) (2007). *Praxishandbuch Sportrecht* (2. Auflage). München: Beck. [zitiert: PHBSportR-*Bearbeiter*]

Hoerster, N. (1970). Zur Generalprävention als dem Zweck staatlichen Strafens. *Goltdammer's Archiv für Strafrecht*, 272-281.

http://www.bmi.bund.de/Internet/Content/Common/Anlagen/Nachrichten/Presse mitteilungen/2006/09/Massnahmepaket__der__Bundesregierung__gegen_ _Doping__im__Sport,templateId=raw,property=publicationFile.pdf/Massnahmepaket_der_Bundesregierung_gegen_Doping_im_Sport.pdf (abgerufen am 10.01.2009).

Kargl, W. (2007). Begründungsprobleme des Dopingstrafrechts. *NStZ* (9), 489-496.

König, P. (2007). Dopingbekämpfung mit strafrechtlichen Mitteln (Erwiderung auf Kudlich JA 2007, 90). *JA* (8-9), 573-576.

Kudlich, H. (2007). An den Grenzen des Strafrechts. Rationale und verfassungsorientierte Strafgesetzgebung, dargestellt am Beispiel des strafrechtlichen Schutzes gegen Doping. *JA* (2), 90-95.

Maßnahmenpaket der Bundesregierung gegen Doping im Sport vom Dezember 2006

Nolte, M, (2007). Schriftliche Stellungnahme vom 27.06.2007 zum Antrag der Fraktion BÜNDNIS 90/DIE GRÜNEN zur Dopingbekämpfung im Sport, (Landtagsdrucksache 16/1297).

Pitsch, W., Maats, P., Emrich, E. (2008). Skizzen zu einer Ökonomik des Dopings. In Müller, N.; Messing. M. (Hrsg.): *Olympismus – Erbe und Verantwortung* (S. 381-418). Kassel: Agon.

Vanberg, V. (1982). Verbrechen, Strafe und Abschreckung: die Theorie der Generalprävention im Lichte der neueren sozialwissenschaftlichen Diskussion. Tübingen: Mohr Siebeck.

Werner Pitsch

Dopingkontrollen zwischen Testtheorie und Moral – Nicht intendierte Folgen prinzipiell nicht perfekter Dopingtests

1 Einleitung

Im Band 454 der Zeitschrift "nature" hatte der amerikanische Biostatistiker Donald A. Berry (2008) einen Kommentar zu Fehlerquellen der Doping-Testpraxis veröffentlicht, in dem er auf mögliche schwerwiegende Mängel der aktuellen Anti-Doping-Strategie aufgrund falsch positiver Dopingtests hinwies. Eine genaue Reanalyse seines Ansatzes zeigte jedoch, dass Berry in Bezug auf den diskutierten Dopingfall Floyd Landis zwar unrecht hatte, dass aber bei der Anwendung seiner Überlegungen auf die Vielzahl der weltweit jährlich analysierten Dopingproben die Wahrscheinlichkeit falsch positiver Ergebnisse ernstzunehmende Größenordnungen annehmen kann (Pitsch, 2009). Die Überlegungen, die dieser Analyse zugrunde lagen, wurden am Beispiel konkreter einzelfallartiger Schätzungen der relevanten Parameter Sensitivität, Spezifität sowie der Doping-Prävalenz im Spitzensport expliziert. Im Folgenden soll nun diese Argumentation auf eine breitere Basis gestellt werden.

Ziel der folgenden Überlegungen und Simulationsrechnungen ist es damit, die Abhängigkeit der Qualität der Doping-Testpraxis von Parametern der Testqualität sowie von der Häufigkeit des Dopings unter Spitzensportlern allgemein aufzuzeigen um auf dieser Basis mögliche grundsätzlich gegebene Beschränkungen des Kampfes gegen Doping herauszuarbeiten.

2 Das Problem eingeschränkter Kenntnis notwendiger Parameter

Zur Einschätzung der Qualität biomedizinischer Testverfahren dienen vor allem die Sensitivität und die Spezifität des Verfahrens. Die Sensitivität beschreibt die Wahrscheinlichkeit, mit der ein Test auf eine Substanz positiv wird, wenn die analysierte Probe tatsächlich diese Substanz enthält. Dagegen bezeichnet die Spezifität die Wahrscheinlichkeit, mit der der Test bei der Analyse einer negativen Probe auch ein negatives Ergebnis zeitigt. Diese Kennwerte der Doping-Testverfahren werden jedoch von der WADA nicht veröffentlicht. Eine entsprechende Anfrage per E-Mail wurde abschlägig beschieden mit dem Hinweis, entsprechende Informationen könnten verwendet werden, um Dopingmaßnahmen so zu optimieren, dass ein Nachweis erschwert oder gar verhindert würde.

Obwohl das grundsätzliche Problem falsch positiver Testergebnisse zumindest dem executive committee der WADA durchaus bekannt ist (WADA foundation board, 2002; WADA executive committee 2006; 2007), wurden im „international standard for laboratories" (WADA, 2004b) keine Mindestanforderungen für die Sensitivität und die Spezifität formuliert. Der Text enthält lediglich die Forderung: "The ability of the assay to detect only the substance of interest must be determined and documented. The assay must be able to discriminate between compounds of closely related structures" (WADA, 2004b, 32, 33). Darüber hinaus enthält der international standard for laboratories detaillierte Anweisungen zu einem „proficiency testing" mittels Doppelblind-Versuchen (WADA, 2004b, 48-53). Damit werden zwar in der Anwendungsphase Daten zur Qualität der Testverfahren erhoben, so dass die Sensitivität und die Spezifität der Verfahren ermittelt werden könnten, die Ergebnisse des „proficiency testing program" werden allerdings von der WADA ebenfalls nicht veröffentlicht.

Für die folgenden Analysen, die aufgrund der mangelhaften Information seitens der WADA lediglich Simulationen möglicher Ausprägungen des Phänomens sein können, müssen daher die Wertebereiche der Sensitivität und der Spezifität auf der Basis der vorhandenen Literatur resp. basierend auf Plausibilitätsüberlegungen eingegrenzt werden. Für die Spezifität der Tests nehmen wir als konservative Schätzung an, dass diese größer als 0,999 ist. Dies entspricht einem falsch positiven Ergebnis bei 1000 Tests und ist ein Wert, der demjenigen bei vielen labormedizinischen Untersuchungen nahe kommt, Zwar wurde für einzelne Testverfahren nachgewiesen, dass diese wesentlich höhere Spezifitätswerte erreichen können (vgl. Sphon, 1978, Stein und Heller, 2006), da jedoch dieser Nachweis für die Vielzahl der Tests auf einzelne Substanzen aussteht oder zumindest nicht veröffentlicht wurde, bleibt lediglich die Möglichkeit der plausiblen Schätzung, die auch berücksichtigen muss, dass nicht alle Doping-Testverfahren eine ähnlich hohe Qualität aufweisen. Zudem ist zu beachten, dass im Bereich des Dopings die Spezifität nicht ausschließlich als Merkmal der Qualität eines biomedizinischen Testverfahrens, sondern als Merkmal der Gesamt-Prozedur vom Moment der Probenentnahme bis zur Interpretation des Ergebnisses der biomedizinischen Analyse der B-Probe verstanden werden muss. Damit entspricht eine mittlere angenommene Spezifität von 0,999, die einem nahezu perfekten Analyseverfahren entspricht, einer eher konservativen Schätzung.

Zur Sensitivität einzelner Dopingtests gibt es verschiedentlich Hinweise in der Literatur (Franke & Heid, 2006; Lundby, Achman-Andersen, Thomsen, Norgaard, & Robach 2008; Schmidt, Prommer, Steinacker, & Böning, 2006), aus denen hervorgeht, dass die Testverfahren selbst teilweise einen nur geringen Anteil tatsächlich positiver Proben auch als solche identifizieren. So ergaben sich bei Lundby et al. (2008, 7) auch unter Berücksichtigung der teilweise berechtigten Kritik an der Studie (vgl. Schänzer, 2008a; 2008b sowie die in der Folge abgedruckten Leserbriefe, s. doi: 10.1152/japplphysiol.zdg.8310-comm.2008) lediglich maximal 31 potentiell positive EPO-Tests bei der Analyse von insgesamt 100 tatsächlich positiven Urinproben in zwei verschiedenen akkreditierten Laboren. Solche Diskussionen betreffen allerdings die Qualität der Einzeltests, während im Hinblick auf die Sensitivität der Doping-Teststrategie allgemein auch von Bedeutung ist, ob tatsächlich gedopte Sportler auch in dem Zeitfenster, in dem das Doping nachweisbar ist, getestet werden. Hierzu gibt es vereinzelt anekdotische Evidenz aus der Berichterstattung über sportliche Großereignisse (z.B. der Dopingfall „Ricardo Ricco" bei der Tour de France 2008, vgl. o. A., 2008 sowie auch Reuters, 2008 sowie die in den Medien diskutierte Tatsache, dass Marion Jones während ihrer Karriere nie mit positivem Ergebnis getestet worden war. Solche Berichte deuten darauf hin, dass die Sensitivität zumindest in Bezug auf das gesamte Doping-Testverfahren inklusive der Auswahl der zu testenden Sportler und des Zeitpunktes im Trainingsjahr, zu dem der Test erfolgen soll, eher niedrig ist. Unterstützt wird diese Einschätzung durch den Vergleich zwischen Messungen der Doping-Häufigkeit im Spitzensport mit dem Anteil positiver Dopingtests in der jährlich erscheinenden WADA-Statistik. Während in sogenannten RRT-Befragungen (vgl. Pitsch, Emrich und Klein, 2005; 2007 sowie den Beitrag von Pitsch, Maats & Emrich in diesem Band) weitgehend übereinstimmend ein Anteil von circa 20-35% gedopter Sportler ermittelt wurde, weist die WADA-Statistik ebenfalls weitgehend übereinstimmend einen Anteil von circa 2 % sogenannter „adverse analytical findings" aus (vgl. WADA, 2004a; 2005; 2006; 2007a; 2008). Da die Analysen eher den Charakter von Simulationen möglicher Effekte des Kampfes gegen das Doping haben sollen, wird im Folgenden die Sensitivität im Wertebereich zwischen 0 und 1 variiert, um damit nicht nur nicht intendierte Effekte einer wenig effektiven, weil wenig sensitiven Doping-Bekämpfung zu modellieren sondern auch diejenigen Effekte, die sich möglicherweise einstellen, wenn es gelänge, die Sensitivität z.B. durch eine künftig noch restriktivere Berichtspflicht der Athleten oder durch satellitengestützte elektronische Überwachungssysteme zu steigern.

Als weiterer Parameter zur Berechnung möglicher nicht intendierter Folgen der Doping-Bekämpfung ist die Doping-Prävalenz bedeutsam, also der Anteil der Sportler, die nicht erlaubte Mittel oder Methoden zur Leistungssteigerung anwenden. Die Bedeutung der Prävalenz für die Beurteilung von Testergebnissen ist ein bereits seit langem bekanntes Phänomen, das vor allem aufgrund der teilweise kontraintuitiven Implikationen seinen Niederschlag auch in der populärwissenschaftlichen Literatur gefunden hat (vgl. Beck-Bornholt & Dubben, 2007; Dubben & Beck-Bornholt, 2006). Die Doping-Prävalenz betreffend gibt es verschiedene mehr oder minder verlässliche Quellen, die zur Schätzung herangezogen werden können, wie z.B. die WADA-Statistik der „adverse analytical findings" (z. B. WADA, 2008), Analysen der Ergebnisse von Doping-Tests (z.B. Bahr & Tjornhom, 1998; Benzi, 1994; Delbeke, 1996) sozialwissenschaftliche Erhebungen mit klassischen Instrumenten (Alaranta et al., 2006; Pedersen, 2005; Petroczi, 2002; Tangen, Bergsgard, Barland, & Breivik, 1997; Yesalis et al., 1988) oder mittels der randomized response technique (z.b. Pitsch, Emrich und Klein, 2005; 2007 sowie der Beitrag von Pitsch, Maats & Emrich in diesem Band) sowie rein analytische sportsoziologische (z.b. Bette, 2002; vgl. Bette & Schimank, 2006; Bette, Schimank, Wahlig, & Weber, 2002) und sportökonomische Betrachtungen (Breivik, 1987; 1992; Daumann, 2003; Eber & Thépot, 1999; Haugen, 2004; Keck & Wagner, 1989; Keck, 1990; Tangen & Breivik, 2001; Wagner, 1993).

Insgesamt ergibt sich über alle diese Quellen eine Spannweite der Prävalenzschätzungen von nahezu 0% wie z.b. bei den olympischen Spielen in Peking 2008 bis zu nahezu 100%, was manche Arbeiten aus dem Bereich der Systemtheorie und der Spieltheorie nahe legen. Aus diesem Grund werden im Folgenden Simulationsrechnungen für den gesamten Wertebereich möglicher Prävalenzen vorgenommen.

3 Die Rate wahr positiver Ergebnisse von Dopingtests

Auf der Basis der Testqualität der Einzeltests sowie der Prävalenz lässt sich als erster Ansatz zu Beurteilung der Eignung eines Testverfahrens bei gegebener Auftretenshäufigkeit eines Phänomens der Anteil der positiven Tests ermitteln, der auf tatsächlich positiven Fällen beruht. Dieser sogenannte „positive prädiktive Wert" kann damit auch als die Wahrscheinlichkeit interpretiert werden, mit der ein positiver Dopingtest tatsächlich auf einen Dopingfall hinweist. Dazu werden mittels der Formel von Bayes (1958) basierend auf der Priori-Wahrscheinlichkeit (der Prävalenz) sowie der Sensitivität und der Spezifität von Doping-Tests die Posteriori-Wahrscheinlichkeiten (nachdem ein Test positiv war) berechnet. Die Wahrscheinlichkeit, dass ein positiver Dopingtest tatsächlich auf eine positive Probe zurückzuführen ist (positiver prädiktiver Wert, ppW), lässt sich dann wie folgt berechnen:

$$(1) \quad ppW = \frac{p(d)*Se^2}{p(d)*Se^2 + (1-p(d))*(1-Sp)^2}$$

mit p(d)=Doping-Prävalenz.

Dieser Kennwert ist für die Doping-Testpraxis von großer Bedeutung, da sich darin auch das Ausmaß, in dem ein Schluss von einem positiven Testergebnis auf das Vorliegen eines Dopingfalles gerechtfertigt ist, ausdrückt. Da für Dopingtests niedrigere Nachweisstandards gelten als z.B. typischerweise im Strafrecht angewendet werden (vgl. vgl. z.B. Bowers, 2009, 11) und ein Nachweis aufgrund der „strict liability"-Annahme unmittelbar zur Sanktionierung führen kann (vgl. den Beitrag von Senkel in diesem Band), ist also der Frage, welche Bedingungen zu nicht nahezu perfekten positiven prädiktiven Werten führen, von höchster Bedeutung sowohl für die im Dopingkampf Tätigen als auch für möglicherweise fälschlich beschuldigte Athleten.

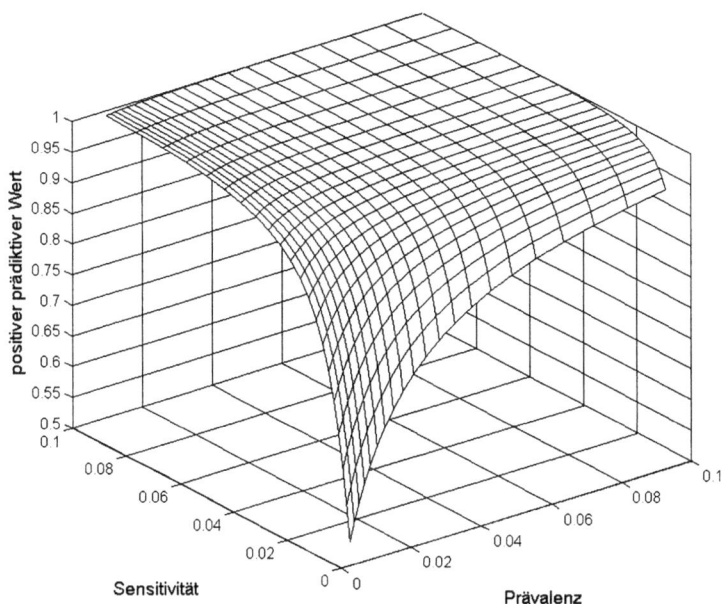

Abb. 1: Positiver prädiktiver Wert eines Doping-Tests auf eine Substanz in Abhängigkeit von der Prävalenz und der Sensitivität bei einer Spezifität von 0,999

Für die Doping-Testpraxis wurde in Formel 1 bereits berücksichtigt, dass für ein positives Ergebnis eines Dopingtests sowohl die A- als auch die B-Probe mit positivem Ergebnis getestet werden müssen (zur vergleichenden Beurteilung der Ergebnisse von A- sowie A- und B-Proben vgl. Pitsch, 2009). Ausgehend von einer Spezifität von 0,999 ergeben sich die in Abbildung 1 dargestellten positiven prädiktiven Werte einzelner Doping-Tests auf jeweils eine Substanz in Abhängigkeit von der Sensitivität und der Prävalenz im Wertebereich [0,01; 0,1]. Die Abbildung macht deutlich, dass der positive prädiktive Wert eines einzelnen Dopingtests bereits bei niedriger Prävalenz und niedriger Sensitivität nahezu eins beträgt, dass also aus einem positiven Ergebnis eines Einzeltests bei der angenommenen Spezifität von 0,999 relativ sicher auf das Vorliegen eines tatsächlichen Dopingfalls geschlossen werden kann. Dagegen verdeutlicht Abbildung 2, dass der Spezifität bei der Beurteilung eines einzelnen Dopingtests auf eine Substanz größte Bedeutung zukommt. Eine Spezifität von 0,99 führte bei einer angenommenen Sensitivität von 0,3 und niedrigen Doping-Prävalenzen nämlich bereits in circa 10 % aller Fälle zu falsch positiven Ergebnissen.

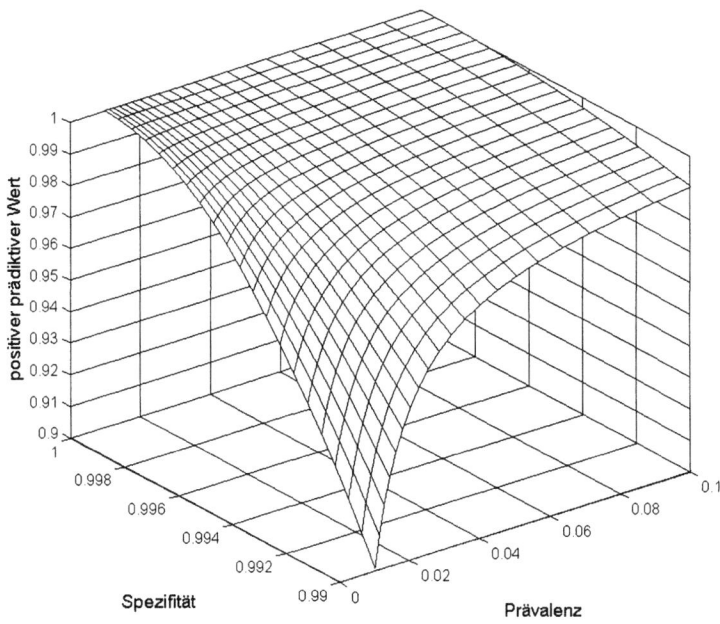

Abb. 2: Positiver prädiktiver Wert eines Doping-Tests auf eine Substanz in Abhängigkeit von der Prävalenz und der Spezifität bei einer Sensitivität von 0,3

Wie von Pitsch (2009) gezeigt wurde, hängt jedoch die Wahrscheinlichkeit wahr und falsch positiver Testergebnisse in der Testpraxis wesentlich von der Anzahl der Substanzen ab, auf die die Proben jeweils getestet werden sowie von der Anzahl der jeweils verwendeten verbotenen Mittel. Setzt man also in die Formel 1 die Gesamt-Sensitivität und die Gesamt-Spezifität für multiple Tests resp. für Tests auf mehrere Substanzen ein (s. die Formeln 4 und 6 im Anhang zu Pitsch, 2009), so ergeben sich allein aufgrund der höheren Zahl der Einzeltests niedrigere positive prädiktive Werte. Dabei wird die Zahl der Substanzen, auf die jede Probe getestet wird, im Wertebereich von 0 bis 200 variiert entsprechend der Zahl von 193 Substanzen und Methoden, die in der aktuellen Verbotsliste aufgeführt werden (WADA, 2007b). Zudem nehmen wir an, dass jeder Athlet 2 verschiedene verbotene Substanzen oder Methoden verwendet.

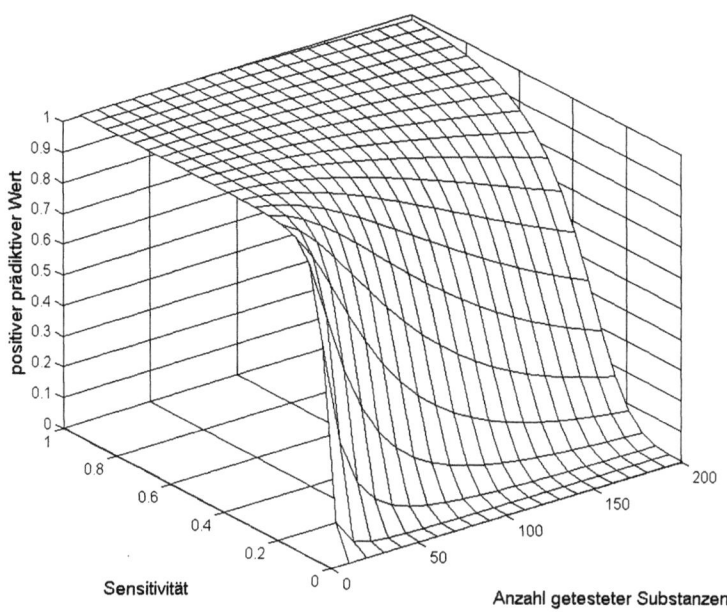

Abb. 3: Positiver prädiktiver Wert von Doping-Tests auf mehrere Substanzen in Abhängigkeit von der Anzahl der getesteten Substanzen und der Sensitivität (Sp=0,999, p(d)=0,5, u=2)

Die Ergebnisse der Simulationsrechnung in Abbildung 3 (Spezifität = 0,999; Prävalenz = 0,5; Anzahl verwendeter verbotener Substanzen = 2) verdeutlicht, dass ein Schluss von übereinstimmenden positiven Ergebnissen der A- und B-Probe auf das Vorliegen eines tatsächlichen Dopingfalls nur bei der Analyse auf relativ wenige verbotene Substanzen oder bei deutlich höheren Sensitivitäts-Werten als derzeit angenommen werden müssen, zulässig ist. Weiterhin macht Abbildung 4 deutlich (Sensitivität = 0,3; Prävalenz = 0,5; Anzahl verwendeter verbotener Substanzen = 2), dass auch die bereits sehr hoch angenommene Spezifität von 0,999 bei der Analyse auf mehrere Substanzen wesentlich zu niedrig erscheint, um begründet aus positiven Ergebnissen auf einen Dopingfall zu schließen, selbst wenn die Proben nur auf relativ wenige Substanzen hin getestet werden.

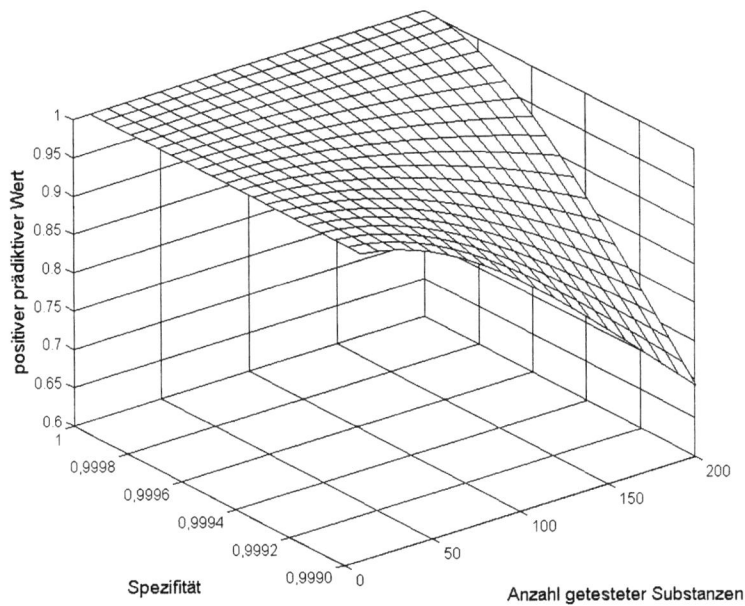

Abb. 4: Positiver prädiktiver Wert von Doping-Tests auf mehrere Substanzen in Abhängigkeit von der Anzahl der getesteten Substanzen und der Spezifität (Se=0,3, p(d)=0,5, u=2)

4 Das Problem mehrfacher multipler Tests

Im Folgenden soll nun der Blick weniger auf die Tragweite der Frage der Testqualität im Hinblick auf den Einzelfall eines überführten Sportlers, sondern vielmehr die Frage der Bedeutung der Testqualität vor dem Hintergrund der Vielzahl jährlich analysierter Dopingproben und der Vielzahl der verbotenen Substanzen diskutiert werden. Obwohl bereits niedrigere Sensitivitäts- und Spezifitätswerte ausreichen, um nach einem positiven Dopingtest einen Verdacht zu begründen (s.o.), entsteht auch unter diesen sehr konservativen Annahmen zur Qualität der Tests für den Kampf gegen das Doping ein Legitimationsproblem: Bei 200.000 Dopingtests jährlich weltweit ist selbst unter der Annahme, dass fast jeder Sportler gedopt ist, mit durchschnittlich einem falsch positiven Ergebnis der Dopingtests zu rechnen (vgl. Pitsch, 2009, 91). Die in Abbildung 5 dargestellten Wahrscheinlichkeiten für mindestens ein falsch positives Ergebnis der A- und B-Proben-Analyse (auf der Basis der kumulativen Wahrscheinlichkeitsdichtefunktion der Binomialverteilung, Prävalenz=0,5, Spezifität=0,999) zeigen, dass unabhängig von der angenommenen Prävalenz der Anti-Doping-Kampf mit den aktuell eingesetzten Mitteln das Ziel der WADA verfehlt, dass „it was important not to have any false positives" (Prof. Ljungqvist beim WADA Executive Committee Meeting, 16 September 2006; WADA Executive Committee, 2006, 37). Weiterhin zeigt Abbildung 6 (Sensitivität=0,3, Prävalenz=0,5), dass das Problem falsch positiver Dopingtests nur mit deutlich erhöhten Spezifitätswerten, als hier angenommen wurden, überhaupt tendenziell gemildert, wenn auch wohl kaum bewältigt werden kann. Andererseits macht die Abbildung auch deutlich, dass falsch positive Dopingtest-Ergebnisse umso häufiger auftreten, je extensiver die Dopingdefinition und je größer damit die Zahl der Substanzen und/oder Methoden wird, auf die die Proben getestet werden.

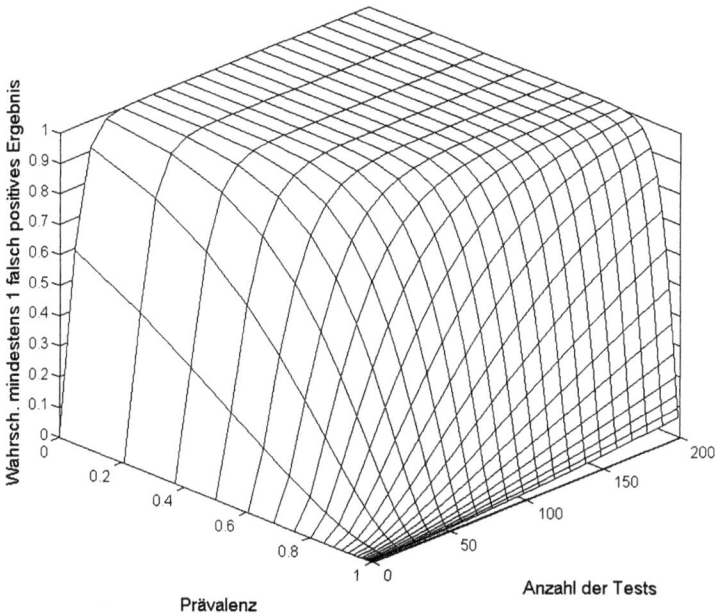

Abb. 5 Wahrscheinlichkeit mindestens eines übereinstimmend falsch positiven Ergebnisses einer A- und B-Proben-Analyse als Funktion der Zahl der jeweils getesteten Substanzen und der Doping-Prävalenz bei einer Spezifität der Einzeltests von 0,999

Nur wenn man also von einem wirklich schwerwiegenden Dopingproblem im Leistungssport in dem Sinne ausgeht, dass wirklich nahezu jeder Athlet gedopt ist, wäre das Problem möglicher fälschlicher Beschuldigungen also vernachlässigbar. Andererseits kann jedoch bereits ein fälschlich beschuldigter Sportler, der daraufhin seine Karriere- und Einkommenschancen einbüßt, die Legitimation des Kampfes gegen Doping in Frage stellen. Nimmt man jedoch abweichend von diesem Generalverdacht eine niedrigere Doping-Prävalenz entsprechend dem Anteil jährlicher „Adverse Analytical Findings" an, wird das Problem möglicher falsch positiver Ergebnisse kritisch. Damit gilt aber auch: Je besser der Anti-Doping-Kampf seine abgeleitete Funktion der Abschreckung erfüllt und je niedriger damit die Doping-Prävalenz ist, desto schwerwiegender wird das Problem falsch positiver Ergebnisse.

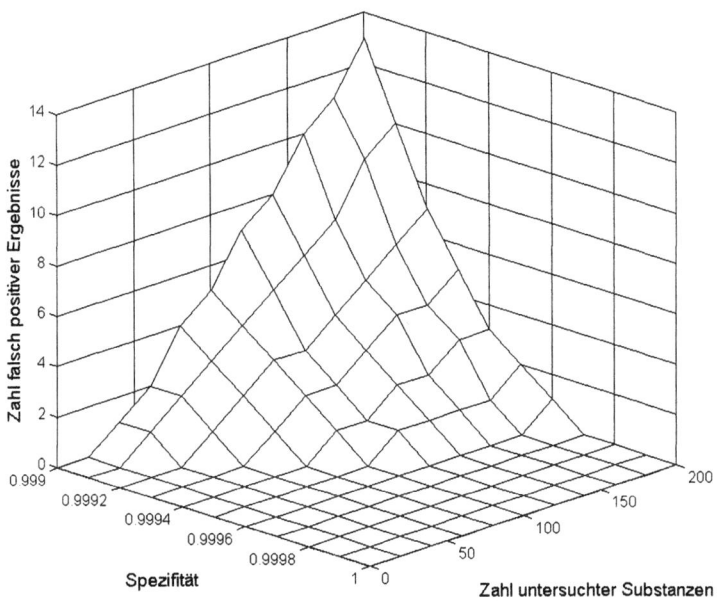

Abb. 6: Mit einer Wahrscheinlichkeit von 0,95 zu erwartende jährliche Mindestzahl an falsch positiven Ergebnissen von Doping-Tests als Funktion der Spezifität der Einzeltests und der Zahl der jeweils untersuchten Substanzen

7 Zusammenfassung und Diskussion

Die aufgezeigten Ergebnisse der Simulationsrechnungen beruhen insgesamt auf eher konservativen Schätzungen der zugrundeliegenden Parameter. Dies ist auch dem Bemühen geschuldet, die Anti-Doping-Bewegung und deren Protagonisten keineswegs fälschlich zu beschuldigen. Damit dürfte die tatsächliche Tragweite des Problems möglicher falsch positiver Ergebnisse die berechneten Anteile und Wahrscheinlichkeiten allerdings noch übersteigen. Das tatsächliche Ausmaß des Problems kann jedoch nur abgeschätzt werden, wenn die WADA oder die akkreditierten Labore die benötigten Informationen zur Testqualität und zur Anzahl der jeweils untersuchten Substanzen veröffentlichen.

Deutlich wurde, dass sowohl die biomedizinischen Testverfahren selbst als auch die gesamte Doping-Testpraxis Schwächen aufweisen, die bei einer Vielzahl von Tests auf eine große Zahl verbotener Substanzen schwerwiegende negative Implikationen zeitigen können. Die Interpretation des Ergebnisses eines Tests auf eine oder mehrere Substanzen bei einem Sportler ist bereits alles andere als trivial, kann jedoch bei positivem Ergebnis als weitgehend sicherer Hinweis auf einen tatsächlichen Dopingfall gelten. Trotzdem entlastet dies nicht die gesamte Anti-Doping-Teststrategie von dem Problem, dass durch eine in der Vergangenheit wachsende Zahl jährlich analysierter Dopingproben und durch eine wachsende Zahl verbotener Substanzen und Methoden die Wahrscheinlichkeit fälschlicher Beschuldigungen ebenfalls wächst.

Um sowohl die aktuelle Anti-Doping-Strategie als auch einzelne Doping-Vorwürfe begründet beurteilen zu können ist die Abschätzung und Bewertung intendierter und nicht intendierter Folgen des Kampfes gegen Doping notwendig. Vor dem Hintergrund der Frage nach dem Ansehen (und der Einkommens- und Karrierechancen) einzelner Athleten werden jedoch den nicht intendierten Implikationen von Dopingtests in der Anwendung auf eine Vielzahl von Substanzen und auf eine Vielzahl von Dopingproben wenig Beachtung geschenkt. Es genügt nicht, über eine möglichst hohe Spezifität gerichtsfeste Dopingtests zu entwickeln, wenn diese später an einer Vielzahl potentiell nicht dopender Sportler zum Einsatz gebracht werden. Der Schutz möglicherweise Unschuldiger vor fälschlichen Beschuldigungen stellt wesentlich höhere Anforderungen an die Testqualität.

Allerdings handelt es sich um Simulationen möglicher Ausprägungen des positiven prädiktiven Werts sowie der Wahrscheinlichkeit des Auftretens fälschlicher Beschuldigungen. Dazu waren verschiedentlich Spekulationen notwendig, um die Berechnungen durchzuführen. Die Parameter wurden dabei jeweils aufgrund von Plausibilitätserwägungen und ausschließlich konservativ geschätzt. Trotz all dem könnten die hier dargestellten Überlegungen immer noch in die Irre führen, sofern die WADA den Nachweis wesentlich höherer Spezifitätswerte der Einzeltests erbringen könnte. Wäre z.B. die Spezifität der Einzeltests so hoch, dass selbst bei niedrigsten Prävalenzen ein falsch positives Ergebnis bei 200.000 Dopingproben mit einer Wahrscheinlichkeit unter 0,01 auftritt, dann wären die hier dargestellten Überlegungen überflüssig.

Vor dem Hintergrund der massiven Einschränkungen bürgerlicher Freiheitsrechte von Athleten aufgrund der Doping-Teststrategien (Kayser & Smith, 2008) sei jedoch auch eine persönliche Wertung der dargestellten Ergebnisse gestattet: Wenn ein (individueller oder kollektiver) Akteur deutliche Belastungen und Einschränkungen für andere Akteure mit ethisch-moralischen Argumenten legitimiert, dann sollte seine eigene Position moralisch einwandfrei sein. Wenn eine solche Position jedoch nicht erreicht wird, ist das gesamte Unterfangen höchst fragwürdig. Angesichts der Geheimhaltung von Informationen zur Testqualität und zur Testpraxis seitens der WADA ist jedoch bei den Protagonisten der Testverfahren sogar fraglich, ob das Erreichen einer moralisch vertretbaren Position überhaupt angestrebt wird.

Literatur

Alaranta, A., Alaranta, H., Holmila, J., Palmu, P., Pietilä, K., Helenius, I. (2006). Self-Reported Attitudes of Elite Athletes Towards Doping: Differences Between Type of Sport. *International Journal for Sports Medicine, 27*, 842-846.

Bahr, R., Tjornhom, M. (1998). Prevalence of Doping in Sports: Doping Control in Norway. *Clinical Journal of Sport Medicine, 8*, 32-37.

Bayes, T. (1958). An Essay Towards Solving a Problem in the Doctrine of Chance. *Philosophical Transactions of the Royal Society, 53*, 370-418.

Beck-Bornholt, H.-P., Dubben, H.-H. (2007). *Der Schein der Weisen. Irrtümer und Fehlurteile im täglichen Denken.* 5. Aufl. Reinbek bei Hamburg: Rowohlt.

Benzi, G. (1994). Pharmacoepidemiology of the drugs used in sports as doping agents. *Pharmacological Research, 29* (1), 13-26.

Berry, D. A. (2008). The Science of doping. *nature, 454*, 692-693.

Bette, K.-H. (2002). Biographische Risiken und Doping. In H. Digel, H.-H. Dickhuth (Hrsg.), *Doping im Sport* (S. 140-152). Tübingen: Attempo.

Bette, K.-H., Schimank, U. (2006). *Die Dopingfalle. Soziologische Betrachtungen.* Bielefeld: transscript.

Bette, K.-H., Schimank, U., Wahlig, D., Weber, U. (2002). Biographische Dynamiken im Leistungssport. Möglichkeiten der Dopingprävention im Jugendalter. Köln: Strauß.

Bowers, L. D. (2009). Ensuring quality results in a global testing system. In: J. L. Fourcroy (Ed.), *Pharmacology, Doping and Sports. A scientific guide for athletes, coaches, physicians, scientists and admionistrators* (S. 9-21). London: Routledge.

Breivik, G. (1987). The Doping Dilemma. Some game theoretical and philosophical considerations. *Sportwissenschaft, 17*, 83-94.

Breivik, G. (1992). Doping games. A game theoretical exploration of doping. *International Review for the Sociology of Sport 27* (3), 235-255.
Daumann, F. (2003). Doping im Hochleistungssport aus sportökonomischer Sicht. *Sportwissenschaft, 33*, 174-190.
Delbeke, F. T. (1996). Doping in Cyclism: Results of Unannounced Controls in Flanders (1987-1994). *International Journal of Sports Medicine, 17*, 434-438.
Dubben, H.-H., Beck-Bornholt, H.-P. (2006). *Mit an Wahrscheinlichkeit grenzender Sicherheit.* 3. Aufl. Reinbek bei Hamburg: Rowohlt.
Eber, N., Thépot, J. (1999). Doping in Sport and Competition Design. *Récherches Économiques de Louvain - Louvain Economic Review, 65* (4), 435-446.
Franke, W. W., Heid, H. (2006). Pitfalls, errors and risks of false-positive results in urinary EPO drug tests. *Clinica chimica Acta, 373*, 189-190.
Haugen, K. K. (2004). The Performance Enhancing Drug Game. *Journal of Sport Economics, 5* (1), 67-86.
Kayser, B., Smith, A. C. T. (2008). Globalisation of anti-doping: the reverse side of the medal. *British Medical Journal, 337*, 85-87.
Keck, O., Wagner, G. (1990). Asymmetrische Information als Ursache von Doping im Hochleistungssport. *Zeitschrift für Soziologie, 19* (2), 108-116.
Keck, O., Wagner, G. G. (1989). Das Doping-Dilemma im Hochleistungssport - Praktische Vorschläge auf Basis der Spieltheorie. Berlin: Institut für Sportwissenschaft der FU Berlin.
Luhmann, N. (1995). *Social Systems.* Stanford: Stanford University Press.
Lundby, C., Achman-Andersen, N. J., Thomsen, J. J., Norgaard, A. M., Robach, P. (2008). Testing for recombinant human erythropoietin in urine: problems associated with current anti doping testing. *Journal of Applied Physiology,* 417 - 419.
o.A. (2008). Tour de France: Ricco gibt Doping zu [Electronic Version]. *Sueddeutsche Zeitung.* Letzter Zugriff unter http://www.sueddeutsche.de/sport/315/304291/text/.
Pedersen, I. K. (2005). Doping as a culture-constitutive process: Use of performance-enhancing substances in Danish sports and gyms. In A. R. Hofmann, E. Trangbaek (Hrsg.), *International Perspectives on Sporting Women in Past and Present* (S. 381-397). Copenhagen: Institute of Exercise and Sport Sciences.
Petroczi, A. (2002). Exploring the Doping Dilemma in elite Sport: Can Athletes' Attitudes Be Responsible for Doping? Greeley, Colorado: University of Northern Colorado.
Pitsch, W., Emrich, E., Klein, M. (2005). Zur Häufigkeit des Dopings im Leistungssport: Ergebnisse eines www-surveys. *Leipziger Sportwissenschaftliche Beiträge, 46* (2), 63-77.

Pitsch, W., Emrich, E., Klein, M. (2007). Doping in elite sports in Germany: results of a www survey. *European Journal for Sport and Society.* 4 (2), 89-102.

Pitsch, W. (2009). "The science of doping" revisited: Fallacies of the current Anti Doping Regime. *European Journal of Sport Science.* 9, 87-95.

Reuters. (2008). Tour drugs cheat Riccardo Ricco tried to flee testers. Letzter Zugriff am 11.09.2008 unter http://www.news.com.au/heraldsun/story/ 0,21985,24063859-11088,00.html

Schmidt, W., Prommer, N., Steinacker, J., Böning, D. (2006). Sinn und Unsinn von hämatologischen Grenzwerten im Ausdauersport – Folgerungen aus den Dopingskandalen von Turin 2006. *Deutsche Zeitschrift für Sportmedizin, 57* (2), 54-56.

Sphon, J. A. (1978). Use of mass spectrometry fort he confirmation of animal drug residues. *Journal of the Association of Official Analytical Chemists* 61, 1247-1252.

Stein, S. E., Heller, D. N. (2006). Onthe risk of false positive identification using multiple ion monitoring in qualitative mass spectrometry: large scale intercomparisions with a comprehensive mass spectral library. *Journal of the American Society of Mass Spectrometry* 17, 823-835.

Streck, M. V., Volland, B. (11.08.2004). Ben Johnson: "Siegen ist eine Sucht". *Stern.de* Letzter Zugriff am 27.11.2008 unter http://www.stern.de/sportmotor/olympia2004/528229. html?eid=527150.

Tangen, J. O., Breivik, G. (2001). Doping Games and Drug Abuse. A study of the relation between preferences, strategies, and behavior in relation to doping in Norwegian sport. *Sportwissenschaft, 31*, 188-198.

Tangen, J. O., Bergsgard, N. A., Barland, B., Breivik, G. (1997). "To Dope or not to Dope". A Study on the Decision to use Drugs in Norwegian Sports. *Corpus,Psyche et Societas, 4* (1), 41-65.

Velonews. (2008). Riccò admits to doping [Electronic Version]. *Velonews.* Letzter Zugriff am 11.09.2008 unter http://tour-de-france.velonews.com/article/81064/.

WADA Executive Committee (2006). Minutes of the WADA Executive Committee Meeting, 16 September 2006, Montreal, Canada [Electronic Version] Letzter Zugriff am 12.11.2008 unter http://www.wada-ama.org/rtecontent/document/ EXCO_Minutes_ 2006_09_16_ en.pdf.

WADA Executive Committee (2007). Minutes of the WADA Executive Committee Meeting, 12 May 2007 Montreal, Canada [Electronic Version]. Letzter Zugriff am 12.11.2008 unter http://www.wada-ama.org/rtecontent/document/EXCO_Minutes_2007_05_12_En.pdf.

WADA foundation board (2002). Minutes of the WADA Foundation Board Meeting, 4 June 2002, Montreal, Canada [Electronic Version]. Letzter

Zugriff am 12.11.2008 unter http://www.wada-ama.org/rtecontent/document/040602-ENG.pdf.
WADA (2004a). Wada Statistics 2003. Overview of the results reported by the 31 IOC/WADA accredited Laboratories [Electronic Version] Letzter Zugriff am 10.09.2008 unter http://www.wada-ama.org/rtecontent/document/LAB STATS_2003.pdf.
WADA (2004b). The World Anti-Doping Code. International Standard for Laboratories Version 4.0 [Electronic Version] Letzter Zugriff am 10.09.2008 unter http://www.wada-ama.org/rtecontent/document/ lab_aug_04.pdf.
WADA (2005). 2004 Adverse Analytical Findings Reported by Accredited Laboratories [Electronic Version] Letzter Zugriff am 10.09.2008 unter http://www.wada-ama.org/rtecontent/document/LABSTATS_2004.pdf.
WADA (2006). 2005 Adverse Analytical Findings Reported by Accredited Laboratories [Electronic Version] Letzter Zugriff am 10.09.2008 unter http://www.wada-ama.org/rtecontent/document/LABSTATS_2005.pdf.
WADA (2007a). 2006 Adverse Analytical Findings Reported by Accredited Laboratories [Electronic Version] Letzter Zugriff am 10.09.2008 unter http://www.wada-ama.org/rtecontent/document/LABSTATS_2006.pdf.
WADA (2007b). The 2008 Prohibited List [Electronic Version]. Letzter Zugriff am 12.11.2008 unter http://www.wada-ama.org/rtecontent/document/2008_ List_ Format_en.pdf.
WADA (2008). 2007 Adverse Analytical Findings * Reported by Accredited Laboratories [Electronic Version] Letzter Zugriff am 10.09.2008 unter http://www.wada-ama.org/rtecontent/document/LABSTATS_2007.pdf.
Wagner, G. G. (1993). The Triple Doping Dilemma – An Economic Analysis of Anti- Doping Regulations. In G. Gebauer (Ed.), *Die Aktualität der Sportphilosophie / The Relevance of the Philosophy of Sport* (S. 143-158). Sankt Augustin: Academia.
Yesalis, C. E., Herrick, R. T., Buckley, W. E., Friedl, K. E., Brannon, D., Wright, J. E. (1988). Self-Reported Use of Anabolic-Androgenic Steroids by Elite Power Lifters. *The Physician and Sportmedicine, 16* (12), 91-100.

Eike Emrich, Werner Pitsch

Zum Dopingkontrollmarkt – Sind Investitionen in den Anschein von Ehrlichkeit lohnender als die Ehrlichkeit selbst?[47]

1 Einleitung

Nach Messing und Müller (1996, 227, 247; vgl. Messing, Müller & Schormann, 2008, 217) wollten laut einer Befragung von 475 Zuschauern der Olympischen Spiele von Barcelona 1992 insgesamt 90,9% sportliche Spitzenleistungen sehen. 75,3% der Antwortenden sahen Gefahren für Olympia in der Kommerzialisierung und 58,2% im Doping (Messing & Müller, 1996, 235). Unter denjenigen, die mehr als zwei und bis zu sechs verschiedene Gefährdungen der Olympischen Spiele nannten, meinten 56,3%, dass für die Spiele in Barcelona das Motto der "Siege um jeden Preis" galt, 21,8% gaben an, in Doping und Manipulation die bestimmenden Größen olympischer Leistung in Barcelona zu sehen (ebd., 237). Von den Olympischen Spielen in Sydney 2000 bis Athen 2004 hat sich der Prozentsatz derjenigen, die in Dopingpraktiken eine Gefährdung der Olympischen Spiele sehen, von 69,1% auf 81,5% erhöht (Messing, Müller & Schormann, 2008, 229).

Tröger (2006, 221) stellte Olympiaexperten, Sportlern, Medienvertretern und Sportstudenten für die Olympischen Spiele in Athen die Frage „Leidet durch diese Entwicklung [überführte Dopingfälle, d. Verf.] das Image der Olympischen Spiele?" und erhielt insgesamt eine Zustimmung von 63,5%. Einerseits wollen Olympiazuschauer Spitzenleistungen erleben, andererseits aber befürchtet mehr als die Hälfte der Befragten eine Gefährdung durch Doping.[48] Interessanterweise waren die 12 befragten Medienvertreter unentschieden, sechs bejahten die Frage, sechs verneinten sie.

Die Qualität des konsumierten Sportproduktes wird vom Konsumenten reflektiert und beeinflusst dadurch zwangsläufig die Nachfrage (vgl. zur Bedeutung von Fairness aus rechtswissenschaftlicher Sicht auch den Beitrag von

---

[47] Die Formalisierung der hier diskutierten Befunde wurde in den Grundzügen auf dem Kongress für Sportökonomie 2009 in Köln vorgestellt. Sie wird nach endgültiger Fertigstellung und numerischer Simulation gesondert publiziert.
[48] Auch die Medien müssen die Gesetze von Angebot und Nachfrage im Medienmarkt beachten, wenn sie Sport verkaufen und als Unternehmen überleben wollen. Sie befinden sich mit Dopern in einer Art antagonistischer Symbiose (zum Begriff Scharpf, 1997). Langfristig dürften somit die Medien erst dann wirkliches Interesse an der Bekämpfung von Normabweichungen im Sport haben, wenn dadurch die Gesamtnachfrage nach Sportberichterstattung reduziert wird, oder sich empirisch nachweisen ließe, dass sich durch „dopingfreien" Sport die Nachfrage erhöht. Dies dürfte jedoch schwierig zu ermitteln sein.

Momsen in diesem Band).⁴⁹ Die wesentlichen Komponenten der wahrgenommenen Qualität bestehen aus der gezeigten Leistung und ihrer Regeltreue, welche die Unversehrtheit des sportlichen Wettbewerbes garantiert. Die Erstellung der Güter sportliche Leistung und Regeltreue⁵⁰ geschieht in Form von Kuppelprodukten, da die beiden Bestandteile nur im Produktionsprozess des sportlichen Wettkampfes und jeweils nur gemeinsam hergestellt werden können. Gleichzeitig handelt es sich bei diesen Gütern um komplementäre Güter, da sie in der Regel nur gemeinsam nachgefragt werden können. Höchstleistung ohne Regeltreue ist eben kein Sport. Unabhängig vom Produktionsprozess handelt es sich bei der Regeltreue um ein Gut, das aus der Nachfragersicht mit Vertrauenskosten belastet sein kann, wenn Regelbrüche bekannt sind.

Bezogen auf die sportliche Leistung ist die Qualität des konsumierten Gutes für den Konsumenten leicht beobachtbar. Sportliche Leistungen werden in einer Vielzahl von Sportarten direkt, in anderen indirekt gemessen. Am zuverlässigsten sind Leistungsausprägungen in Sportarten feststellbar, in denen in Zentimeter, Kilogramm oder Sekunde gemessen wird. Dies betrifft vor allem Rekordlisten führende Sportarten wie Leichtathletik, Schwimmen, Gewichtheben, Eisschnelllauf usw. Aber auch in Sportarten, in denen aufgrund von Natureinflüssen Rekordermittlungen aufgrund variabler Bedingungen unmöglich sind (z. B. Rudern, Kanurennsport, Skisport usw.), erwächst eine besondere Faszination des Wettkampfes aus der Entscheidbarkeit über eine Leistungsrangfolge aufgrund physikalisch-technischer Messung selbst in Bereichen, die der menschlichen Wahrnehmung nicht mehr unmittelbar zugänglich sind. Relativ klar ist auch das in Toren gemessene Ergebnis von Spielsportarten und Rückschlagspielen. Auch in den keine Rekordlisten führenden so genannten künstlerisch-kompositorischen Sportarten oder in Kampfsportarten erzeugt das Außeralltägliche einer gezeigten und in Punkten gemessenen Leistung besondere Aufmerksamkeit und gilt als Qualitätsmerkmal, so etwa ein besonders anspruchsvolles Übungsteil in der Kür einer Kunstturnerin oder eines Kunstturners.

---

[49] Im Radsport der Tour de France haben mediale Enthüllungen flächendeckenden Dopings kurzfristig die Aufmerksamkeitschancen für Radsport in den Medien erhöht, langfristig aber zu Reputationseinbußen der Sportart Radsport geführt. Insgesamt 79% der Fernsehzuschauer gehen davon aus, dass die Tour de France-Fahrer gedopt seien, wohl eine Folge der flächendeckenden Dopingpraktiken aus dem Vorjahr (Dobbert, Zeit-online vom 11. Juli 2007, Zugriff am 4. 9. 2008).
[50] Simmel (2003) hatte schon 1908 darauf hingewiesen, dass Konkurrenz (Gegeneinander) und Miteinander (in der beiderseitigen Anerkennung der Regeln) die Grundstruktur des Kampfspiels bilden. Wenn man nicht mehr miteinander (eben regelgebunden) gegeneinander (man versucht einen ungleichen Ausgang zu erzielen) kämpft, betreibt man keinen Sport mehr. „»Geregelte Konkurrenz« soll eine Konkurrenz insoweit heißen, als sie in Zielen und Mitteln sich an einer Ordnung orientiert" (Weber 1980, 20).

Für die Organisatoren des Sports und die Athleten selbst bedeutet dies, dass sie die vorwiegend medial vermittelte Nachfrage nach Sport nur dann aufrechterhalten oder gar steigern können, wenn weiterhin höchste Leistungen erbracht werden. Als nicht entdeckte Normabweichung fördert Doping die sportliche Höchstleistung und damit die Nachfrage, als entdeckte Normabweichung beeinträchtigt es die Unversehrtheit des Wettbewerbes. Entdecktes Doping hilft gleichzeitig, abhängig von der Häufigkeit des Auftretens, den Glauben an die Regelkonformität der Leistung der nicht positiv getesteten Sportler zu stabilisieren (zur positiven Funktion von Normbrüchen s. bereits Durkheim, 1999, 181) und entwickelt darüber hinaus wie jede andere entdeckte Normabweichung einen eigenen Unterhaltungswert (zur Bedeutung der Dunkelzifferproblematik Popitz, 1968, 20).[51]

Bezogen auf die komplementären Kuppelprodukte sportliche Leistung und Regeltreue haben beide hinsichtlich des Werts des Gutes im Markt eine je unterschiedliche Bedeutung. Die wahrgenommene Regeltreue der Leistungserbringung ist eine notwendige Voraussetzung dafür, dass die Leistung im Markt einen hohen Preis erzielt. Eine Steigerung der Regeltreue steigert den Wert des Komplementes jedoch nicht, der wiederum, Vertrauen der Konsumenten in die Regeltreue vorausgesetzt, von der Höhe der sportlichen Leistung abhängt.

Damit handelt es sich um die interessante Konstellation, dass Sportler für das Kollektiv der Athleten das Kollektivgut „sauberer Sport" herstellen, das in der Vermarktung der Leistung im Wettkampf zu einem Konsumgut wird, welches zu um so höheren Preisen nachgefragt wird, je höher die Leistung ist, sofern Vertrauen in die Regeltreue besteht. Das Vertrauen in die Regeltreue wird auch von jenen Sportlern produziert, die als Trittbrettfahrer dieses Kollektivgut nutzen und gleichzeitig als Doper ihre Einkommenschancen verbessern, so lange sie nicht entdeckt werden. Sie steigern den Nutzen des Kollektivgutes für alle, sofern das unentdeckte Doping zu höheren Leistungen führt, das wiederum sowohl ihr erfolgsabhängiges persönliches Einkommen als auch den Preis des Produktes „sportlicher Wettkampf" erhöht. Daneben gefährden sie durch das Doping die Nutzbarkeit des Kollektivguts im Fall der Entdeckung und damit den Nutzen für alle.

2 Problemspezifikation

Will man in diesem Kontext auf Produzentenseite, und das heißt letztlich auf Seite des IOC und seiner Mitgliedsverbände, den Nachfrage steigernden Vorteil der verdeckten Normabweichung in Form höherer Leistungen, muss man in

---

[51] Wörtlich heißt es bei Popitz (1968, 20): „Die Strafe kann ihre soziale Wirksamkeit nur bewahren, solange die Mehrheit nicht „bekommt, was sie verdient". Auch die Präventivwirkung der Strafe bleibt nur bestehen, solange die Generalprävention der Dunkelziffer erhalten bleibt."

Dopingkontrollen investieren, aber gleichzeitig eine Kontrollstruktur etablieren, welche die Zahl entdeckter Normabweichler nicht zu groß werden lässt. So wurden z. B. im Rahmen des bisher umfassendsten Dopingkontroll-Programms bei den Olympischen Spielen in Peking 4770 Tests durchgeführt, darunter 1462 vorolympische und Trainingskontrollen, von denen lediglich neun Tests ein positives Resultat ergaben. Dagegen wurden insgesamt über 1000 therapeutische Ausnahmegenehmigungen bestätigt oder neu erteilt und 61 positive Ergebnisse von Doping-Tests aufgrund therapeutischer Ausnahmegenehmigungen nicht als Verstöße gegen den WADC gewertet. Darüber wurden die Meldepflichten zum Aufenthaltsort der Athleten von fast der Hälfte der Nationalen Olympischen Komitees resp. von den jeweiligen Sportlern nicht angemessen befolgt, was unangemeldete Trainingskontrollen wesentlich erschwerte (WADA, 2008).

Auch über die Olympischen Spiele hinaus stellt sich die Frage, welche Sensitivität das gesamte Doping-Kontrollverfahren an den Tag legt, mit anderen Worten also, mit welcher Wahrscheinlichkeit ein Sportler, der tatsächlich gedopt ist, auch überführt wird (welche Probleme sich durch den Grundsatz der strict liability ergeben, diskutiert Senkel in diesem Band). Setzt man voraus, dass die für Deutschland trotz hoher Kontrollstandards ermittelten Anteile von circa 20-30% dopender Sportler über alle Sportarten hinweg (vgl. Pitsch, Emrich & Klein 2005; 2007; aktuell s. die Beiträge von Pitsch, Maats & Emrich sowie von Pitsch in diesem Band) international auf ähnlichem Niveau liegen, müssten von den jährlich rund 200.000 WADA-Kontrollen (WADA, 2008) bei Annahme einer Quote von 20% dopender Athleten 40.000 positive Proben entnommen werden. Faktisch werden laut WADA-Statistik nur circa 2% entdeckt. Das heißt, dass 90% der begründet vermuteten Doper nicht entdeckt werden (vgl. auch die Beiträge von Daumann sowie von Pitsch in diesem Band).

Unter der Annahme perfekter Doping-Tests, in denen alle positiven Proben tatsächlich ein positives Ergebnis zeitigen und keine falsch positiven Ergebnisse bei tatsächlich negativen Proben auftreten, ist der Unterschied zwischen dem Anteil gedopter Sportler und dem Anteil positiver Proben auf die Nachweisbarkeit des Dopings im Rahmen der Doping-Kontrollpraxis zurückzuführen. Da Proben nicht permanent bei allen Sportlern genommen werden können, stellt sich also die Frage, mit welcher Wahrscheinlichkeit ein gedopter Athlet in dem Zeitfenster zur Probe gebeten wird, in dem das Doping bei ihm nachweisbar ist.

Die Nachfrage nach Spitzensport wird dann maximal, wenn bei durchgeführten Kontrollen nicht zu viele Normabweichler überführt, gleichzeitig glaubhaft höchste Anstrengungen in den Kontrollbemühungen inszeniert werden, um so letztlich die moralische Qualität des Wettbewerbes zu symbolisieren und zusätzlich sportliche Höchst-, wenn möglich sogar Rekordleistungen erbracht werden (vgl. Emrich, 2006).[52]

Dabei entsteht für die Konsumenten das Problem, dass im Moment des Konsums (t_0) die Qualität des konsumierten flüchtigen Gutes „Leistungssport" unbekannt ist, da erst nach Abschluss des jeweiligen Wettkampfes die Ergebnisse der Dopingtests vorliegen. Allerdings kann der Eindruck der mangelnden Regeltreue im Wettkampf zum Zeitpunkt t_0 sehr wohl die Nachfrage nach Sport zu einem späteren Zeitpunkt t_1 beeinträchtigen. Gehen wir in diesem Zusammenhang von Veranstaltern aus, die über lange Zeiträume hinweg ihren Nutzen maximieren wollen, so betrifft das Problem der Herstellung des Glaubens an die Qualität des Gutes im Sinne der Regeltreue jeden einzelnen Wettkampf gleichermaßen, so dass von dem zeitlichen Verzug zwischen erlebter Qualität und nochmaliger Nachfrage abstrahiert werden kann.

Tabelle 1 zeigt in einer Gegenüberstellung die vier denkbaren Varianten des Verhältnisses von Leistungsausprägung und Normabweichung in Form von Doping. Die beiden gegenüberliegenden Varianten a und d sind ceteris paribus unter analytischen Überlegungen die nachfragewirksamste (Variante a) bzw. nachfrageschwächste (Variante d).

Tab. 1: Zum Verhältnis von Leistungsausprägung und Regeltreue

Variante a:	Variante b:
Höchstleistungssport mit hoher Rekordwahrscheinlichkeit	Höchstleistungssport mit hoher Rekordwahrscheinlichkeit
wenige nachgewiesene Dopende	hoher Anteil nachgewiesener Dopender
Variante c:	Variante d:
Von den Höchstleistungsmarken weit entfernte Leistungen	Von den Höchstleistungsmarken weit entfernte Leistungen
geringer Anteil nachgewiesener Dopender	hoher Anteil nachgewiesener Dopender

Die zentrale, nachfolgend zu beantwortende Frage lautet: Wie wird in Sportverbänden eine optimale Relation von Höchstleistungsausprägung bei gleichzeitig

---

[52] Auch wer als individueller Akteur seinen ökonomischen Nutzen angesichts einer biologisch bedingt zeitlich relativ kurzen Hochleistungsspanne maximieren will, verhält sich im kommerzialisierten sportbezogenen Konkurrenzkampf als homo oeconomicus (vgl. die beiden Beiträge von Daumann sowie Pitsch & Emrich in diesem Band). Wenn er also dopt, erhöht er rational seine Chancen, auf höhere Einkommen, vorausgesetzt, er wird nicht der Normabweichung überführt. Götz Briefs (1959, 97; vgl. 1957) hat im Kontext der Frage der Moral in einer konkurrenzgeprägten kapitalistischen Marktwirtschaft schon früh den Begriff der Grenzmoral geprägt: „Im Wettbewerb überleben langfristig diejenigen, die die niedrigsten moralischen Standards haben, weil die Befolgung höherer moralischer Standards im Konfliktfall Wettbewerbsnachteile bringt." Grenzmoral ist dabei der Zustand, der gerade noch toleriert wird.

optimiertem Verhältnis von entdeckter Normabweichung und Normkonformität der Athleten organisiert? Zu diesem Zweck wird nachfolgend mit Hilfe einer institutionenökonomischen Analyse untersucht, wie die Institution dieses Effizienzproblem löst.

3 Zur institutionenökonomischen Betrachtung - Korporative und individuelle Akteure und ihre Beziehungen

Folgende korporativen und individuellen Akteure werden betrachtet: Das Internationale Olympische Komitee (nachfolgend: IOC), die internationalen Mitgliedsverbände des IOC, die jeweilige Ausrichterstadt Olympischer Spiele, die Athleten, die Dopingkontrolleinrichtungen und die Konsumenten des olympischen Sportproduktes.

3.1 Das IOC und seine Mitgliedverbände

Das IOC bietet die Rechte an Olympischen Spielen auf einem weltweiten Markt an und vergibt in einem komplizierten Prozess die zeitlich befristete „Lizenz", die Wettbewerbe der Olympischen Spiele als spezifisches Sportprodukt für einen weltweiten Markt herzustellen. Unterzeichnet wird der so genannte „Host-City-Contract (HCC)", innerhalb dessen Rechte und Pflichten von IOC sowie Gastgeberstadt geregelt werden, bereits am Tag der feierlichen Nominierung der Stadt durch das IOC (vgl. Schollmeier, 2001, 71). Die internationale Staatengemeinschaft gewährt dem IOC für die ökonomische Verwertung der Rechte an Olympia eine weit reichende Verwertungsautonomie.[53] Das IOC reklamiert auch konsequent „all rights to the Olympic symbols, flag, motto, anthem and Olympic Games" für sich (Olympische Charta, 2001, Regel 17), führt alle Verhandlungen mit den Fernsehsendern und TOP-Sponsoren und prüft deren Aktivitäten auf imageschädigende Werbung sowie solche von Ambush-Marketern. Es beobachtet die TV-Spots der Sponsoren hinsichtlich ihres "olympischen" Gehalts und verpflichtet die Ausrichter zu „Public Service Announcements" und „Year Around Programmes", übernimmt das internationale Merchandising, unterbindet übertriebene Straßenverkäufe, und mietet sehr früh alle möglichen Werbeflächen einer Bewerberstadt für die Zeit der Spiele an (vgl. Nieschlag, Dichtl & Hörschgen, 2002, 930 f.). Diese extreme Verwertungsautonomie ist für das IOC klar legitimiert: „By retaining all rights to the organization, marketing, broad-

---

[53] Vgl. dazu die Pressemitteilung des Bundesjustizministeriums vom 11. Dezember 2003 zum Olympischen Schutzgesetz, das der damaligen Olympiabewerberstadt Leipzig den rechtlichen Rahmen für eine möglichst erfolgreiche Olympiabewerbung schuf, indem das Gesetz Nationalen und Internationalem Olympischen Komitee das exklusive Recht auf Verwendung der Begriffe Olympia, olympisch und Olympiade erteilte. Wo dieser sondergesetzliche Schutz nicht existiert, vergibt das IOC keine Spiele hin.

casting and reproduction of the Olympic Games, the IOC ensures the continuity of a unique and universal event" (Olympische Charta, 2001, Regel 17).

Das IOC ist somit ein Monopolist, der (unter Berücksichtigung von Sommer- und Winterspielen) in zweijährigem Rhythmus das Produkt olympische Spiele anbietet und von der Ausrichterstadt 2004 beispielsweise 51% des Verkaufserlöses der Fernsehrechte (Ausrichterstadt 49%) erhielt, die wiederum zwischen den Weltsportverbänden und dem IOC verteilt werden.[54] Nach Regel 40 der Olympischen Charta haftet das IOC übrigens nicht für eventuell auftretende finanzielle Defizite, was zwangsläufig den Anreiz der Gastgeberstadt erhöht, finanziell erfolgreiche Spiele zu veranstalten. Die Rechte, die das IOC in einem nahezu klassischen Franchise-System (zu konstitutiven Merkmalen des Franchise-Systems vgl. Meffert, 2000, 639) als Franchise-Geber unter Übertragung des gesamten wirtschaftlichen Risikos auf die Ausrichterstadt als temporärer Franchise-Nehmer veräußert, entstehen dadurch, dass bekannte Sportanbieter im Markt (Winter- und Sommersportverbände [z.B. IAAF, FIFA, ...] unter Verzicht auf Entscheidungsautonomie im olympischen Rhythmus ihr Produkt mit der besondere moralische Qualitäten symbolisierenden olympischen Idee des IOC zu einem Kuppelprodukt (Sportliche Höchstleistung und Regeltreue) und Komplement zugleich (siehe oben) verbinden, indem sie die Rechte an ihrer Sportart zum Zweck der Organisation olympischer Spiele dem IOC übertragen. Die Übertragung geschieht formal durch eine Mitgliedschaft im IOC, womit notwendigerweise eine Akzeptanz der Mitgliedschaftsbedingungen in Form der Satzung einhergeht.

Insofern handelt es sich um eine interessante Konstellation. Einerseits bündeln korporative Akteure, nämlich Weltsportverbände, ihre Verfügungsrechte an internationalen Sportarten im IOC, das gleichzeitig der Monopolist in der Verfügung über die Rechte an Olympia ist. Die zusammengelegten Ressourcen, also die Rechte an Sportarten und die Rechte an Olympia, werden vom IOC hinsichtlich ihrer Verwendung koordiniert und zum Zweck der Nutzung der zusammengelegten Verfügungsrechte in regelmäßigen Abständen einem Agenten in Form eines Ausrichters der Olympischen Spiele gegen Erfüllung der oben aufgeführten Pflichten übergeben.

Als weitere Agenten werden vom IOC seine Mitgliedsverbände mit der Durchführung der olympischen Wettbewerbe beauftragt. Die Redistribution der so generierten Ressourcen wird nach teilweise intransparenten Vertrauenskriterien von der teilweise auf Lebenszeit bestimmten IOC-Führung vorgenommen. Stabilisiert wird diese Form der Redistribuierung durch die extrem hohen Exitkosten. Wer an olympischen Spielen als korporativer Akteur teilnehmen will, kann nicht seine Mitgliedschaft im IOC aufgeben. Mit Einschränkungen könnte

---

[54] Die Mittel werden, so schätzt man, etwa drittelparitätisch aufgeteilt (vgl. Rittberger & Boeckle, 1997, 147).

man das Verhältnis zwischen IOC und Mitgliedsverbänden ebenso als antagonistische Symbiose bezeichnen wie dasjenige zwischen IOC und Ausrichterstadt. Zwischen IOC, Mitgliedsverbänden und Athleten kommt es letztlich zu spezifischen internen Interaktionsbeziehungen im Sinne eines Principal Agent-Verhältnisses. So brauchen Verbände hochleistungsbereite und -fähige Athleten, die in der Lage sind, olympische Höchstleistungen zu bieten, sie müssen aber andererseits auch dafür Sorge tragen, dass diese Leistungen regelgetreu erfüllt werden bzw. dass zumindest der Glaube an die Regeltreue aufrechterhalten werden kann. Die Athleten wiederum brauchen die möglichst erfolgreiche Teilnahme an Olympischen Spielen zwecks Steigerung ihres Marktwertes in den zahlreichen nachfolgenden nicht olympischen Wettbewerben in ihrer jeweiligen Sportart. Die bisher aufgeführten spezifischen Beziehungen lassen sich auf dem für die neuere Informationsökonomik bedeutsamen Hintergrund der mit unvollständigen Verträgen notwendigerweise verknüpften asymmetrischen Informationen beschreiben (zur Informationsökonomik s. Stiglitz, 2000, 1441-1478).

3.2 Überlegungen zu asymmetrischen Verträgen

Die nachfolgenden Ausführungen orientieren sich an den Überlegungen der neueren Institutionenökonomik zu sich selbst durchsetzenden Vereinbarungen bzw. sich selbst durchsetzenden impliziten Verträgen (Carmichael, 1989, 81; vgl. Richter & Furubotn, 2003, 276 ff). Im Fall solcher Verträge stellen die Vertragspartner selbst fest, ob die implizite oder explizite Vereinbarung verletzt wurde oder nicht. Kennzeichnend für die im Rahmen dieser Theorie untersuchten wirtschaftlichen Beziehungen und Entscheidungen sind die asymmetrischen Informationsverteilungen zwischen den beteiligten Partnern, aufgrund derer der Agent gegenüber dem Prinzipal über einen Informationsvorsprung verfügt. Dabei werden drei Formen asymmetrischer Informationsverteilung voneinander abgegrenzt: hidden characteristics, hidden action resp. hidden information und hidden intention. Zwecks Reduzierung oder gar Überwindung der aus asymmetrischer Informationsverteilung resultierenden Verhaltensunsicherheiten sind institutionelle Arrangements in Form anreizkompatibler Verträge zu schaffen. Die Kosten für die Überwindung von Informationsasymmetrien werden allgemein als Agency Costs bezeichnet. Diese versucht man mittels institutioneller Arrangements und darin verankerter Anreize zu minimieren. Die Agency Costs setzen sich aus Signalisierungskosten des Agenten sowie Steuerungs- und Kontrollkosten des Prinzipals zusammen. Dazu kommt ein Wohlfahrtsverlust, der daraus resultiert, dass Spezialisierungsvorteile nicht optimal genutzt werden. Alle Aktionen des Agenten nach Vertragsabschluss, die den Interessen des Principals zuwider laufen, werden unter dem Begriff Moral Hazard zusammengefasst und oftmals konventional sanktioniert (allgemein zur Principal Agent-

Theorie Pratt & Zeckhauser, 1985; Laffont & Martimort, 2002; Macho-Stadler & Perez-Castrillo, 2001). Der Agent erhält vom Principal Entscheidungskompetenzen, um in dessen Auftrag Aufgaben zu lösen, wobei beide als unter begrenzter Rationalität handelnde Eigennutzmaximierer betrachtet werden. Die Handlungen beider Interaktionspartner haben jeweils Einfluss auf den anderen, vor allem der Agent beeinflusst nicht nur sein eigenes Nutzenniveau, sondern auch dasjenige des Auftraggebers, des Principals. Insgesamt hat somit das anreizwirksame institutionelle Arrangement den Zweck für den Auftraggeber, den über einen Informationsvorsprung verfügenden Agenten in seinem Interesse handeln zu lassen.

Typischerweise finden sich nun bei Verkauf und nachfolgendem Konsum des Gutes olympischer Sport eine Reihe aufeinander bezogener Handlungen. Zunächst legt der Principal IOC fest, welche Qualitätsstandards für die Ausrichtung der Spiele gelten (Sportstätten, Unterkünfte, usw.) und bestimmt danach im Rahmen eines Bewerbungsverfahrens, wer Ausrichter der Spiele wird, wobei die zentralen Medien- und Vermarktungsrechte beim IOC bleiben. Der beauftragte Ausrichter legt dann die Preise des Gutes fest, danach entscheidet sich weltweit der olympiainteressierte Käufer für den Konsum oder nicht.

Jeweils beide Tauschparteien, also sowohl das IOC und die Olympiastadt als auch die Olympiastadt und der Olympiabesucher, werden als unterschiedlich informiert betrachtet. Das heißt konkret, das IOC weiß zum Zeitpunkt der Vergabe der Rechte an den Spielen an den Bewerber nicht, ob dieser Ausrichter alle Auflagen etc. erfüllen wird. Es reduziert allerdings die Vertrauenskosten dadurch, dass es regelmäßige Besichtigungen des olympischen Baufortschritts usw. vornimmt und so den Fortschritt und die Einhaltung der Standards sichert, zudem trägt die Olympiastadt (teilweise oder überwiegend mit staatlicher Hilfe) exklusiv die finanziellen Risiken. Weiterhin kann davon ausgegangen werden, dass die antizipierte Reputationsschädigung des Ausrichters im Falle ungenügender Qualität schon einen erheblichen Anreiz darstellt, die Qualitätsstandards einzuhalten.

Der künftige Olympiabesucher, also der Konsument des Produktes, weiß weder zum Zeitpunkt der Bestellung bzw. des Kaufes von Eintrittskarten noch zum Zeitpunkt des Konsums, ob er ein Gut niederer Qualität (Regeln verletzender, Doping einsetzender unsauberer Sport) oder hoher Qualität (regelkonformer, dopingfreier sauberer Sport) erwirbt oder nicht, lediglich die beim Konsum gezeigte Leistung kann er beurteilen. Er muss allerdings etwa als Leichtathletikfan gegenüber einer Leichtathletik-Weltmeisterschaft deutlich höhere Preise für den Konsum der olympischen Leichtathletik-Wettbewerbe bezahlen.

Auch für die indirekten Zuschauer, die dem Ereignis über die Medien beiwohnen, gilt, dass sie zum Zeitpunkt des Konsums nicht wissen, ob es sich, bezogen auf Dopingpraktiken, um regelgetreuen, dopingfreien sauberen Sport handelt oder nicht. Der Konsument kauft also zum Zeitpunkt t_0 eine Eintrittskarte. Ob die Qualität des konsumierten Produktes, bezogen auf die Regeltreue, jedoch hoch war, weiß er erst zum Zeitpunkt t1, also mehr oder minder lange nach den Dopingkontrollen. Je später das Endergebnis der Kontrollen bekannt wird, umso weniger wird wahrscheinlich der Glaube an die hohe Qualität gefährdet, weil die beiden Ereignisse in der Wahrnehmung entkoppelt werden. Die aktuelle Regelung des IOC während der Olympischen Spiele in Peking, Dopingproben einzufrieren und sie für die Dauer von acht Jahren für nachträgliche Dopinganalysen zur Verfügung zu halten, verlängert dabei sowohl für direkte Zuschauer als auch für die indirekten Konsumenten an den Medien den Zeitraum bis zur möglichen Entdeckung, dass man womöglich ein Gut niederer Qualität zu überhöhten Preisen konsumiert hat, erheblich.[55]

Als zentrale Asymmetrie wird somit das Problem bedeutsam (vgl. Richter & Furubotn, 2003, 276 ff.), dass die Parteien nicht wissen, ob die andere Seite ehrlich ist oder nicht, in diesem Fall weiß der Konsument nicht, ob der leistungsstarke Sportler normabweichend handelt oder nicht. Ehrlichkeit ist aber nur insoweit bedeutsam, als eine größere Zahl von Personen beobachten kann, dass ein Akteur bestraft wird, wenn er sich nicht an Vereinbarungen hält. Durkheim (1999, 181) hatte bereits den Gedanken von der Funktionalität abweichenden Verhaltens geäußert, wonach nur durch die beobachtete Normverletzung und ihre Sanktion auf die Funktion der Norm und die Bedeutung von Normkonformität geschlossen werden kann. Insofern ist die medial und damit öffentlich sanktionierte Normverletzung nicht nur bedeutsam zur Kostenerhöhung für den Normverletzer, sondern gleichzeitig funktional für die Normgeltung. Nur eine optimale Rate zwischen entdeckten und nicht entdeckten Normbrechern sowie grundsätzlich Normkonformen – in unserem Fall also entdeckte Dopende, nicht entdeckte Dopende und generell Nicht-Dopende – lässt somit die Norm in ihrer Geltung bestehen.

Aus der Sicht eines zumindest im Sinne gemäßigter Rationalität (Simon, 1957) rational handelnden Akteurs liegt es nahe, Telser (1980, 29) zu folgen, der von der Hypothese ausgeht, „dass jemand nur dann ehrlich ist, wenn Ehrlichkeit oder der Anschein von Ehrlichkeit lohnender ist als Unehrlichkeit." Wenn also der Anschein von Ehrlichkeit bzw. Normkonformität lohnender sein sollte als die Ehrlichkeit bzw. tatsächliche Normkonformität, ist davon auszugehen, dass bevorzugt in diesen Anschein von Ehrlichkeit investiert wird. Sowohl für den Anschein eines guten Rufes wie auch für einen tatsächlichen guten Ruf braucht man letztlich Investitionen, die man nur tätigt, wenn man mit angemessenen

---

[55] In der Süddeutschen Zeitung (Nr. 275 vom 26. November 2008, 30) wird ausgeführt, dass das Internationale Olympische Komitee nach dem Dopinggeständnis des früheren 100-Meter Weltrekordlers Tim Montgomery die Rückgabe seiner Goldmedaille für den Olympiasieg mit der US-Sprintstaffel begrüßen würde. Mehrere Jahre nach den Olympischen Spielen von Sydney wurden bereits den US-Amerikanern ohne größere öffentliche Resonanz die Erfolge der 4x400 und der 4x100 Staffeln aberkannt.

Erträgen rechnen kann. Einmal getätigte Aufwendungen in einen scheinbaren oder tatsächlichen guten Ruf bzw. in Normkonformität werden nachfolgend in den Händen der Vertragspartner, in diesem Fall der Konsumenten, zwangsläufig zu Geiseln, die immer wieder neue Investitionen erfordern. Deutlich wird dies darin, dass ausbleibende Dopingkontrollen oder gar eine Freigabe des Dopings nicht akzeptiert werden und zu medial vermittelten öffentlichen Diskussionen führen.

4 Kontrollkosten angesichts Hidden Characteristics und Hidden Action

Wie sichern das IOC und die von diesem beauftragten korporativen Akteure konkret die Wahrscheinlichkeit sportlicher Höchstleistungen als wesentlichem Bestandteil des Produktes olympischer Sport? Zunächst einmal werden von den Mitgliedsverbänden nur Athleten zu OS zugelassen, die durch Erfüllung der Zulassungsnormen nachgewiesen haben (Signaling), dass sie hohe Leistungen erbringen können. Die Kosten für dieses Signaling liegen sowohl beim Athleten (Zeit) als auch beim nationalen Verband (Zeit und Geld z. B. für die Duchführung von Qualifikationswettkämpfen und Meisterschaften). Das reduziert für IOC, internationale Mitgliedsverbände und Ausrichter die Suchkosten für geeignete Athleten erheblich.

Während der OS wird dann vom IOC ein Agent beauftragt, alle Medaillengewinner und weitere zufällig ausgewählte Athleten zu kontrollieren, was den Glauben des Konsumenten an die Regeltreue und damit die Qualität des Produktes erhöht. Der olympische Eid der Athleten als Reputationseffekt im Sinne einer normativen Selbstverpflichtung verstärkt diesen Effekt und verdeutlicht, dass auch die Athleten in die tatsächliche oder inszenierte Regeltreue investieren können, indem sie sich etwa freiwilligen Kontrollen unterziehen, an Kampagnen gegen Doping aktiv mitarbeiten usw. oder, wie etwa früher das Zehnkampfteam in der Leichtathletik, zusätzliche freiwillige Dopingkontrollen auf eigene Kosten durchführen.

Für die wesentlich bedeutsameren Trainingskontrollen im Vorfeld der Olympischen Spiele werden allerdings höchst unterschiedlich nationale Standards der Dopingkontrollen beobachtet und geduldet. Im Rahmen nationaler Dopingkontrollen wird so nur bei einem Teil der Athleten durch häufige Trainingskontrollen sichergestellt, dass die Wahrscheinlichkeit des Dopings durch hohe Entdeckungswahrscheinlichkeit niedrig ist. Dies erhöht die Wahrscheinlichkeit für Spitzenleistungen bei OS für die weniger kontrollierten Athleten und erlaubt vor allem angesichts einer nicht umfassend informierten Öffentlichkeit trotzdem den entlastenden Hinweis auf stattgefundene Kontrollen.

5   Das Moral Hazard Problem – empirische Befunde

Mit Hilfe der weiter entwickelten Randomized Response-Technik, einer Form der indirekten Befragung, wurde im Rahmen einer nach Sportart, Kaderstufe und Geschlecht repräsentativen Stichprobe die Prävalenz der Doper in Deutschland ermittelt. Im Ergebnis über verschiedene Studien können wir von einer Dopingprävalenz von rd. 20% ausgehen (Pitsch, Emrich & Klein 2007 und mit aktuellen Befunden Pitsch, Maats & Emrich in diesem Band), die wir ebenso als Minimum für den internationalen Bereich annehmen. Angesichts des vielerorts fehlenden nationalen Antidopingkontrollsystems ist diese Annahme international, insbesondere in einigen außereuropäischen Feldern, wahrscheinlich eher zu niedrig.

Dies führt direkt zur Frage nach der Gestaltung der Monitoringfunktion. Im Auftrag des IOC wird das Monitoring durch die WADA[56] und von ihr beauftragte Überwachungsbehörden übernommen, analog verhält es sich auf nationaler Ebene, sofern im jeweiligen Land überhaupt eine Nationale Anti-Doping-Agentur existiert. Eine Recherche bei der NADA und der WADA (Informationen per Mail am 22.1.2009 und am 26.1.2009, s. Dokument 1 im Anhang dieses Beitrages) ergab, dass diesen Organisationen auch keine genauen Zahlen zur Anzahl qualitativ zufriedenstellend arbeitender nationaler Anti-Doping-Agenturen vorlagen. Demnach existierten am 26. Januar 2009 „schätzungsweise 60" funktionierende Nationale Antidoping Agenturen. Aber auch innerhalb nationaler Anti-Doping-Strukturen sind Verwerfungen aufzuzeigen. Wie der NADA-Anti-Doping-Bericht 2007 mit Geltung bis zum Stichtag 31. März 2008 für Deutschland (entnommen aus: http://www.jensweinreich.de/wp-content/uploads/2008/12/ADB2007.pdf) aufzeigt, ist zu diesem Zeitpunkt in Deutschland in 8 olympischen Spitzenverbänden der alte, bis zum 31.12.2008 gültige NADA-Code weitgehend perfekt, in 13 olympischen Verbänden akzeptabel mit kleineren Mängeln und in 12 olympischen Verbänden nicht, unzureichend oder mit größeren Mängeln umgesetzt (s. Dokument 2 im Anhang dieses Beitrages). Weinreich (http://jensweinreich.de/?s=doping, Zugriff am 28. 1. 2009, s. Dokument 2 im Anhang dieses Beitrages) weist darauf hin, dass keine Angaben dazu gemacht werden können, „ob und wie der ab 1. Januar 2009 gültige neue NADC von den Verbänden umgesetzt wird."[57]

---

[56] Der Präsident des Welthandballverbandes, Hassan Moustafa, hat zum Beispiel erklärt, die Regelungen des WADC nicht umsetzen zu wollen (Koblenzer Rhein-Zeitung online, http://rhein-zeitung.de/on/09/01/22sportsline/handball/news/t/rzo525085.html vom 22.01.09). Nach ZDF-Meldungen hat der Internationale Handball Verband mittlerweile angekündigt, seinen Verpflichtungen zum Teil nachkommen zu wollen (http://sport.zdf.de/ZDFsport/inhalt/12/0,5676,7505420,00.html; Zugriff am 22.01.2009).

[57] DOSB-Generaldirektor Michael Vesper bekräftigte laut Weinreich (http://jensweinreich.de/?s=doping, Zugriff am 28.1.2009) in einer Anhörung vor dem Sportausschuss des Deutschen Bundestages im Jahr 2008, dass der NADC *im Prinzip* ab 1. Januar 2009 kollektiv

Auch bei den Überwachungsbehörden handelt es sich um rationale Akteure. Für sie gilt, dass stagnierende oder zurückgehende Leistungen hohe Dopingverbreitung in der Vergangenheit signalisieren und damit die erfolgreiche Abschreckungswirkung aktueller Kontrollverfahren belegen. Steigende Leistungen dagegen signalisieren, dass mehr kontrolliert werden muss. Es handelt sich um im geschlossenen Dopingkontrollmarkt tätige, mit Eigeninteressen ausgestattete Akteure, die innerhalb des Sportsystems lizenziert werden. Externe Bewerber, die in Konkurrenz Überwachungsfunktionen anbieten könnten, sind ebenso wenig zugelassen wie es staatliche Kontroll- bzw. Überwachungseinrichtungen gibt (zur ökonomischen Analyse der aktuellen rechtlichen Entwicklungen in der Dopingbekämpfung vgl. Pitsch & Emrich in diesem Band).

Im Abschlussbericht der Rechtskommission des Sports gegen Doping (ReSpoDo) zu möglichen gesetzlichen Konsequenzen für eine konsequentere Verhinderung, Verfolgung und Ahndung des Dopings im Sport vom 15. Juni 2005 wird die Ist-Lage der Dopingbekämpfung, bezogen auf die NADA, wie folgt beschrieben: „Derzeit beauftragen die Sportverbände die NADA in unterschiedlichem Umfang mit der Durchführung von Dopingkontrollen außerhalb des Wettkampfes. Die Dopingkontrollen während der Wettkämpfe werden in sehr unterschiedlichem Umfang von den Verbänden durchgeführt" (ebd. 18). Weiter wird unter „Soll-Lage" (ebd. 18. f.) unter der Voraussetzung, dass öffentliche Fördermittel nur für einen dopingfreien Sport eingesetzt werden sollen, gefordert, „Trainings- und Wettkampfkontrollen in gebotenem Ausmaß vorzusehen bzw. durch die NADA durchführen zu lassen."

Zur NADA heißt es (ebd., 20 f.): „Die NADA erhält zur Wahrnehmung ihrer Aufgaben finanzielle und ideelle Unterstützung von [...] insbesondere Bund und Ländern, Deutsche Sporthilfe, NOK, DSB, den Sportverbänden/Landessportbünden sowie einigen Wirtschaftsunternehmen. Die zur Verfügung gestellten [...] Finanzmittel sind für die NADA nicht ausreichend, ihrer umfassenden und zentralen Verantwortung in Deutschland nachzukommen." Die Kommission fordert in diesem Zusammenhang die „gesetzliche Sicherstellung einer angemessenen finanziellen Ausstattung der NADA seitens aller an der Sportförde-

---

umgesetzt würde, allerdings mit Übergangsregelungen. Eine Prüfung dieser Absicht könne aber erst im Jahr 2010 erfolgen, wenn die Verbände am 31. März 2010 Bericht über ihre Maßnahmen im Jahr 2009 erstatten müssten; diese Berichte dann von der NADA ausgewertet und dann erneut dem BMI/BVA (Bundesministerium des Innern und Bundesverwaltungsamt) zugestellt würden.
Eine weitere Analyse aus dem Jahr 1999 hatte ergeben, dass insgesamt 14 Olympische Sportverbände den Athleten überhaupt keine prozessualen Rechte garantieren, in 30 Verbänden fehlte sogar das Recht, Beweismittel einzubringen, sowie ein Recht auf Zeugen oder Sachverständige. In fast der Hälfte der untersuchten Regelwerke wurde der Grundsatz der „strict liability" statuiert (zu weiteren prozessualen Mängeln vgl. Siekmann, 2000, 33 f. und den Beitrag von Senkel in diesem Band).

rung, der Durchführung von Sportveranstaltungen und der Werbung mit dem Sport Beteiligten"; eine bis heute nicht realisierte Forderung.

Die WADA wurde seit ihrer Gründung am 10. November 1999 exklusiv durch die Olympische Bewegung finanziert, seit 1. Januar 2002 teilen sich „Public Authorities" und „Olympic Movement" die Kosten. Am 31. Dezember 2007 betrugen die Gesamteinnahmen der WADA in U.S. Dollar 24.408,298 Mio. die Ausgaben 24.311.061 Mio. U.S. Dollar, darunter „testing fees" in Höhe von 1.677.543 und „research grants" in Höhe von 5.692,853 Mio U.S. Dollar (World Anti-Doping-Agency, Notes to Financial Statements vom 31. Dezember 2007, http://www.wada-ama.org/en/dynamic.ch2?pageCategory.id=259, Zugriff am 22.01.2009).

Die analytische Begründung dafür, warum die Institution IOC und ihre Mitgliedsverbände die Wahrscheinlichkeit attraktiver Höchstleistungen indirekt durch die für das Monitoring auch im Vorfeld Olympias zur Verfügung gestellten Ressourcen steuern, ist einsichtig. Überführt die Überwachungsbehörde während der Vorbereitung auf die OS durch Trainingskontrollen viele potentielle Höchstleister, sinken die sportlichen Leistungen durch deren Ausschluss aufgrund verhängter Sperren und damit auch die Nachfrage nach Sport; Olympia würden die Stars fehlen. Überführen Sie zusätzlich während der OS viele populäre Höchstleister, sinkt ebenfalls mittelfristig die Nachfrage nach Sport und letztlich auch die Ressourcenzufuhr für Kontrollen. Entdecken die Überwachungsbehörden aber lediglich vereinzelte Doper, darunter nur wenige Höchstleister, wird der Glaube des Konsumenten an hohe Qualität (Regeltreue) und die Echtheit hoher Leistungen nicht unnötig beeinträchtigt.

Dabei ist zu bedenken, dass vereinzelte Nationen, die wirksame Trainingskontrollen durchführen, nicht nur die Wahrscheinlichkeit von Höchstleistungen ihrer Athleten reduzieren, sondern auch gleichzeitig im Fall von Trainingskontrollen Garant dafür sind, den Glauben an Normkonformität zu erhalten, da diese national häufig kontrollierten Athleten seltener dopen. Dadurch wird das Risiko gesenkt, bei Kontrollen Normabweichler zu entdecken.

Literatur

Abschlussbericht der Rechtskommission des Sports gegen Doping (ReSpoDo) zu möglichen gesetzlichen Konsequenzen für eine konsequentere Verhinderung, Verfolgung und Ahndung des Dopings im Sport vom 15. Juni 2005.

Akerlof, G. A. (1970). The Market for "Lemons", *Quarterly Journal of Economics, 89,* 488-500

Andreozzi, L. (2004). Rewarding Policemen Increases Crime. Another Surprising Result from the Inspection Game. *Public Choice, 121,* 69-82.

Briefs, G. (1957). Grenzmoral in der pluralistischen Gesellschaft. In Beckerath, E., Meyer, F. W.; Müller-Armack, A. (Hrsg.): *Wirtschaftsfragen der freien*

Welt. Festschrift für Ludwig Erhard (S. 97-108). Frankfurt am Main: Knapp.
Briefs, G. (1959). Sozialformen und Sozialgeist der Gegenwart. In A. Vierkandt (Hrsg.). *Handwörterbuch der Soziologie* (S. 160-173). Unveränderter Neudruck. Stuttgart: Enke.
Carmichael, H. L. (1989). Self-Enforcing Contracts, Shirking, and Life Cycle Incentives. Journal of Economic Perspectives, 3 (4), 65-83.
Bundesministerium der Justiz, Pressemitteilung vom 11. Dezember 2003. Bundestag beschließt Schutz der Olympischen Ringe. www.bmj.de/enid/0,0/ 58.html?druck=1&presseartikel_id=250 (Zugriff am 14. Januar 2009).
Durkheim, E. (1988 [1893]). Über soziale Arbeitsteilung. Studie über die Organisation höherer Gesellschaften. 2. Aufl. Frankfurt am Main: Suhrkamp.
Durkheim, E. (1999 [1895]). *Die Regeln der soziologischen Methode.* 4. Aufl. Frankfurt am Main: Suhrkamp.
Emrich, E. (2006). Zur Kommerzialisierung der olympischen Idee – einige grundlegende Anmerkungen. In F. Kutschke (Hrsg.): *Ökonomie Olympischer Spiele* (S. 39-55). Schorndorf: Hofmann.
Laffont, J.-J., Martimort, D. (2002). *The Theory of Incentives. The Principal-Agent Model.* Princeton und Oxford: Princeton University Press.
Macho-Stadler, I., Perez-Castrillo, J. D. (2001). *An Introduction to the Economics of Information. Incentives and Contract*, 2. Aufl. Oxford und New York: Oxford University Press.
Meffert, H. (2000). Marketing. Grundlagenorientierte Unternehmensführung: Konzepte – Instrumente – Praxisbeispiele. Mit neuer Fallstudie VW-Golf. 9., überarb. und erw. Aufl. Wiesbaden: Gabler.
Messing, M., Müller, N. (1996). Veranstaltungsbesuch und sportpolitische Polarisation deutscher Olympia-Touristen in Barcelona 1992. In N. Müller, M. Messing (Hrsg.). *Auf der Suche nach der Olympischen Idee* (S. 219-249). Kassel: Agon.
Messing, M., Müller, N., Schormann, K. (2008). Zuschauer beim antiken Agon und bei den olympischen Spielen in Athen 2004 – anthropologische Grundmuster und geschichtliche Figurationen. In P. Mauritsch, W. Petermandl, W. R. Rollinger, C. Ulf, unter Mitarbeit von I. Huber (Hrsg.). *Antike Lebenswelten. Konstanz, Wandel, Wirkungsmacht. Festschrift für Ingomar Weiler zum 70. Geburtstag* (S. 211-237). Wiesbaden: Harrassowitz.
Nieschlag, R; Dichtl, E., Hörschgen, H. (2002). *Marketing.* 19., überarb. und erg. Aufl. Berlin: Duncker und Humblodt.
Pitsch, W., Emrich, E., Klein, M. (2007). Doping in elite sports in Germany. *ejss (European Journal for Sport and Society) 4*, 2, 89-102.
Popitz, H. (1968). Über die Präventivwirkung des Nichtwissens. Dunkelziffer, Norm, Strafe. Tübingen: Mohr.

Pratt J. W., Zeckhauser R. J. (1985). Prinzipals and Agents: The Structure of Business, Boston, Massachusetts. Harvard Business School Press

Richter, R. Furubotn, E. (2003). Neue Institutionenökonomk. Eine Einführung und kritische Würdigung. Tübingen: Mohr Siebeck.

Rittberger, V., Boeckle, H. (1997). Das Internationale Olympische Komitee – eine Weltregierung des Sports? In O. Grupe (Hrsg.). *Olympischer Sport. Rückblick und Perspektiven* (S. 127-155). Schorndorf: Hofmann.

Scharpf, F. W. (1997). Demokratische Politik in der internationalisierten Ökonomie. Max Planck Institut für Gesellschaftsforschung. Working Paper 97/9.

Schollmeier, P. (2001). *Bewerbungen um Olympische Spiele. Von Athen 1896 bis Athen 2004.* Carl und Liselotte Diem Archiv (Hrsg.). Köln: Books on Demand.

Siekmann, R. C. (2000): Übersicht über die internationalen Verbandsregelungen zum Verschuldensprinzip, zur Beweislast und zur Sanktionshöhe. In V. Röhricht, K. Vieweg (Hrsg.). *Doping-Forum. Aktuelle rechtliche und medizinische Aspekte* (S. 31–34). Stuttgart u. a. (Recht und Sport; Sonderband).

Simmel, G. (2003 [orig. 1908]). *Soziologie. Untersuchungen über die Formen der Vergesellschaftung.* Gesamtausgabe Band 11. Frankfurt: Suhrkamp.

Simon, H. A. (1957). *Models of Man - Social and Rational.* New York: Wiley u. a.

Stiglitz, J. (2000).The Contributions of the Economics of Information to Twentieth Century Economics. *The Quarterly Journal of Economics, 115*, 1441-1478.

Telser, L. G. (1980). A Theory of Self-Enforcing Agreements. *Journal of Business* 53, 27-44.

Tröger, C. (2006). *Olympia – Im Spannungsfeld von Mythos und Marke.* Diss. Universität des Saarlandes.

Wittman, D. (1985). Counter-Intuitive Results in Game Theory. *European Journal of Political Economy 1* (1), 77-89.

Weber, M. (1980 [orig. 1921]). *Wirtschaft und Gesellschaft.* 5. rev. Aufl., besorgt von Johannes Winckelmann. Tübingen: Mohr.

Dokument 1: Dokumentation der Recherche zur Anzahl nationaler Dopingagenturen weltweit 22.01.09 – 26.01.09

Telefonat Frau Ulrike Spitz (Leitung) Prävention und Kommunikation der NADA
Telefon: +49 (228) 812 92 - 150
Telefax: +49 (228) 812 92 - 269
ulrike.spitz@nada-bonn.de

- keine aktuelle genaue Angabe möglich (schätzungsweise derzeit ca. 60)
=> Verweis auf

Frédéric DONZÉ
Senior Manager, Media Relations and Communications der WADA
Tel + 1 514 904 8820
Fax + 1 514 904 8764
frederic.donze@wada-ama.org

- Erste Anfrage per Mail am 22.01.09 nach der Anzahl nationaler Dopingagenturen weltweit
- Erste Mail-Antwort am 22.01.09: …es existieren tatsächlich ca. 60 etablierte, funktionierende und ausgebaute nationale Anti-Dopingagenturen… sowie Angabe eines Links, unter dem 119 nationale Agenturen angegeben sind
- Zweite Anfrage per Mail am 26.01.09 bezüglich der differierenden Zahlen ca. 60 / 119
- Zweite und dritte Antwort per Mail am 26.01.09: …es existieren tatsächlich ca. 60 real funktionierende nationale Anti-Doping-Agenturen… / …Gewisse Länder unterhalten wenig aktive nationale Agenturen, sind aber durch ihre Beteiligung an regionalen Anti-Doping Organisationen im Anti-Doping-Kampf aktiv.

Dokument 2: Umsetzung des bis 31.12.2008 gültigen Nada-Codes im Regelwerk deutscher Spitzenverbände

Tab.: *NADA-Anti-Doping-Berichte 2007, entnommen aus: http://www.jensweinreich.de/wp-content/uploads/2008/12/ADB2007 .pdf, letzter Zugriff am 28. 1.2009)*

Olympischer Fachverband	Kürzel	Fragebogen und Unterlagen fristgerecht eingereicht?	Umsetzung des Nada-Codes (NADC) in Verbandsregelwerk?
Bob- und Schlittenverband für Deutschland	BSD	ja	Größtenteils
Bund Deutscher Radfahrer	BDR	ja, nach Erinnerung	BDR-Regelwerk entspricht nicht den Anforderungen des NADC
Bundesverband Deutscher Gewichtheber	BVDG	ja	im Wesentlichen, dynamische Verweisung, Anpassung über den geschäftsführenden Vorstand möglich
Deutsche Eislauf-Union	DEU	ja	im Wesentlichen, dynamische Verweisung
Deutsche Eisschnelllauf-Gemeinschaft	DESG	ja	dem Grunde nach
Deutsche Reiterliche Vereinigung	FN	ja	dynamische Verweisung, mit Mängeln
Deutsche Taekwondo Union	DTU	ja, nach Erinnerung	nicht ordnungsgemäß umgesetzt, unzureichende AD-Bestimmungen, kein AD-Beauftragter
Deutsche Triathlon Union	DTrU	ja, nach erneuter Erinnerung noch fristgerecht	Satzung entspricht überwiegend den Vorgaben des NADC
Deutscher Badminton-Verband	DBaV	noch fristgerecht nach Erinnerung	umgesetzt, inklusive zeitnahen Anpassungsmöglichkeiten
Deutscher Base- und Softball Verband	DBSV	ja	an einer Umsetzung in Form einer Nebenordnung wird gearbeitet

Olympischer Fachverband	Kürzel	Fragebogen und Unterlagen fristgerecht eingereicht?	Umsetzung des Nada-Codes (NADC) in Verbandsregelwerk?
Deutscher Basketball Bund	DBB	nein, Nada erhielt Angaben erst im Mai 2008; DBB behauptet, dem DOSB bereits im Dezember 2007 alles übermittelt zu haben	keine ausreichende dynamische Verweisung
Deutscher (Amateur-) Boxsportverband	DABV	nein, nach mehrfacher Mahnung erst am 17. Juni 2008	maßgebliche NADC-Vorgaben sind umgesetzt. Aber: keine Dopingkontrollvereinbarung mit der Nada
Deutscher Curling Verband	DCV	ja	nur teilweise umgesetzt, keine Dopingkontrollvereinbarung mit der Nada
Deutscher Eishockey Bund	DEB	ja	unzureichend umgesetzt
Deutscher Fechter-Bund	DFEB	Ja	Bewertung kann mangels vorliegender Verbandsunterlagen nur teilweise erfolgen
Deutscher Fußball-Bund	DFB	Ja	optimal umgesetzt
Deutscher Handball-Bund	DHB	Nein, trotz Mahnungen erst am 5. Juni 2008 eingereicht	ja, inklusive zeitnaher Anpassung
Deutscher Hockey-Bund	DHoB	Ja	ja, inklusive zeitnaher Anpassung
Deutscher Judo-Bund	DJB	Ja	ist nur unzureichend erfolgt
Deutscher Kanu-Verband	DKV	Ja	ordnungsgemäß umgesetzt
Deutscher Leichtathletik Verband	DLV	Ja	in vorbildlicher Art und Weise
Deutscher Ringer-Bund	DRB	Ja	ist nur unzureichend erfolgt
Deutscher Ruderverband	DRV	Ja	noch nicht vollumfänglich umgesetzt

Olympischer Fachverband	Kürzel	Fragebogen und Unterlagen fristgerecht eingereicht?	Umsetzung des Nada-Codes (NADC) in Verbandsregelwerk?
Deutscher Schützenbund	DSüB	Ja	ordnungsgemäß und vollumfänglich umgesetzt
Deutscher Schwimm-Verband	DSV	Ja	maßgebliche Bestimmungen sind umgesetzt
Deutscher Segler-Verband	DSeV	Ja	durch dynamische Verweisung umgesetzt
Deutscher Skiverband	DSkiV	noch fristgerecht nach erneuter Erinnerung	wesentliche Bestimmungen sind umgesetzt
Deutscher Tennisbund	DTB	Ja	maßgebliche Bestimmungen sind ordnungsgemäß umgesetzt
Deutscher Tischtennis-Bund	DTTB	Ja	die Verweisung auf den NADC kann den Voraussetzungen einer dynamischen Verweisung nicht entsprechen
Deutscher Turner Bund	DTB	Ja	durch dynamische Verweisung eingebunden und darüber hinaus explizit geregelt
Deutscher Verband für Modernen Fünfkampf	DVMF	Ja	umfassende Umsetzung kann nicht bestätigt werden
Deutscher Volleyball-Verband	DVV	noch fristgerecht nach erneuter Erinnerung	durch dynamische Verweisung sichergestellt
Snowboard Verband Deutschland	SVD	noch fristgerecht nach erneuter Erinnerung	dynamische Verweisung, mit Mängeln

Katja Senkel, Eike Emrich, Carsten Momsen

Maßnahmen zur Erhöhung der Regelbefolgung durch die internationalen Sportverbände im Kampf gegen Doping – Überlegungen zur Wirksamkeit der Einführung des Subsidiaritätsprinzips in den WADC

1 Einleitung

Der Welt-Anti-Doping-Code (WADC) ist im Rahmen des von der Welt-Anti-Doping-Agentur (WADA) initiierten Welt-Anti-Doping-Programms entstanden. Er wurde am 5. März 2003 in Kopenhagen durch die Welt-Konferenz gegen Doping im Sport beschlossen und trat mit Beginn der Olympischen Spiele von Athen im Jahr 2004 in Kraft. Eine neue Fassung des WADC wurde im Herbst 2007 erarbeitet und trat am 1. Januar 2009 in Kraft. Darin wird normativ die Entscheidung für einen dopingfreien Sport getroffen. Die Argumente dafür werden im Schutz der Gesundheit der Athleten sowie der Fairness und der Chancengleichheit gesehen[58], dazu kommt implizit das Natürlichkeitsargument.[59] Mit dem WADC soll mittels eines harmonisierten, koordinierten und effektiven Anti-Doping-Programms ein Beitrag zur präventiven und repressiven Bekämpfung

---

[58] Siehe die Einleitung des WADC. Vgl. die überarbeitete Fassung, die am 1.1.2009 in Kraft treten soll: http://www.wada-ama.org/rtecontent/document/code_v2009_En.pdf (Zugriff: 3.6.2008). Das *Gesundheitsargument* überzeugt nicht zwingend. Ihm zufolge ist Doping verboten, weil die eingenommenen Substanzen der Gesundheit des Sportlers Schaden zufügen (können). Dabei tauchen folgende Probleme auf:
1. Es gibt auch Verhaltensweisen im Sport, die erlaubt sind, und der Gesundheit des Sportlers Schaden zufügen (können), z.B. Boxen.
2. Auf der Verbotsliste stehen auch Mittel, bei denen der Nachweis einer gesundheitlichen Schädigung wahrscheinlich scheitert.
3. Es gibt auch Formen des Dopings, die auf präventive Leistungen abzielen wie z.B.: Doping zur Verkürzung der Regenerationszeit, zur Vermeidung von Übertraining usw.
4. Normativ ist grundsätzlich das Recht auf Selbstschädigung (arg. § 228 StGB e contrario) zu beachten.

[59] Das *Natürlichkeits-Argument*, demzufolge die Faszination des Sports aus der Authentizität der sportlichen Leistung erwächst, d. h. sportliche Spitzenleistungen Leistungen sind, die mit den dem Menschen natürlich gegebenen Möglichkeiten (Anlage und Training) erreicht werden sollen, überzeugt auch nicht zwingend. Doping stellt vordergründig eine künstliche Manipulation des sportlichen Leistungsvermögens dar. Auch dabei tauchen jedoch verschiedene Probleme auf (vgl. Pitsch, Maats & Emrich, 2008).
1. Die Grenze zwischen „natürlichen" und „künstlichen" Manipulationen des Körpers sind fließend (z.B. Eigenblut-Doping, EPO, Kreatinphosphat).
2. Nicht jede „künstliche" Manipulation wird als Doping angesehen (z.B. Unterdruckkammer versus Training im kenianischen Hochland).

131

des Dopings geleistet werden. Die Notwendigkeit eines solchen Vorgehens wird mit den Defiziten der bisherigen (juristischen) Dopingbekämpfung begründet, die man vor allem in den sich aus der kompetentiellen Mehrspurigkeit ergebenden (sportspezifischen) Problemen wie etwa Normkollisionen, Kompetenzüberschneidungen, Uneinheitlichkeit der Regelbindung und -anwendung sieht und die man als Hemmnisse für die erfolgreiche Dopingbekämpfung betrachtet.[60]

Der WADC der WADA wird als ein zentraler Grundstein für ein neues Recht der internationalen Dopingbekämpfung begriffen, wobei durchaus bemerkt wird, dass sich dessen Funktionsfähigkeit zur Zielverwirklichung mit der Zeit erst noch erweisen muss (so Kern, 2007, 444).[61] In der Zwischenzeit hat sich herauskristallisiert, dass ein entscheidendes Problem für die Erreichung des Harmonisierungsziels der WADA die mangelnde Regelbefolgung der internationalen Sportverbände darstellt, was angesichts der Tatsache, dass diese zwar in einem Dachverband Mitglieder sind, gleichzeitig aber sowohl intern als auch in Märkten um Ressourcen, Aufmerksamkeit usw. konkurrieren, nicht verwunderlich ist.[62] Die Wirksamkeit des WADC hängt entscheidend davon ab, inwiefern die Sportverbände gewillt sind, sich an das transnationale Regelwerk zu binden und damit ihre bestehenden Anti-Dopingregelwerke den Vorgaben des WADC anzugleichen und dieses anzuwenden. Ein institutionalisiertes Kontroll- und Erzwingungsverfahren, mit welchem die Umsetzung der WADC-Vorgaben durch die internationalen und nationalen Sportverbände überprüft und im Falle der

---

[60] Vgl. u. a. Kern (2007, 150); Senkel (2005, 99 f.).

[61] Diese Art ex post-Wirksamkeitsprüfung ist bei der Suche nach adäquaten Maßnahmen zur Dopingbekämpfung nicht selten anzutreffen und suggeriert, dass allein „die Praxis" die Wirksamkeit von Maßnahmen erweisen kann, was bedeutet, dass Maßnahmen zuerst einmal ergriffen werden müssen, damit man feststellen kann, wie sie wirken (zur Kritik dieser Vorgehensweise Opp, 1975). Aus ökonomischer Perspektive erscheint eine solche Herangehensweise recht kostenintensiv. So könnte damit die Gefahr verbunden sein, das Ziel der Dopingbekämpfung u. U. nicht nur nicht zu erreichen, sondern es sogar zu behindern, indem es die Suche nach (tatsächlich) wirksameren Maßnahmen verzögert bzw. unterbindet. Zudem ergeben sich nicht nur Kosten der Implementierung der Maßnahme, sondern auch Folgekosten, die späteren Nachbesserungen geschuldet sind. Eine soziologische Betrachtung ex ante könnte nun zur Vermeidung ineffizienten Rechts, welches nach Schmidtchen (1999, 11) „zur Verschwendung von Produktionsfaktoren anreizendes Recht" darstellt, beitragen. Möglicherweise ist aber ökonomisch gerade dieses Vorgehen im Sonderfall Spitzensport rational (vgl. den Beitrag von Emrich & Pitsch in diesem Band).

[62] Vgl. z.B. dpa-Meldung vom 23.9.2003, 19:44 Uhr: „UCI will künftig keine Vertreter der WADA als offizielle Beobachter bei Radrennen zulassen"; dpa-Meldung vom 5.6.2002: „unnachgiebig lehnte es die FIFA ab, Beobachter der WADA bei der WM zu zulassen". Öffentlich in Frontstellung sind die Verbände FIFA, UCI und ITF schon bei der Unterzeichnung des Codes gegangen, vgl. dpa-Meldung vom 5.6.2002, 7:15 Uhr: „FIFA will autonom bleiben", „die Funktion der WADA als eine Art Aufsichtsorgan lehnt die FIFA ab".

Nicht- oder Fehlanwendung entsprechend sanktioniert werden kann, existiert nicht.[63]

Nachfolgend wird die von juristischer Seite (Kern, 2007) vorgeschlagene Einführung des Subsidiaritätsprinzips in den WADC diskutiert.[64] Im Mittelpunkt stehen dabei Überlegungen zur Wirksamkeit dieser Maßnahme und den Bedingungen der Regelbefolgung. Zu beginnen ist mit der Darstellung des Vorschlags und der Formulierung des Maßnahmenproblems.[65]

2 Darstellung des Vorschlags und Formulierung des Maßnahmenproblems

Mit der wörtlichen Einführung des Subsidiaritätsprinzips in den WADC erhofft sich Kern (2007, 443), Anreize für die Sportverbände zur Erhöhung der Regel-

---

[63] Auch in der überarbeiteten Fassung des WADC ist dieser Mangel nicht behoben worden. Es wurden indes strengere Anforderungen an die Umsetzung durch die internationalen Verbände insofern erhoben, als sie einige Artikel wortgetreu in ihre untergeordneten Regelwerke zu übernehmen haben und abweichende Regelungen hinsichtlich Minimal- und Maximalstandard nicht mehr zulässig sind. Die wichtigsten Änderungen im Überblick haben Jakob & Berninger (2008, 61 f.) zusammengestellt.

Dies führt dazu, dass zumindest die nationalen Sportverbände weiterhin gezwungen sind, vertrauensbasiert zu kooperieren und Doping zu bekämpfen, allerdings um das Risiko, dass andere nationale Verbände in der gleichen Sportart nicht kooperieren und tatsächlich Doping nicht wirksam bekämpfen. Unter diesen Bedingungen, die wesentlich auf moralisch basierter Freiwilligkeit beruhen, ist der Kooperierende der Benachteiligte. Ein solcher Altruismus ist zwar in Einzelfällen immer wieder zu beobachten, dürfte allerdings selten sein, da ein Verband, der Dopingkontrollen forciert, die internationalen Siegchancen seiner Athleten reduziert, solange er nicht sicher sein kann, dass andere nicht auch wirksam kontrollieren.

[64] Bereits bei der Entstehung des WADC wurden Forderungen nach Einführung des Subsidiaritätsprinzips in den WADC laut, vgl. z.B. die Äußerungen des Europarats, von IAAF-Präsident Lamine Diack oder des damaligen französischen Sportministers Jean-Francois Lamour (vgl. den Hinweis bei Kern, 2007, 302). In die überarbeitete Fassung des WADC, der mit Beschluss vom Herbst 2007 am 1.1.2009 in Kraft getreten ist, wurde das Subsidiaritätsprinzip indes nicht aufgenommen. Die überarbeitete Fassung ist zu finden unter http://www.wada-ama.org/rtecontent/document/code_v2009_En.pdf (Zugriff: 3.6.2008).

[65] Mit der theoretischen Überprüfung der Erreichbarkeit des Harmonisierungsziels durch die Einführung des Subsidiaritätsprinzips in den WADC wird ein kleiner Ausschnitt im Hinblick auf die übergeordnete Frage nach den Möglichkeiten und Grenzen des Rechts zur Regulierung der Dopingproblematik behandelt. Für die vorliegende Abhandlung ist es erforderlich, folgende Sachverhalte als gegeben vorauszusetzen:

Es wird die breite Akzeptanz des Ziels Dopingbekämpfung mit den Mitteln des Rechts angenommen.

Es wird unterstellt, dass eine Harmonisierung der (rechtlichen) Dopingbekämpfung aufgrund der sportspezifischen Prämisse der einheitlichen Regelbindung notwendig ist und, dass der WADC grundsätzlich dazu beitragen kann.

Schließlich wird davon ausgegangen, dass der Kampf gegen Doping umso wirksamer ist, je mehr sich die Verbände ehrlich darum bemühen.

befolgung setzen zu können. Dabei verweist er insbesondere auf die integrative und ordnende Funktion dieses Prinzips und betont, dass das Subsidiaritätsprinzip für die Erreichung von Harmonisierungszielen immer wieder herangezogen wird (ebd., 303). Dieses Harmonisierungsziel allgemeiner Regelbefolgung kann die WADA nur erreichen, wenn sich die relevanten Sportorganisationen verpflichten, die Regelungen des WADC anzuwenden (ebd.).

Der Regelbefolgung durch die internationalen Fachsportverbände kommt dabei eine besondere Bedeutung zu, da sie für die Sicherstellung der Anwendung des WADC durch die ihnen untergeordneten nationalen Fachsportverbände zuständig sind und damit die weltweite Anwendung der Anti-Dopingbestimmungen für die jeweilige Sportart kontrollieren. Tatsächlich haben in der Vergangenheit gerade die internationalen Verbände die Harmonisierung durch die WADA kritisiert und an einem eigenen Regelungsanspruch bei der Dopingbekämpfung festgehalten.[66] Die Gründe hierfür werden allgemein in sportpolitischen Motiven vermutet und auf das Autonomie- und Unabhängigkeitsverständnis der Sportverbände zurückgeführt (ebd., 443, denkbar sind auch ökonomische Motive, vgl. dazu Emrich & Pitsch in diesem Band).

Es wird nun ein unmittelbarer Zusammenhang zwischen der Akzeptanz des WADC und der Erhöhung der Regelbefolgung durch die Adressaten angenommen. Die Stärkung von Verbandskompetenzen im WADC führe dabei zu dessen höherer Akzeptanz und löse dadurch eine entsprechende Motivation zur Regelbefolgung aus (Kern, 2007, 307).[67] So vermöge das Subsidiaritätsprinzip ein Bewusstsein für die notwendige Gemeinsamkeit zur Erreichung des angestrebten Ziels zu bewirken, indem es ein System der Interdependenz zwischen den beteiligten Einheiten schaffe und damit die Bereitschaft zur Förderung des gemeinsamen Ziels erhöhe (ebd., 309). Die integrative Wirkung des Subsidiaritätsprinzips trage dazu bei, sportpolitische und ökonomische Konflikte zwischen den beteiligten Organisationen aufzulösen (ebd.). Mithin sei die Etablierung des Subsidiaritätsprinzips in den WADC aufgrund des Souveränitätsbewusstseins der internationalen Verbände aus politischen und faktischen Gründen geboten (ebd., 305). Weitere Konkretisierungen des Vorschlags und Ausführungen zum erhofften Wirkungszusammenhang erfolgen indes nicht.

---

[66] So z. B. die FIFA, die jede Einmischung ablehnt, und die UCI, die (lange) auf ihrer uneingeschränkten Kontroll- und Sanktionskompetenz beharrte (vgl. Frankfurter Allgemeine Sonntagszeitung vom 18.9.2005, 20; Neue Zürcher Zeitung vom 5.3.2003, 46; sid-Meldung vom 4.8.2004, 08:15 Uhr). Im Vorfeld der Fußball-EM 2008 haben FIFA und WADA indes ihre künftige Zusammenarbeit betont und eine entsprechende Vereinbarung unterzeichnet (vgl. sid-Meldung vom 20.5.2008, 13:07 Uhr).
[67] Kern (2007, 443), betont aber auch, dass daneben entsprechende Kontrollmechanismen erforderlich sind, mit denen Anwendungs- und Umsetzungsprozesse zu überprüfen sind.

Unabhängig von dem hier zu diskutierenden Vorschlag lässt sich damit das Problem wie folgt formulieren: Welche Bedingungen müssen gegeben sein, damit die internationalen Sportverbände die Regeln des WADC anwenden? Versteht man Institutionen als eine Ordnung bzw. ein System von Regeln, so kann man eine Institution durch einen Satz von Regeln bestimmen, die den Akteuren als Restriktionen ihres Handelns in einem bestimmten Handlungsbereich begegnen (vgl. zur Ordnungsethik allgemein Homann, 1999).[68] Insofern stellt der WADC als transnationales Recht der internationalen Dopingbekämpfung im Sport eine supranationale Institution dar. Bei der Frage, wie die internationalen Sportverbände zur Beachtung der Regeln dieser Institution motiviert werden können, geht es mithin um die Beschaffenheit der Grundlagen für eine positive, faktische Legitimität der WADA und des WADC im Sinne der Befolgung des Regelsystems. Ob die Akzeptanz bzw. die positive Legitimität von Institutionen die Bereitschaft zur Regelbefolgung erhöhen, ist dabei eine Faktenfrage (Vanberg, 1999, 45; Schmidtchen, 1999). Geht man im Sinne der Verhaltensannahme der ökonomischen Theorie davon aus, dass die Akteure stets bestrebt sind, im Rahmen der von ihnen vorgefundenen Bedingungen ihre eigenen Interessen bestmöglich zu verfolgen, also ihren Nutzen zu maximieren, dann liegt die entscheidende Möglichkeit für eine systematische Beeinflussung der resultierenden Handelnsordnungen in der Gestaltung der entsprechenden Regelordnungen und ihrer Sanktionsbewehrtheit (Vanberg, 1999, 39 f.).[69] Ob in diesem Sinne das Subsidiaritätsprinzip die mit ihm verbundenen Hoffnungen zu erfüllen vermag, soll nun erörtert werden.

3 Anreizsteuernde Implikationen des Subsidiaritätsprinzips – Der erhoffte Wirkungszusammenhang

Um den erhofften Wirkungszusammenhang erörtern zu können, sind zunächst die Funktionen zu skizzieren, welche dem Subsidiaritätsprinzip allgemein zugeschrieben werden. Im Anschluss daran sollen die erwünschten Wirkungschancen des Prinzips bzw. seiner Funktionen im Rahmen der internationalen Dopingbekämpfung dargestellt und bewertet werden.

---

[68] Der Begriff der Institution wird weder in der Alltagssprache noch in der sozialwissenschaftlichen Literatur völlig eindeutig verwandt (vgl. Vanberg, 1982, 32. f., mit entsprechenden Nachweisen).

[69] Das Begriffspaar „Handelns- und Regelordnung" stammt von F. A. von Hayek (1967).

3.1 Allgemeine Funktionen und Bedeutung des Subsidiaritätsprinzips

Von Interesse sind neben der allgemeinen Bedeutung des Prinzips vor allem seine von Kern (2007) betonte integrative und ordnende Funktion.[70]

3.1.1 Bedeutung des Subsidiaritätsprinzips

Das Subsidiaritätsprinzip ist von der katholischen Soziallehre entwickelt worden und ist erstmals eindeutig in der Enzyklika Quadragesimo zu finden, in der der Grundsatz klar formuliert wurde. Von dort aus ist er in die säkulare Staats- und Verfassungslehre eingedrungen und wird nunmehr als zentrales organisations- und ordnungstheoretisches Prinzip angesehen.[71] Die genaue Interpretation des Subsidiaritätsprinzips, seine Grenzen und seine konkrete juristische Anwendbarkeit werden dabei nach wie vor kontrovers diskutiert.[72] Ganz allgemein besagt das Subsidiaritätsprinzip, dass im Verhältnis zwischen zwei Gemeinschaften, aber auch im Verhältnis zwischen dem Individuum und sämtlichen Formen menschlicher Gemeinschaft stets der untergeordneten Einheit der Vorrang eingeräumt werden soll. Dabei ist es Aufgabe der übergeordneten Einheit, die untergeordnete zur Erfüllung ihrer Aufgaben zu befähigen und sie dabei zu unterstützen (Herzog, 1998, Sp. 482). Es werden somit Handlungszuweisungen an die jeweils untere Instanz beschrieben, sofern ihre Kräfte zur Erledigung der gestellten Aufgaben ausreichen.[73] Das Subsidiaritätsprinzip enthält sowohl eine negative als auch eine positive Komponente.[74] Die Negative kommt zum Ausdruck als Gebot der Zurückhaltung an die höhere, zentrale Einheit, nicht in die Belange der unteren Einheit einzugreifen. In der Handlungsanweisung an die zentrale Einheit, unterstützend tätig zu werden, wenn die untere Einheit ihre Aufgaben nicht ausreichend oder effektiv erfüllen kann, zeigt sich die positive Komponente des Subsidiaritätsprinzips.

---

[70] Dass sich das Subsidiaritätsprinzip innerhalb der Debatte um die Europäische Union als „multifunktional" zu erweisen scheint, betont Pieper (1994, 230). Eine eindeutige Funktion lasse sich dem Prinzip nicht zuordnen, da mit ihm vielfältige, unterschiedliche Vorstellungen verbunden werden.

[71] Vgl. Pirson (2008, 260), Herzog (1998, Sp. 482). Wobei zu bemerken ist, dass der Grundgedanke des Prinzips schon in der Bibel zu finden ist (Exodus 18). Von der katholischen Soziallehre wurde er jedoch klar formuliert und für die politische Theorie des zwanzigsten Jahrhunderts wiederbelebt. Moersch (2001, 82), geht indes davon aus, dass der Gedanke auf der Grundlage des Kant'schen Personalismus von den Vertretern der liberalen Staats- und Staatszwecklehren im 19. Jahrhundert geprägt wurde. Zu den sozialphilosophischen Wurzeln und dem Werdegang des Subsidiaritätsprinzips ausführlich auch Utz (1953, 7 ff), Ronge (1998, 137 ff.), Pieper (1994, 45 ff.).

[72] Vgl. etwa Lecheler (1993, 24 ff), Pieper (1994, 173 ff.). Isensee (2002, 177) betont, dass sich die genuin ethische Bedeutung des Subsidiaritätsprinzips nicht völlig verrechtlichen lasse.

[73] Stein (1994, 26).

[74] Isensee (1968, 30), Ronge (1998, 179).

Mieth (1998, 544) weist darauf hin, dass sich gerade aus diesen Komponenten auch eine gewisse Widersprüchlichkeit bei der Berufung auf das Subsidiaritätsprinzip ergibt und es ideologisch recht anfällig zu sein scheint, da es zugleich den Ruf nach Aufschub von Hilfe und andererseits eine Begründung für den Eingriffsbedarf beinhaltet.

Das Subsidiaritätsprinzip ist vor allem durch die Diskussionen des Vertrages über die Europäische Union in aller Munde. Mit Art. 5 II EG ist es wörtlich in den Vertrag aufgenommen worden. Nach Lecheler (1993, 64–69) soll es dort neben der Kompetenzverteilung und dem Schutz von Landeskompetenzen die Selbstverwaltungsrechte stärken, die Konkurrenz fördern und zur Integrationsförderung beitragen. Darauf beruft sich nun Kern (2007, 306), wenn er bemerkt, dass das Subsidiaritätsprinzip grundsätzlich Eigenschaften und Funktionen aufweist, die auch den Zielen des WADC dienlich sind. Dabei lässt er zunächst offen, ob er das Subsidiaritätsprinzip als materiales oder regulatives Prinzip versteht.[75] Zu beachten ist indes die Kontextabhängigkeit des Prinzips (dazu Van der Ven 1953, 47; Isensee, 2002, 149; Calliess, 1999, 27).[76] Insofern verbietet sich ein direkter Vergleich mit den Harmonisierungsbestrebungen der EU, ohne über die speziellen Gegebenheiten und Voraussetzungen der Dopingbekämpfung des gesellschaftlichen Teilsystems des Sports zu reflektieren.

3.1.2 Die ordnende Funktion des Subsidiaritätsprinzips

Im Hinblick auf die ordnende Funktion des Subsidiaritätsprinzips wird es als Kompetenzverteilungsprinzip und -ausübungsregel verstanden.[77] Man kann insofern auch vom Subsidiaritätsprinzip als einem Struktur- und Steuerungsprinzip

---

[75] „Unabhängig davon, ob das Subsidiaritätsprinzip als naturrechtliche Sollensanweisung des menschlichen Zusammenlebens oder als eine organisatorische Möglichkeit für ein Aufgabenverteilungssystem verstanden wird, stellen die Harmonisierungsbestrebungen der WADA eine die Achtung des Subsidiaritätsprinzips erfordernde Ausgangssituation dar" Kern (2007, 305).

[76] So ermittelt auch Schüller (1997) aus ordnungspolitischer Sicht, dass sich die Reichweite der verschiedenen Aspekte der Subsidiarität (subsidiäre Assistenz, subsidiäre Kompetenz, subsidiäre Revision) aus den institutionellen und funktionellen Bedingungen der jeweiligen Gesamtordnung, dem damit in Verbindung stehenden Menschenbild und Staatsverständnis ergibt. Je nach Ordnungszusammenhang könnten die subsidiäre Kompetenz und die subsidiäre Assistenz kooperativen (leistungsfördernden) oder defektiven (leistungsschädigenden) Charakter annehmen (ebd., 70).

[77] Vgl. dazu Isensee (2002, 147 f.), Moersch (2001, 79 f.); aus staatsphilosophischer Sicht Höffe (1997, 54). Schneider (1996, 98) spricht vom „Kompetenzanerkennungsprinzip" statt vom „Kompetenzverteilungsprinzip", da (das Subsidiaritätsprinzip) die Kompetenz des einzelnen zum Kriterium des selbstverantwortlichen Handelns erhebe und es damit der Gesellschaftstätigkeit grundsätzlich die Zuteilungskompetenz entziehe (ebd.).

sprechen (Moersch, 2001, 80).[78] Hinsichtlich der rechtsrelevanten Bedeutung des Prinzips lässt sich der Kompetenzverteilungsaspekt dem Bereich der Rechtsetzung zuordnen und der Kompetenzausübungsaspekt dem der Rechtsanwendung. Isensee (2002, 147) begreift ersteren dabei als primäre und letzteren als sekundäre Funktion. Nach Höffe (1997, 65) scheint in der Sozialethik die Subsidiarität vornehmlich als Kompetenzverteilungsprinzip verstanden zu werden. In den Verträgen von Maastricht taucht das Subsidiaritätsprinzip indessen nur als Kompetenzausübungsprinzip auf.[79]

Als Maxime der Kompetenzausübung besagt das Subsidiaritätsprinzip, dass die höhere Einheit nicht schon dann einen Handlungsvorrang besitzt, wenn sie eine Aufgabe wirksamer erfüllen kann als die untere Ebene, sondern erst dann, wenn die Aufgabe die Kräfte der unteren Ebene übersteigt. Dabei sei es der höheren Ebene nicht gestattet, Kompetenzen wegen etwaiger Regelungsdefizite der unteren Ebene an sich zu ziehen (Pieper, 1994, 235). In seiner Kompetenzverteilungsfunktion richtet es sich an den Rechtsetzer, der die Kompetenzen entsprechend auf die Handlungsebenen verteilt. Neben seiner Handlungsrelevanz hat das Subsidiaritätsprinzip auch legitimatorische Bedeutung, indem es die bestehende Kompetenzordnung als sachgerecht ausweist (Isensee, 2002, 148).

3.1.3 Die integrative Funktion des Subsidiaritätsprinzips

Insbesondere in der integrativen Funktion des Subsidiaritätsprinzips wird ein Anreiz hinsichtlich der Regelbefolgung gesehen (vgl. Kern, 2007).[80] Wie sich dieser erhoffte Wirkungszusammenhang darstellen könnte, soll nun rekonstruiert werden. Hinweise auf den Ursprung des Subsidiaritätsprinzips und dessen integrativer Wirkung finden sich laut Schneider (1996) schon in der Bibel.[81] Dort rät Jetro seinem Schwiegersohn Moses, Verantwortung zu delegieren, um sich

---

[78] Die Unterscheidung trifft Moersch (2001, 79) unter der vorhergehenden Festlegung der Relation zwischen Aufgaben und Kompetenzträgern, wobei er die Aufgaben als Variablen und die Kompetenzträger als Konstanten begreift. Für den hier vorliegenden Fall wären die Komponenten zu vertauschen, so dass die Kompetenzträger den Aufgaben zugeordnet werden, da es sich um die Einordnung und Akzeptanz eines neu errichteten Gremiums handelt. Auch Calliess (1999, 27) spricht vom Subsidiaritätsprinzip als Relationsbegriff. Nell-Breuning (1962, 832) betont indes, dass es sich beim Subsidiaritätsprinzip nicht um ein Strukturprinzip handle.
[79] Höffe (1997, 65), so auch Isensee (2002, 152): „Insofern ist es folgerichtig, dem Subsidiaritätsprinzip allein Relevanz für die Kompetenzausübung, nicht aber für die Kompetenzverteilung zuzuerkennen." Höffe (1997, 65) führt dies darauf zurück, dass die Mitgliedstaaten über die Kompetenzen in der EU entscheiden. Diese reflektierten das Subsidiaritätsprinzip nicht in dem Sinne, Rechte abzugeben, sondern nur über die Ausübung der von ihnen in formellen Verträgen übertragenen Kompetenzen.
[80] Auch Lecheler (1993, 68 f.).
[81] Siehe Schneider (1996, 18 f.), auch Isensee (2002, 133 f.).

selbst zu entlasten und so auch die Zufriedenheit der Bürger und die Akzeptanz durch das Volk zu sichern.[82] Auch im Rahmen der EU erhoffte man sich eine höhere Akzeptanz der überstaatlichen politischen Ebene durch die Einführung des Subsidiaritätsprinzips (vgl. Ronge, 1998; 178, Pieper, 1994, 230). Insofern erscheint die Akzeptanz der übergeordneten Einheit als Ausdruck der integrativen Funktion des Subsidiaritätsprinzips. Dieser Effekt stellt sich nun nicht voraussetzungslos ein. Vielmehr wird auf die Notwendigkeit einer gemeinsamen Zielorientierung hingewiesen.[83] Damit kommt das Solidaritätsprinzip ins Spiel.[84]

Im Solidaritätsprinzip erfährt das Subsidiaritätsprinzip als Formalprinzip (Küchenhoff, 1953, 80 f.) seine materiale Komponente. Solidarität verweist auf eine vorgegebene Gemeinsamkeit, wobei sich die Pflicht zu gegenseitiger Verantwortung aus der faktischen Interdependenz der Menschen und dem elementaren Bewusstsein von Zusammengehörigkeit ableitet (Baumgartner & Korff, 1999, 231). Im Mittelpunkt steht das Gemeinwohl, das „bonum commune".[85] Ihm kommt integrative Kraft zu (vgl. Moersch, 1999, 209). Mit Blick auf das Gemeinwohl schützt nun das Subsidiaritätsprinzip in einem System solidarisch bedingter, aber konkurrierender Zuständigkeiten die jeweils untere Einheit in der Verwirklichung des Gemeinwohls (Calliess, 1999, 185). In diesem Sinne könne das Subsidiaritätsprinzip den Weg zu einer Einheit in Vielfalt bereiten (Baum-

---

[82] Es heißt dort: „Entlaste also dich selber und laß jene mit dir die Verantwortung tragen! Wenn du es so machst, so kannst du ausrichten, was dir Gott gebietet, und auch dies ganze Volk wird zufrieden heimgehen" (Exodus 18, 18–22).
[83] „Vertritt du das Volk vor Gott und bringe ihr Anliegen vor Gott! Erkläre ihnen die Gesetze und Weisungen! Zeig ihnen den Weg, den sie gehen und das Werk, das sie tun sollen! Du aber suche dir aus allen Leuten tüchtige, gottesfürchtige und zuverlässige Männer aus" (Exodus 18, 18–22).
[84] Unter Solidarität wird grundsätzlich die Bereitschaft verstanden, aufgrund gemeinsamer Ziele und Interessen die Angelegenheiten anderer Personen oder Personengruppen als eigene Angelegenheiten anzuerkennen. Zumeist, aber nicht notwendigerweise, ist damit die freiwillige Hinnahme von Nachteilen – oder der Verzicht auf Vorteile – zugunsten Dritter im Interesse gemeinsamen Handelns verbunden (Calliess, 1999, 187). Er fügt hinzu: Dies geschieht in der Annahme, dass die Begünstigten sich in ähnlicher Weise verhalten werden. Mithin entfaltet sich Solidarität in der Regel in einem „Solidaritätsrahmen", in dem ein Geflecht sich überkreuzender aktueller und potentieller Solidarität besteht (ebd., 188). So beruhe Solidarität auf Anerkennung von Gemeinsamkeit und sei nicht einfach nur ein Geschäft auf Gegenseitigkeit (ebd., vgl. zur Solidarität auch Münch, 2001, 120 ff.; Hondrich & Koch-Arzberger, 1994, 12–24; Hondrich, 2001, 103–111).
[85] Dieses wird allgemein als Ziel, auf dessen Verwirklichung die Gemeinschaft angelegt ist, und dem die Glieder der Gemeinschaft verpflichtet sind, definiert (Calliess, 1999, 185). Entgegen dem allgemeinen Sprachgebrauch wird „Gemeinwohl" bisweilen auch als organisatorischer und organisierender Dienstwert interpretiert. In diesem Zusammenhang stellt es Vorbedingungen oder Voraussetzungen bereit, derer es bedarf, um das *Gemeingut* zu entfalten. Das Gemeingut stellt dabei den Eigen- bzw. Selbstwert dar, der um seiner selbst willen geschätzt und erstrebt wird, so Nell-Breuning (1990, 32 f.).

gartner & Korff, 1999, 236).[86] Darin liegt mithin die innere Verknüpfung mit dem Solidaritätsprinzip (ebd.). Dieses wird so zur Voraussetzung und zum Gegengewicht des Subsidiaritätsprinzips, indem es der rein partikularistischen Vertretung von Einzelinteressen ohne Rücksicht auf „das Ganze" – zu dem das Subsidiaritätsprinzip verleiten kann – entgegenwirkt. Insofern wirkt das Solidaritätsprinzip als Korrektiv zum Subsidiaritätsprinzip. Es betont den Vorrang des integrierten Ganzen vor den einzelnen Teilen. Das Subsidiaritätsprinzip wiederum stellt das Korrektiv zum Gemeinwohl dar, indem es dieses begrenzt und so den einzelnen Einheiten ihre Funktionsfähigkeit und Daseinsberechtigung im Ganzen ermöglicht (vgl. Calliess, 1999, 186).[87]

Ähnlich stellt sich der Zusammenhang von Integration und Subsidiarität dar, wie ihn die politische Steuerungsdiskussion zeichnet.[88] Dort werden insbesondere durch das Korporatismusmodell, welches als institutionelle Anwendung oder Umsetzung eines Integrationskonzepts anzusehen ist, Rückschlüsse auf das Verhältnis von Integration und Subsidiarität gezogen: Beide bedingen und begrenzen sich gegenseitig. Die Notwendigkeit zur Integration von Gemeinschaften folge aus dem Streben nach Gemeinsamkeiten, die letztlich das identitätsstiftende Moment jeder Gemeinschaft darstellen. Dem stehe die Subsidiarität als ein vom Einzelnen ausgehendes Bedürfnis, seine eigene Identität und seinen Wirkungskreis gegenüber der Gemeinschaft als ganzer zu bewahren, gegenüber.

Es wird deutlich, dass dem Subsidiaritätsprinzip, welches hier als ein rein formales Kompetenzverteilungs- und Kompetenzausübungsprinzip verstanden wird, eine integrative Wirkung nicht per se zukommt. Vielmehr entsteht ein solcher, eher mittelbarer Zusammenhang erst mit dem Blick auf das Gemeinwohl und dessen Konkretisierung im Solidaritätsprinzip. Der enge Zusammenhang von Solidaritätsprinzip und Subsidiaritätsprinzip verlangt nun, dass das Subsidiaritätsprinzip nur unter der Voraussetzung des Vorliegens bestimmter formaler Kategorien zur Anwendung gelangen sollte (Calliess, 1999, 186).[89] Erst dann ergibt sich die Möglichkeit, das Subsidiaritätsprinzip in den Zusammen-

---

[86] Vgl. auch Durkheim (1977), der auf den Zusammenhang von Arbeitsteilung und Zusammengehörigkeitsgefühl hinweist.
[87] Dazu schreibt Durkheim (1977, 170 f.): „Die Solidarität, die aus den Ähnlichkeiten kommt, erreicht ihr Maximum, wenn das Kollektivbewusstsein unser ganzes Bewusstsein genau deckt und in allen Punkten mit ihm übereinstimmt: aber in diesem Augenblick ist unsere Individualität gleich null. Sie kann nur entstehen, wenn die Gemeinschaft weniger Platz in uns einnimmt. Es handelt sich also um zwei entgegen gesetzte Kräfte, von denen die eine zentrifugal und die andere zentripetal ist und die nicht zu gleicher Zeit wachsen können. [...] In dem Augenblick, wo diese Solidarität wirkt, verschwindet unsere Persönlichkeit". Durkheim bezeichnet eine solche Solidarität als mechanische.
[88] Siehe die Hinweise bei Moersch (1999, 39 ff.).
[89] Vgl. auch Homann & Kirchner (1995, 52), die die Gedanken von Nell-Breuning zusammenfassen. Auf das Vorliegen dieser Voraussetzungen bei der Dopingbekämpfung wird später eingegangen.

hang mit den erwünschten Wirkungen bringen zu können. In diesem Sinne bemerkt Isensee (2002, 135), dass die Schaffung von Akzeptanz (als Ausdruck einer integrativen Wirkung) eben nicht das eigentliche Ziel des Subsidiaritätsprinzips darstellt, sondern eine erwünschte Folge.

3.2 Funktion des Subsidiaritätsprinzips bei der Harmonisierung der Dopingbekämpfung

Im Organisationsgefüge des Sports ist von Subsidiarität etwa dann die Rede, wenn man das Verhältnis zwischen staatlichem Regelungsanspruch und vereinsautonomer Organisation beschreibt. In diesem Sinne dient es im deutschen Recht der Abgrenzung zwischen Verbandsautonomie einerseits und dem Kontrollvorbehalt des Staates andererseits.[90] Auf internationaler Ebene wird das Subsidiaritätsprinzip im Europarat-Übereinkommen gegen Doping im Sport vom 16.11.1989[91] statuiert (PHBSportR-Summerer, 2007, 189). Die primäre Verantwortlichkeit liegt bei den Sportverbänden und anderen privaten Anti-Doping-Organisationen. Die Zuständigkeit des Staates folgt erst aus deren Überforderung. Hierbei ist darauf hinzuweisen, dass die Kompetenzzuweisung für die Sportverbände entscheidend ist, da außerhalb derer das Subsidiaritätsprinzip von vornherein wirkungslos ist. So gesehen ist die Reichweite ein bedeutender Faktor für seine Akzeptanz, wobei die Reichweite sowohl dem Umfang nach (was ist Sport?) als auch qualitativ bzw. in der Tiefe (eine schwere vorsätzliche Körperverletzung muss vom Staat verfolgt werden, auch wenn im Rahmen des Sports geschehen – Legalitätsprinzip) begrenzt sein kann.

Auf welche Weise das Subsidiaritätsprinzip innerhalb des WADC seine Wirkung entfalten soll und kann, ist im Folgenden näher zu skizzieren.

3.2.1 *Kompetenzverteilung und -ausübung im WADC*

Im Sinne seiner ordnenden Funktion soll das Subsidiaritätsprinzip zur Kompetenzverteilung und -ausübung im WADC herangezogen werden. Die Eingliederung der WADA in die nach dem Ein-Platz-Prinzip strukturierte Sportorganisation erfolgt durch einen Regelanerkennungsvertrag. Mit diesem binden sich die jeweiligen Sportorganisationen vertraglich an den WADC und erkennen die WADA als oberste Instanz im Bereich der Dopingbekämpfung im Organisationsgefüge des Sports an. Handlungsfähigkeit erlangt die WADA durch eine entsprechende Kompetenzausstattung.[92]

---

[90] Vieweg (1990, 178).
[91] BGBl. II 1994 334, abgedruckt in: HBSportR, Bd. 1, C.I.1. (in Kraft seit 1.6.1994).
[92] Vgl. Art. 20. 7, 23, im Zusammenhang mit der Überarbeitung und Änderung des Codes.

a) Kompetenzverteilung: Rechtsetzungs- und Rechtsänderungsbefugnisse

Die ursprüngliche Fassung des WADC geht auf die Initiative der WADA zurück und wurde unter ihrer Anleitung erarbeitet.[93] Eine Einbindung anderer, offiziell mit der Dopingbekämpfung befasster Stellen erfolgte insofern, als dass diese um Stellungnahmen gebeten und jeweils über den aktuellen Stand des Entstehungsprozesses informiert wurden.[94] Der WADA kam bei der Erarbeitung des WADC keine originäre Rechtsetzungskompetenz zu (Kern, 2007, 275). So stellt sie denn auch eine von vielen den WADC unterzeichnenden Einheiten dar, die als Schöpfer des WADC bezeichnet werden können. Ihnen kommt gemeinsam die Rechtsetzungskompetenz der Urfassung des WADC zu.

Davon zu unterscheiden ist nun die Kompetenz zur Regeländerung. Diese liegt bei der WADA (Art. 23.6 WADC), die zunächst aufgefordert ist, die Entwicklung des WADC zu beobachten und ggf. Änderungsvorschläge zu erarbeiten. Diese sind den Unterzeichnern, Athleten und Staaten zur Stellungnahme vorzulegen. In Rahmen dieses gegenseitigen Konsultationsverfahrens haben die Unterzeichner, Athleten und Staaten die Möglichkeit, eigene Änderungsvorschläge einzubringen (Art. 23.6.2 WADC).[95] Ein Mitbestimmungsrecht der Athleten, Unterzeichner und Staaten ist dagegen nicht vorgesehen. Beschlossen werden die Regeländerungen vom „Foundation Board" der WADA mit Zweidrittelmehrheit.[96]

Auch die Durchführungsbestimmungen des Anti-Doping-Programms (International Standards, Models of Best Practice) werden von der WADA erarbeitet. Die Einhaltung eines bestimmten Verfahrens bei der Setzung dieser Regeln ist dabei nicht vorgesehen. Es hat sich aber in der Praxis ein Konsultationsverfahren durchgesetzt, bei dem die Entwürfe den Unterzeichnerorganisationen vorgelegt werden. Die WADA verfügt damit auch über eine Richtlinienkompetenz,

---

[93] Die WADA setzt sich zusammen aus einem erweiterten Stiftungsrat (Foundation Board) und einem engeren Stiftungsrat (Executive Committee).

[94] Auf den ersten Entwurf des WADC erhielt die WADA Kommentare und Änderungsvorschläge von mehr als 120 verschiedenen Organisationen und Personen, vgl. Kern (2007, 155).

[95] Insofern sind die Zuständigkeiten nicht exklusiv, sondern grundsätzlich konkurrierend ausgestaltet, wobei Hinweise zur näheren Ausgestaltung des Kooperationsprozesses im WADC fehlen, vgl. Kern (2007, 310).

[96] Gem. Art. 6 des Stiftungsstatuts soll das Foundation Board (= erweiterter Stiftungsrat der WADA) zunächst zehn Mitglieder umfassen, wobei diese alle vom IOC als Stifter benannt werden. Maximal soll es aus 35 Mitgliedern bestehen. Hiervon sollen maximal 16 Mitglieder von der Olympischen Bewegung und von zwischenstaatlichen bzw. staatlichen Einrichtungen berufen werden. Die verbleibenden Mitglieder werden auf gemeinsamen Vorschlag von der Olympischen Bewegung und den staatlichen Einrichtungen berufen. Aktuell setzt sich der erweiterte Stiftungsrat aus 38 Mitgliedern zusammen, von denen sind 16 IOC-Mitglieder und sechs Präsidenten Internationaler Sportverbände. Unter ihnen auch der WADA (lange Zeit) kritisierende FIFA-Präsident Josef Blatter. Siehe http://www.wada-ama.org/en/dynamic.ch2?pageCategory.id=289 (Zugriff: 2.6.2008).

mit welcher sie Einfluss auf die Art und Weise der Kompetenzwahrnehmung durch die Unterzeichnerorganisationen auszuüben vermag (Kern, 2007, 276). Diese vorrangig verfahrensbezogenen Vorgaben sollen die Einheitlichkeit und Verlässlichkeit der Exekutivmaßnahmen gewährleisten (ebd).

Das Subsidiaritätsprinzip soll nun diesbezüglich als Kompetenzausübungsschranke fungieren und verlangt damit eine präventive Kontrolle (dazu Kern, 2007, 312 f.).[97] Insofern würde die WADA verpflichtet, die nationalen und internationalen Sportorganisationen an der Regelsetzung in Form eines Konsultations- und Notifizierungsverfahrens zu beteiligen. Dabei sollen die WADA und die Sportorganisationen die angestrebten Maßnahmen auf ihre Zweckmäßigkeit zur Zielerreichung überprüfen. Mit dem Einsatz des Subsidiaritätsprinzips erhofft man sich, die Anwendungsbereitschaft der Sportorganisationen hinsichtlich des WADC stärken zu können (ebd.).

b) Kompetenzausübung: Rechtsanwendungs- und Rechtsprechungsbefugnisse

Die Anwendung des WADC erfolgt nicht exklusiv durch eine Organisation, sondern durch verschiedene Einheiten mit parallelen bzw. konkurrierenden Kompetenzen. Art. 15 WADC legt die Zuständigkeiten für die Vornahme von Dopingtests, das Verfahren mit den Testergebnissen, die Durchführung von Anhörungen, das Verfahren mit positiven Dopingproben und der Verhängung von Sanktionen innerhalb des Doping-Kontroll-Systems fest. Für die Durchführung von Wettkampfkontrollen bestimmt der WADC, dass bei internationalen Veranstaltungen internationale Sportorganisationen und bei nationalen Veranstaltungen entsprechend nationale Sportorganisationen im Sinne einer konkurrierenden Kompetenz zuständig sein sollen (Art. 15.1 WADC). Trainingskontrollen sollen von nationalen und internationalen Sportorganisationen vorgenommen werden. Eine explizite Zuständigkeitsverteilung erfolgt nicht. Diese soll vielmehr von der WADA koordiniert werden (Art. 5 und 15.2 WADC).[98] Die Zuständigkeit während des Verfahrens nach Feststellung eines Dopingverstoßes richtet sich grundsätzlich nach den Zuständigkeiten für die Durchführung der Dopingkontrollen im Sinne einer Kompetenz kraft Sachzusammenhangs.[99]

---

[97] Die „klassische Form" des Subsidiaritätsprinzips als Zuständigkeitsvermutung zugunsten der kleineren Einheit zeigt sich im Hinblick auf die Zielerreichung (einheitliche Regelsetzung) eher kontraproduktiv, so Kern (2007, 312). Danach stehen die Befugnisse der WADA nur dann zu, wenn sie die anstehenden Aufgaben besser und effizienter wahrnehmen kann als andere Sportorganisationen. Als Maßstab hierfür dienen die Ziele des WADC (ebd., 313).
[98] Hierfür hat die WADA für Sportorganisationen verbindliche „International Standards for Testing" erarbeitet. Darin enthalten sind Regeln zur Planung und Durchführung von Dopingtests. Art. 5 WADC enthält die Aufgabenverteilung im Hinblick auf die Auswahl der zu testenden Athleten.
[99] Darunter versteht man die logisch-konsequente Einbeziehung von Themen in einen beschriebenen Kompetenzgegenstand, die sich wie selbstverständlich einer zugewiesenen Mate-

Der Vollzug der Regeln des WADC erfolgt in erster Linie durch die verschiedenen internationalen und nationalen Sportorganisationen, welche hierfür ihren eigenen Vollzugs- und Verwaltungsapparat nutzen können. Insbesondere die internationalen Sportfachverbände verfügen seit je her über Regelungs- und Sanktionsbefugnisse aufgrund mitgliedschaftlicher oder mitgliedschaftsähnlicher Rechtsbeziehungen.

Die Rechtsprechungskompetenzen werden parallel zu den Exekutivkompetenzen verteilt. Die Rechtsprechung über die Entscheidung der rechtsanwendenden Stellen folgt den von diesen Stellen aufgestellten Regeln, wobei diese den im WADC (Art. 13.1 i.V.m. Art. 13.2.2) festgelegten Maßstab an rechtsstaatlichen Prinzipien beachten müssen. Sämtliche Dopingstreitigkeiten werden so zunächst organisationsintern entschieden. Im Anschluss haben die Parteien die Möglichkeit der Berufung vor einem Schiedsgericht.[100] Als grundsätzliche Berufungsinstanz fungiert der Court of Arbitration for Sport (CAS) im Hinblick auf Entscheidungen, die im Zusammenhang mit dem WADC getroffen werden.[101]

Die Etablierung unterschiedlicher Kompetenzbereiche für die Rechtsanwendung und -durchsetzung erfolgt im Hinblick auf die Zielstellung einer effektiven, harmonisierenden Dopingbekämpfung (Kern, 2007, 297). Hieraus können nun aber auch Zuständigkeitskonflikte erwachsen.[102] Für die Lösung solcher Konflikte bedarf es entsprechender Regeln des Vorrangs und der Zusammenarbeit. Hier soll das Subsidiaritätsprinzip zum Zuge kommen. Es ist – im Sinne des „klassischen" Subsidiaritätsverständnisses – widerlegbar[103] zu vermuten, dass die untergeordnete Einheit zuständig ist (Kern, 2007, 318).[104] Insofern wer-

---

rie zurechnen lassen, vgl. Stettner (2006), in: Dreier (Hrsg.). GG-Kommentar, Art. 70, Rn. 60; Stern (1980, 610 f.)

[100] Einzelheiten zu Schiedsklauseln sind zu finden bei Haas (2001, 325 ff.).

[101] Eine Ausnahme dazu bilden die Rechtsmittel seitens nationaler Athleten, die vor einer von der betreffenden NADO eingerichteten unabhängigen Berufungsinstanz geltend zu machen sind (Art. 13.2.2 WADC). In Deutschland ist dies seit dem 1.1.2008 das nationale Sportschiedsgericht.

[102] Diese werden insbesondere bei Wettkampf- und Trainingskontrollen virulent. Systematische Abgrenzungsmöglichkeiten existieren nicht, vgl. Kern (2007, 297 ff.).

[103] Eine solche Darlegungslast kommt dann der WADA zu. Sie muss die Notwendigkeit der zentralen Aufgabenwahrnehmung begründen und dabei die Vermutung der größeren Sachnähe der unteren Einheit ausräumen (Kern, 2007, 316).

[104] Die Anwendung und Durchsetzung der Regeln des WADC sei nicht zwingend von einer zentralen Einheit durchzuführen. Dem Harmonisierungserfolg sei es nicht abträglich, dass einheitlich gesetzte Regeln von verschiedenen Stellen angewendet werden, insofern sie nur das gemeinsame Ziel und der Wille zur Dopingbekämpfung eint. Dass dies für alle Sportorganisationen der Fall sei, gehe allein schon aus deren Statuten hervor, in denen sie sich dem Dopingbekämpfungsziel verschrieben hätten (Kern, 2007, 314 f.). Ferner bleibt offen wie die Kompetenzen zu verteilen sind, wenn verschiedene gleich geordnete Organisationen, etwa auf nationaler Ebene die jeweiligen nationalen Sportverbände und nationalen Anti-Dopingorganisation, vorhanden sind.

de auch der integrativen und solidaritätserzeugenden Wirkung des Subsidiaritätsprinzips Raum gegeben (ebd.).

Die Komponente der subsidiären Assistenz (positive Ausprägung) zeigt sich bereits im WADC, in dem festgelegt ist, dass internationale Verbände für internationale Veranstaltungen zuständig sein sollen. Die Handlungsanweisung an die internationalen Sportverbände erfolgt unter der Annahme, dass die unteren Einheiten die Aufgabe nicht ausreichend erfüllen können (ebd.). Die subsidiäre Kompetenz (negative Ausprägung) offenbart sich in der Zuständigkeit nationaler Verbände für nationale Veranstaltungen. Kern (2007, 315) folgert daraus, dass die Schöpfer des WADC bei der Kompetenzverteilung hinsichtlich der Rechtsanwendung die Fähigkeiten und Möglichkeiten der einzelnen Sportverbände berücksichtigt haben und damit eine dezentrale Organisation der Dopingbekämpfung befürworten.

Dies setzt voraus, dass die Eignung der verschiedenen Einheiten im Einzelfall auch überprüfbar ist. Um die Zuständigkeit im Einzelfall, d.h. die jeweils fähigste Einheit, ermitteln zu können, muss die WADA die Fähigkeiten der einzelnen Sport- und Anti-Doping-Organisationen darstellen und bewerten. Hierfür schlägt Kern (2007, 315) ein zweistufiges Prüfungssystem vor, welches sich stets an den Zielen des WADC zu orientieren hat: Zum einen sei die (negativ formulierte) Frage zu beantworten, ob die angestrebten Ziele von der jeweils unteren Einheit nicht erreicht werden können. Anschließend wäre zu ermitteln, ob die Ziele durch die höhere Einheit besser erreicht werden können.[105] Insofern steht die WADA unter Rechtfertigungszwang, wenn sie auf Kosten der Sportverbände (u. a.) ihr Tätigkeitsfeld ausweiten will.

Auch für den Bereich der Rechtsprechung sollte laut Kern (2007, 318 f.) das Subsidiaritätsprinzip in diesem klassischen Sinne herangezogen werden, so dass von der Zuständigkeit der unteren (nationalen) Einheit auszugehen ist. Dies werde dadurch gestützt, dass zahlreiche Sportorganisationen über ein funktionierendes Rechtsprechungssystem verfügen (ebd., 319). Der WADC schreibt so auch die Ausschöpfung der verbandsinternen oder anderer sportorganisatorischer Rechtswege vor, bevor der Weg zum CAS als Berufungsinstanz frei ist (Art. 13 WADC).[106]

3.2.2 Anwendungsvoraussetzungen des Subsidiaritätsprinzips

Die vorstehenden Ausführungen machen deutlich, dass man sich über die ordnende Funktion des Subsidiaritätsprinzips eine integrative Wirkung erhofft. Es

---

[105] Kern (2007) verweist u.a. auf Calliess (1999, 92 ff.) und Merten (1994, 82 f.).
[106] Als Vorbild für die Etablierung des Subsidiaritätsprinzips im WADC beruft sich Kern (2007, 321) auf das Subsidiaritätsprotokoll des EG-Vertrags. Im Hinblick auf den WADC könnten entsprechende Grundsätze in Form der sog. „International Standards" entwickelt werden (ebd.).

wurde bereits festgestellt, dass eine solche integrative Wirkung indes nur über den Zusammenhang des formalen Subsidiaritätsprinzips mit dem Solidaritätsprinzip denkbar entstehen kann. Daher ist es erforderlich, das Subsidiaritätsprinzip nur unter der Voraussetzung des Vorliegens dreier formaler Kategorien zur Anwendung kommen zu lassen. Dies sind nach Isensee (1968, 71)[107]:
- ein hierarchisch gestuftes Über-/Unterordnungsverhältnis,
- ein gemeinsamer Aufgabenbereich und
- die Verfolgung eines gemeinsamen Ziels.

Im Hinblick auf die Einführung des Subsidiaritätsprinzips in den WADC wird das Vorliegen dieser Voraussetzungen von Kern (2007, 305) ohne Weiteres bejaht. Im Folgenden soll auf die einzelnen Komponenten etwas ausführlicher eingegangen werden, bilden sie doch die grundlegende Voraussetzung, um überhaupt die Wirksamkeit der Maßnahme reflektieren zu können.

a) Hierarchisch gestuftes Über-/Unterordnungsverhältnis

Das Subsidiaritätsprinzip verweist auf vertikal gegliederte Handlungsebenen im Sinne eines Stufenbaus. Notwendig ist ein hierarchisch gestuftes Über-/Unterordnungsverhältnis, wobei der Begriff der Hierarchie in seinem formal-organisatorischen Sinn zu verstehen ist, im Sinne einer Überordnung kraft rechtlichem Vorranganspruch oder überlegener realer Macht (Isensee, 2002, 146; Höffe, 1997, 55).[108]

Diesen Vorranganspruch haben innerhalb der Sportorganisation das IOC als höchste Einheit der olympischen Bewegung und die internationalen Sportverbände für die jeweiligen Sportarten inne. Ihnen oblag gemeinsam mit den ihnen untergeordneten Einheiten auch die Organisation der Dopingbekämpfung. Mit der Schaffung der WADA tritt diese für den Aufgabenbereich der Dopingbekämpfung als Harmonisierungs- und Koordinierungsinstanz an die oberste Stelle. Hierfür wird die WADA mit entsprechenden Handlungsbefugnissen ausgestattet (vgl. Art. 20.7; 23 WADC). Ihre Integration in die hierarchische Struktur[109] der Sportorganisation erfolgt nicht über die Schaffung eines Dachverbandes, dem die untergeordneten Einheiten als Mitglieder beitreten, sondern vertraglich.

---

[107] Auf diese Voraussetzungen berufen sich sämtliche Abhandlungen über das Subsidiaritätsprinzip, vgl. etwa Calliess (1999, 186).

[108] So meint Caplow (1964), dass, insofern die Organisationen gleiche Ziele verfolgen, eine Prestigeordnung entsteht, die sich selbst bestätigt und verstärkt, da sie u. a. die Verteilung der Ressourcen bestimmt.

[109] Wobei es sich im Kern bei Dachverbänden nicht um hierarchisch übergeordnete Einheiten handelt, sondern um Zweckgebilde, denen von ihren Gründern bottom-up bestimmte Aufgaben zugewiesen werden. Zum Zweck der Erfüllung dieser Aufgaben bündelt man Ressourcen, die dann nach festgelegten Kriterien von einer Koordinationsinstanz wiederverteilt werden. „Dem einzelnen Mitglied eröffnet sich abhängig von der wahrgenommenen distributiven Gerechtigkeit ein weites Spektrum von Entscheidungsmöglichkeiten" (Emrich, 2008b).

Die Unterzeichner des WADC und weitere Anti-Doping-Organisationen erkennen die Kompetenzen der WADA durch die Unterzeichnung des WADC an. Der Vorranganspruch der WADA für den Bereich der Dopingbekämpfung resultiert aus dem Vertragsverhältnis, welches die jeweiligen Sportorganisationen mit ihrer Unterschrift eingehen.

In diesem Sinne kommt den internationalen Sportorganisationen eine nicht unerhebliche Machtstellung zu, da sie mit ihren privatautonomen Willensäußerungen über die Wirksamkeit des WADC und die Handlungsfähigkeit der WADA entscheiden.[110] So liegt ein Über- bzw. Unterordnungsverhältnis erst vor, wenn sich die Internationalen Sportverbände vertraglich an den WADC gebunden haben (Regelanerkennungsvertrag) und der WADA damit entsprechende Handlungsbefugnisse einräumen.

Nach Nell-Breuning (1962) gilt das Subsidiaritätsprinzip nur, wenn eine kleinere und eine größere Sozialeinheit im Verhältnis von Teil und Ganzem zueinander stehen.[111] Das schließt es aus, dass die verschiedenen Einheiten im Wettbewerb zueinander stehen und sich selbstständig gegeneinander konstituieren (vgl. Höffe, 1994). Für den Sachbereich der Dopingbekämpfung ist angedacht, dass die WADA als Harmonisierungsinstanz die „Schalt- bzw. Koordinierungsstelle" der Dopingbekämpfung darstellen soll. Die internationalen Sportverbände sind als notwendige Elemente für die praktische Durchführung von Dopingbekämpfungsmaßnahmen zuständig, so dass eine Ganzes-Teil-Struktur anzunehmen ist. Mit Blick auf die Handlungsinteressen[112] der internationalen Sportverbände könnten sich unter Umständen dennoch wettbewerbsähnliche Strukturen finden lassen; etwa um Privilegieninteressen, Aufmerksamkeit usw.[113]

b) Gemeinsamer Aufgabenbereich: Konkurrierende Kompetenzen

Das Subsidiaritätsprinzip setzt als Kompetenzausübungsdirektive gemeinsame Zuständigkeiten der verschiedenen Ebenen im Sinne konkurrierender Kompetenzen voraus. Konkurrierende Kompetenzen liegen dann vor, wenn die Zuständigkeiten gleichermaßen an verschiedenen Stellen verteilt sind, es eine dieser Stellen jedoch in der Hand hat, durch die Wahrnehmung ihrer Kompetenz eine Sperrwirkung für die Zuständigkeit der anderen Stelle zu erzeugen.[114] Ein so

---

[110] Eine völkerrechtlich verbindliche Verpflichtung der Normadressaten existiert derzeit nicht. Ausführlich zur Rechtsnatur des WADC Kern (2007, 159 ff.).

[111] Vgl. dazu auch Homann & Kirchner (1995, 49 f.).

[112] Einzelheiten dazu und zum gemeinsamen Zielhorizont als Anwendungsvoraussetzung des Subsidiaritäts-prinzips sogleich in Abschnitt 3.2.2, c).

[113] So könnte z.B. eine Abtretung von Kontrollbefugnissen an die WADA als öffentliches Eingeständnis der internationalen Sportverbände gewertet werden, die Befugnisse nicht eigenständig ausüben zu können oder zu wollen, vgl. Bette & Schimank (2006, 342).

[114] Vgl. Stettner (2006), in: Dreier (Hrsg.). GG-Kommentar, Art. 72, Rn. 10f.; Kunig (2003), in: Münch & Kunig (Hrsg.). GG-Kommentar, Art. 72, Rn. 1, Art. 74, Rn. 1.

verstandener gemeinsamer Aufgabenbereich liegt im Hinblick auf die von der WADA und den Internationalen Sportverbänden ergriffenen Maßnahmen zur Dopingbekämpfung vor.[115] Der gemeinsame Aufgabenbereich verweist notwendig auf eine kollektive Zielsetzung, an der die Aufgabenverteilung orientiert ist.

c) Gemeinsame Zielverwirklichung

(1) Die Abhängigkeit des Subsidiaritätsprinzips vom gemeinsamen Zielhorizont

Als elementare Voraussetzung für eine funktionelle Anwendung und Leistungsfähigkeit des Subsidiaritätsgrundsatzes wird die Verfolgung eines gemeinsamen Ziels der betreffenden Einheiten hervorgehoben (Isensee, 1968, 71; 2002, 145; Moersch, 2001, 69).[116] Dieses sei für die Erreichung der identitätsstiftenden Wirkung des Subsidiaritätsprinzips von besonderer Bedeutung. So wird insbesondere von der nicht unumstrittenen[117], aber in der Rechtspraxis[118] weit verbreiteten final-teleologischen Handlungslehre angenommen, dass die der Ausrichtung von Handlungen der verschiedenen Einheiten an einer gemeinsamen Zielsetzung zukommende Orientierungsfunktion die Identität der Gemeinschaft sichert. Auch die strukturell-funktionale Systemtheorie verweist auf eine Orientierungs- und Maßstabsfunktion von Zielsetzungen.[119] Daher betont Moersch (2001, 71), dass der Grund für die Abhängigkeit des Subsidiaritätsprinzips von den Zielsetzungen der jeweiligen Gemeinschaft nicht in den jeweiligen Zwecken selbst besteht, d.h. in ihren konkreten Inhalten, sondern in einer bestimmten, der Zwecksetzung zukommenden allgemeinen Funktion. Danach ist das Subsidiaritätsprinzip in mehrfacher Weise an die Zwecksetzungen einer Gemeinschaft gebunden. Einerseits dient das gemeinsame Ziel als Beurteilungsmaßstab für die Festlegung der jeweils geeigneteren Einheit. Des Weiteren dienen die Konkreti-

---

[115] Vgl. dazu bereits Abschnitt 3.2.1, b). Angemerkt sei, dass im Grunde erst ein Konkurrenzverhältnis besteht, wenn die beiden Handlungseinheiten zur Erfüllung der fraglichen Funktion in der Lage sind (ohne Wertung besser/schlechter).

[116] Auch auf der Zielebene empfiehlt sich die Differenzierung in kollektive und individuelle Ziele, die konvergent oder divergent sein können. Während die Entwicklung und Pflege der Popularität einer Sportart von allen geteilt wird, konkurriert man z.B. um Anteile am Erfolg mit den anderen Verbandsmitgliedern ebenso wie um Anteile an der Redistribution der Verbandsressourcen. Nach Etzioni (1961) ist allgemein unter einem Ziel die Vorstellung von einem zukünftigen Zustand zu verstehen, den die Organisation herzustellen oder zu erhalten sucht.

[117] Zur Kritik am final-teleologischen Handlungsbegriff siehe die Nachweise bei Luhmann (1968, 18 ff.). Gegen die Denkfigur des Zwecks Tönnies (1923, 235 ff.).

[118] Etwa im Vereins- und Gesellschaftsrecht (§§ 21, 22 BGB, etc.) und die anerkannte teleologische Auslegungsmethode.

[119] Indes betrachtet die final-teleologische Handlungslehre Zwecke vor allem als Ziel menschlicher Handlungen, wohingegen die funktionale Systemtheorie auf die systembildende Leistung von Zwecksetzungen rekurriert.

sierungen von Zwecksetzungen des Weiteren der Formulierung von Aufgaben. Diese Aufgaben stellen als normative Handlungsanweisungen wiederum selbst Zielvorgaben dar (ebd., 70 f.).[120]

Unter der Voraussetzung „gemeinsames Ziel bzw. gemeinsamer Zielhorizont" ist zum einen – sehr allgemein – das Gemeinwohl zu verstehen, welches sich gleichsam aus der „Natur der Sache" herleitet und sich insofern vor dem Hintergrund der Bedürfnisse der jeweiligen Gemeinschaft konkretisiert. Andererseits kann es sich aus der Satzung einer Organisation ergeben. Sie stellen insofern die kollektiven Ziele einer Gemeinschaft dar.

Wie bereits angedeutet[121], vermag eine so verstandene gemeinsame Zielverwirklichung nicht in jedem Fall eine integrative Wirkung zu entfalten. Hierzu betont Durkheim (1977, 169), dass nur eine positive Solidarität, die explizit auf gegenseitiger Zusammenarbeit im Sinne der Arbeitsteilung beruht, Integration erzeugen kann.[122] In diesem Sinne verhindert eine negative Solidarität zwar die Überschneidung von Handlungen, indem die Handlungsfreiheit des jeweils anderen anerkannt wird, eine Zusammenarbeit und Unterstützung resultiert daraus indes (noch) nicht.[123] So sei es vor allem die „Dichte der Arbeitsteilung"[124] – die auch durch die Zuweisung der Kompetenzen an die jeweils untere Einheit erzeugt wird –, die die Voraussetzung zur Entstehung eines Zusammengehörigkeitsgefühls darstellt, welches wiederum als „Integrationsmedium" einer positiven Solidarität fungiert.[125] In diesem Sinne ist neben dem Vorliegen eines gemeinsamen bzw. kollektiven Ziels insbesondere eine Arbeitsteilung in Form einer verstärkenden gegenseitigen Verflechtung für eine Zusammenarbeit und Kooperationsbereitschaft im Sinne einer „organischen Vertragssolidarität" (Durkheim, 1977, 423) bedeutend. Dies wiederum ist abhängig vom Stellenwert des kollektiven Ziels der Dopingbekämpfung für die jeweilige Organisation und vor allem von seiner Verankerung in anreiz- und sanktionsbewehrten Ordnungen. Gerade in den von Durkheim skizzierten hoch arbeitsteiligen Konkurrenzgesellschaften, in denen der einzelne die Folgen seines Tuns aufgrund der Verkettung von Handlungen nicht mehr überblicken kann und in denen der einzelnen Akteur gezwungen ist, auf Ausbeutungsversuche anderer zu reagieren, sind sanktionsbewehrte Rahmenordnungen unerlässlich.

---

[120] Dabei kommt es für die Orientierungsfunktion von Ziel- und Zwecksetzungen maßgeblich auf ihren Bestimmtheitsgrad an, Moersch (2001, 77 f.).

[121] Siehe Abschnitt 3.1.3 „Zur integrativen Funktion".

[122] Dass die integrative Funktion des Subsidiaritätsprinzips vor allem auch eine Folge des Zusammenspiels dieses Prinzips mit dem Solidaritätsprinzip ist, wurde bereits dargelegt.

[123] Die negative Solidarität nach Durkheim (1977) bezieht sich (lediglich) auf die gegenseitige Anerkennung von Eigentumsrechten.

[124] Weitere Faktoren sieht Preyer (2005, 61) in der politischen Übereinstimmung, der gemeinsamen Gruppenzugehörigkeit, aber auch der Höhe des sozialen Budgets.

[125] Vgl. etwa Preyer (2005, 61), Mayntz & Ziegler (1969, 471).

(2) Die Zielvorstellungen der WADA und der Internationalen Sportverbände

Die Zielsetzung gemeinsamer „Dopingbekämpfung" durch die WADA und die Internationalen Sportverbände folgt nicht aus der „Natur der Sache", sondern geht – wie für gewillkürte Vergesellschaftungen (Tönnies) typisch – aus deren Satzung hervor. Insofern handelt es sich um ein kollektives Ziel der Organisation. Davon zu unterscheiden sind die jeweiligen individuellen Ziele, die von den kollektiven abweichen können.[126]

Der Voraussetzung des gemeinsamen Zielhorizonts – als Beurteilungsmaßstab für die Festlegung der jeweils besser geeigneten Einheit – steht dabei nicht entgegen, dass die Verbände im Einzelnen ggf. unterschiedliche Interessen verfolgen, solange sich diese im Rahmen des gemeinsamen Zielhorizonts bewegen (Isensee, 2002, 148). Es ist daher zu prüfen, ob die WADA und die Internationalen Sportverbände neben dem in der Satzung verankerten kollektiven Ziel der Dopingbekämpfung unterschiedliche Interessen verfolgen und ob diese, sofern vorhanden, den Rahmen des gemeinsamen Zielhorizonts sprengen oder nicht.

Dieser Rahmen wird abgesteckt durch die Kriterien der Fairness und Effektivität (Kern 2007), welche verlangen, dass sich die individuellen Ziele nicht außerhalb der grundsätzlichen Wertentscheidung des kollektiven Dopingbekämpfungsziels bewegen. Dabei sei das Gebot der effektiven Umsetzung der Anti-Doping-Maßnahmen durch die Sportorganisationen Folge des Fairnessgedankens als oberstem Leitprinzip auch der Sportorganisationen (ebd., 269).

Das Fairnessprinzip traditioneller Prägung verweist auf ein individuelles moralisches Handeln. Die wettbewerbliche Situation, in der sich die Verbände aufgrund der Kommerzialisierung befinden, begünstigt allerdings einen Zustand des Absinkens des sozial verbindlichen Ethos, welchen Briefs (1980) als sinkende Grenzmoral bezeichnet.[127] In modernen wettbewerblich organisierten und wachstumsorientierten Volkswirtschaften sind die individuellen Handlungen in langen Interdependenzketten so miteinander verwoben, dass Handlung und Wirkung der Handlung häufig nicht mehr direkt miteinander verknüpft und in nicht intendierten Wirkungen spürbar werden. Aufgrund der entwickelten Konkurrenz handeln die Akteure intentional auf individuelle Ziele und den eigenen Vorteil hin, wobei das individuelle Handlungsziel der eigene Wohlstand ist und nicht mehr derjenige einer Gemeinschaft.[128] Die Menschen werden als homo oecono-

---

[126] Vgl. auch Mayntz & Ziegler (1969, 468). Nur im Falle einer (maximalen) mechanischen Solidarität im Sinne Durkheims (1977) entsprechen die individuellen Zielsetzungen vollkommen den kollektiven. Dass individuelles Vorteilsstreben indes nicht zwangsläufig das in der Satzung verankerte kollektive Ziel schädigen muss, sondern auch für dieses wünschenswert sein kann, betont Vogt (1999, 275). Zur Logik kollektiven Handelns siehe Olson (1968), zur Logik kollektiven Handelns bei Delegation Schmidt-Trenz (1996).

[127] Vgl. zu den nachfolgenden Ausführungen Emrich (2008b).

[128] Zum Versagen der moralischen Rechenschaftspflichtigkeit siehe Bohnstedt & Senkel (2007, 207) vor dem Hintergrund des Hochleistungssports Minderjähriger.

micus durch das sich ausweitende Wettbewerbssystem gezwungen, auf Ausbeutungsversuche anderer zu reagieren, was einen ausschließlich wirtschaftlich und vorrangig eigennützig denkenden Menschentypus begünstigt. Der Tendenz nach erfolgt nunmehr moralisch-ethisches Verhalten fremdbestimmt und wird somit durch Anreize motiviert und gesteuert.

Kontrolliert werden die Handlungsvollzüge des egoistischen Einzelnen nunmehr durch moralisch wünschenswertes Verhalten stabilisierende Anreize innerhalb eines Handlungsrahmens, der aus Regeln und einem mehr oder weniger umfassenden formellen Kontrollapparat besteht. Durch die Rahmenordnung für die Wirtschaft oder andere Gesellschaftssubsysteme und sanktionsbewehrte Regeln, mit deren Hilfe die egoistischen Interessen des Einzelnen als Handlungsmotiv kanalisiert werden können, wird das Handeln gelenkt. Dies setzt jedoch eine konsequente Normen- und Regelüberwachung und Sanktionierung voraus. In diesem Sinn verlagert sich der systematische Sitz der Moral in die Rahmenordnung, deren Qualität zu einem entscheidenden Merkmal für die Ausbalancierung individueller und kollektiver Interessen wird. In einem durch Markt und Wettbewerb dominierten wirtschaftlichen oder sportlichen System lassen sich auf der individuellen Ebene letztlich nur noch zwei grundsätzliche Forderungen ableiten:

- „Der Einzelne darf seine Fähigkeit, durch Einnahme der attraktiven Außenseiterposition [...] die Wettbewerbsordnung zu untergraben, nicht ausnützen, er hat gemäß der Spielregeln Wettbewerb, auch scharfen Wettbewerb zu treiben.
- Er kann als Einzelner bei Gefahr des wirtschaftlichen Ruins die Ordnung nicht allein realisieren, aber man kann von ihm fordern, dass er sich öffentlich bereit erklärt, die Ordnung zu wollen und dann auch zu beachten, unter der einzigen Bedingung, „dass auch andere dazu bereit sind", und man kann von ihm fordern, dass er politisch (in Parteien, Verbänden, Gewerkschaften etc.) für die Gestaltung dieser Ordnung wirkt" (Homann, 2002, 34; vgl. Hobbes, 1980, 119).

Homanns (2002, 35 ff.) Überlegungen folgend, ist somit die Individualmoral nicht entbehrlich. Sie wird durch die hier vertraglich hergestellte Rahmenordnung stabilisiert und tritt insbesondere hilfsweise und vorübergehend dort ein, wo Markt und Wettbewerb nicht funktionieren, sei es, dass eine Rahmenordnung noch nicht formuliert und in Kraft getreten ist, sei es, dass die Wettbewerbsprozesse trotz Rahmenordnung noch nicht funktionieren oder sei es, dass die Sanktionsbewehrtheit der Rahmenordnung unzureichend ist. Die Grenzmoral ist in diesem Zusammenhang das unterste, gesellschaftlich gerade noch tolerierte ethische Verhalten; die Grenze des ethisch noch allgemein akzeptierten und praktizierten Verhaltens und verweist auf die Gefährdung des „Gemeinwohls" (Briefs, 1963). Vor diesem Hintergrund erscheint die Hoffnung, einer auf individuellen moralischen Anforderungen beruhenden gegenseitigen Verflechtung im Sinne einer positiven Solidarität zur Erreichung des kollektiven Dopingbekämpfungsziels zu schwinden. Der Wettbewerb um Zuschaueraufmerksamkeit, mediale Aufmerksamkeit und die Rekrutierung monetärer Ressourcen macht es aus ökonomischer Sicht unverzichtbar, die eigenen diesbezüglichen Ziele – unter Inkaufnahme der Vernachlässigung des Kollektivziels Dopingbekämpfung – solange zu verfolgen, bis die Grenze der geltenden Normen erreicht, aber (scheinbar) noch nicht überschritten ist.

Aus dieser Perspektive werden die internationalen Verbände das Dopingphänomen dann auch nicht per se als negativ bewerten, wenn es sich zur Befriedigung individueller Nutzenkalküle nutzbar machen lässt. Sensationelle sportliche Höchstleistungen und Rekorde wirken aufmerksamkeitssteigernd. Für die internationalen Sportverbände ist es dabei zunächst unerheblich, ob bei der Erbringung dieser Leistungen Dopingmittel oder Maßnahmen im Spiel waren, solange eine solche Verwendung unentdeckt bleibt. Hinzu kommt, dass positive Dopingkontrollen einer Selbstdiffamierung gleichkommen, weshalb nicht auszuschließen ist, dass die Kontrollhoheit der Verbände zu einer Gefälligkeits-Jurisprudenz führen könnte. Der Verdacht liegt nahe, dass die Sportverbände gar nicht ernsthaft an der Verwirklichung des Dopingbekämpfungsziels interessiert sind (vgl. auch Bette & Schimank, 2006 und den Beitrag von Pitsch & Emrich in diesem Band).

Aber auch die Ausrichtung der Handlungsinteressen der WADA rein am Dopingbekämpfungsziel scheint nicht unbesehen angenommen werden zu können.[129] Ein Blick auf die personelle Zusammensetzung der WADA kann zumindest Zweifel aufkommen lassen.[130] Zudem kämpft die WADA um ihre Anerkennung als Harmonisierungs- und Koordinierungsinstanz der Dopingbekämpfung. Dabei bleibt es nicht aus, über Zugeständnisse gegenüber den etablierten (machtbewussten) Sportorganisationen auf Kosten der Effektivität und ggf. auch Ernsthaftigkeit der Dopingbekämpfungsbemühungen nachzudenken.[131] Auch der Vorschlag der Einführung des Subsidiaritätsprinzips in den WADC könnte in diese Richtung zielen.

Angesichts dessen verbietet es sich, das kollektive, in den Satzungen niedergeschriebene Organisationsziel „Dopingbekämpfung" unkritisch als handlungsleitend zu unterstellen.[132] Es erscheint, vor allem im Hinblick auf die Internationalen Sportorganisationen, vielmehr nur um der (Grenz)moral Willen beachtet zu werden und dient dementsprechend der Selbstdarstellung der Organisation

---

[129] Als Indiz hierfür sei etwa auf die Untersuchungsergebnisse von Emrich & Pitsch im vorliegenden Band verwiesen.

[130] Siehe auch FN 97 zur Zusammensetzung des „Foundation Board".

[131] So sieht der WADC gegenüber den internationalen Sportorganisationen keine Sanktionsmöglichkeiten vor.

[132] Hinzu kommt der Aspekt der Entkopplung von Reden und Handeln, Brunsson (2002), im Kontext von Olympia Emrich (2006).

nach außen; zur Legitimation und Mobilisierung von Ressourcen.[133] Die Dopingbekämpfung erweist sich nur deshalb und solange als kollektives wie individuelles Ziel der Verbandsakteure, wie es im Zuschauerinteresse liegt. Die Stärkung der Eigeninteressen der Internationalen Sportverbände durch die Einführung des Subsidiaritätsprinzips in den WADC erscheint aufgrund erheblicher Abweichungen vom „gemeinsamen Zielhorizont" der tatsächlichen Zielerreichung abträglich. Die motivierende Kraft des Selbstinteresses steht dann nicht im Dienst des Kollektivziels.

3.2.3 Stellungnahme zum erhofften Wirkungszusammenhang

Der mit der Einführung des Subsidiaritätsprinzips in den WADC erhoffte Wirkungszusammenhang ist nun vor dem Hintergrund der voranstehenden Analyse zu bewerten.

a) Im Hinblick auf die Voraussetzungen und Justiziabilität des Subsidiaritätsprinzips

Die eben gemachten Ausführungen zeigen, dass die Annahme des Vorliegens der formalen Anwendungsvoraussetzungen des Subsidiaritätsprinzips nur bedingt zutrifft. Vor allem die bestehende „gemeinsame Zielverfolgung" (und damit auch eine Arbeitsteilung in diesem Sinne) scheint nur eine Chimäre zu sein.[134] Dies mag nun vordergründig der erhofften höheren Akzeptanz des WADC durch eine Einführung des Subsidiaritätsprinzips nicht unbedingt entgegenstehen.[135] Im Gegenteil scheint die Einräumung von Zugeständnissen in Form von Privilegieninteressen hierfür ein geeignetes Mittel. Auf einem anderen Blatt steht freilich, ob dem Ziel der harmonisierten Dopingbekämpfung damit gedient ist.

Aufschluss gibt zum einen die Justiziabilität des Subsidiaritätsprinzips und zum anderen das Vorhandensein von Sanktionsmöglichkeiten gegenüber den internationalen Verbänden. Letztere waren bisher nur rudimentär im WADC enthalten und sind es auch nach der Neufassung des Codes geblieben.[136] So existiert eine entsprechende Bestimmung (Art. 12 WADC), ohne dass diese eigenständige Sanktionsbefugnisse nach sich zieht. Es wird lediglich auf die Möglichkeit der Sanktionierung der Sportorganisationen durch die Unterzeichnerorganisationen verwiesen und dies für zulässig erklärt. Kern (2007) plädiert daher – im gleichen Atemzug mit der Einführung des Subsidiaritätsprinzips – für die

---

[133] Um einen aufschlussreichen Hinweis auf die tatsächlich angestrebten Ziele bekommen zu können, wäre eine Analyse des gewünschten Informationsrückflusses, d. h. der Informationen, die der Akteur zu erhalten versucht, gewinnbringend, so Mayntz & Ziegler (1969).
[134] Brunner (1994, 11) spricht von der „Fiktion gleicher staatlicher Ziele".
[135] Tatsächlich mangelt es an der für die integrative Wirkung so wichtigen „positiven Solidarität" (Durkheim, 1977).
[136] Vgl. die überarbeitete Fassung, die am 1.1.2009 in Kraft getreten ist: http://www.wada-ama.org/rtecontent/document/code_v2009_En.pdf (Zugriff: 3.6.2008).

Etablierung eines Vertragsverletzungsverfahrens. Er weist darauf hin, dass im WADC mit Art. 13.4 prinzipiell die Möglichkeit angelegt ist, die Sportorganisationen bei der Umsetzung der von ihnen geschuldeten Maßnahmen zu kontrollieren und ggf. zu sanktionieren (Kern, 2007, 295). Allein bleibt fraglich, ob sich die Chancen zur Etablierung eines solchen Verfahrens erhöhen, wenn den internationalen Sportverbänden durch die Einführung des Subsidiaritätsprinzips über bloße Mitspracherechte bei der Rechtsetzung hinausgehende Kompetenzen eingeräumt werden sollen; man kann nur schwer zugleich Regelsetzer und Regelkontrolleur sein.

Die Justiziabilität des Subsidiaritätsprinzips wird von Kern (2007, 308) befürwortet.[137] Es geht hierbei um die (judikative) Kontrolle (hier: ggf. CAS) der Kompetenzausübung der im legislativen und exekutiven Tätigkeitsbereich zuständigen Stellen auf Einhaltung des Subsidiaritätsprinzips. Dies ist dann möglich, wenn das Subsidiaritätsprinzip im Streitfall dem Spruchkörper Entscheidungsmaßstäbe für die Zuständigkeit der jeweiligen Stelle, d.h. für die Kompetenzausübung liefern kann.[138] Hierfür muss das Subsidiaritätsprinzip hinreichend konkret und rechtlich determiniert im Regelwerk aufgenommen werden.[139] Ob dies zu erwarten ist, sei vor dem hier skizzierten Hintergrund dahingestellt. Zudem findet eine solche judikative Kontrolle nicht permanent, sondern nur im Falle eines aktuellen Streits statt. Eine kontinuierliche Beobachtung liegt in den Händen der WADA. Letztlich steht sie auch unter dem Rechtfertigungszwang, die unzureichende Aufgabenerfüllung und Überforderung der „unteren Ebene" zu beweisen.[140] Mit Blick auf den personellen und organisatorischen Aufwand der hierfür betrieben werden müsste – zu denken ist auch an die Angewiesenheit auf eine intensive Kommunikations- und Kooperationsbereitschaft der Verbände hinsichtlich der Ausführungen ihrer Anti-Doping-Maßnahmen – und unter Berücksichtigung des Wunsches nach Anerkennung (auch) durch die Internationalen Sportverbände, erscheinen diese Kontrollen die WADA zu überfordern.

In der Prinzipal-Agent-Theorie[141] wird bezüglich opportunistischen Verhaltens der Vertreter grundsätzlich zwischen „moral hazard" und „hold-up" unterschieden. Im Gegensatz zum offenen Verstoß gegen die Interessen des Prinzipals durch "hold up" findet beim „moral hazard" der Opportunismus verdeckt, d.h. unter Ausnutzung der bestehenden Informationsasymmetrie, statt. Für die

---

[137] Indes mit einer fragwürdigen Argumentation: „Die Justiziabilität des Subsidiaritätsprinzips wird nicht einheitlich beurteilt. Der Streit zwischen die Justiziabilität ablehnenden und befürwortenden Vertretern soll an dieser Stelle nicht entschieden werden und einer Entscheidung bedarf es auch nicht, wenn man mit der überwiegenden Mehrheit der Meinungen davon ausgeht, dass [...]." (Kern, 2007, 308).
[138] Vgl. Zuleeg (1997, 201 f.), Kern (2007, 308).
[139] Kern (2007, 308 m. w. N.).
[140] Vgl. Isensee (2002, 147).
[141] Siehe dazu Erlei, Leschke & Sauerland (2007, 103 ff.).

internationalen Sportverbände als Agenten der WADA wäre es aufgrund des dargelegten, weit reichenden sanktionsfreien Handlungsspielraums ein Leichtes, beauftragungswidriges Verhalten zu verbergen.[142] Durch die asymmetrische Organisation der Zuständigkeiten in der beschriebenen Form[143] und dem gleichzeitigen Fehlen von entsprechenden Kontroll- und Sanktionsmechanismen, um die ordnungsgemäße Wahrnehmung der Kompetenzen zu sichern, könnten die internationalen Sportverbände sogar einen deutlichen Nutzenvorteil erzielen: Sie könnten zum einen weitermachen wie bisher – nur mit weiterreichenden Kompetenzen – und zum anderen durch das öffentliche Bekenntnis zur WADA und dem WADC und so zu einer „schonungslosen" Dopingbekämpfung einen Imagevorteil erlangen. Insofern scheinen die mit der Einführung des Subsidiaritätsprinzips verbunden Effekte eher konservierender Art.

b) Im Hinblick auf den grundsätzlich versprochenen Zusammenhang

Eine unzureichende Regelbefolgung ist durch die Schaffung eines hinreichenden Regelbefolgungsinteresses zu kompensieren (Vanberg, 1999). Der Grad der Akzeptanz der Regelordnung ist hierfür indes kein geeigneter Indikator. Akzeptanz und Regelbefolgung sind nicht zwingend kongruent, sodass von einer erhöhten Akzeptanz nicht unmittelbar auf eine höhere Regelbefolgung geschlossen werden kann. Nach Vanberg (1999, 45) ist es vielmehr eine *Faktenfrage*, ob die Akzeptanz einer Institution die Bereitschaft zur Regelbefolgung positiv beeinflussen kann. Vor dem Hintergrund der Unterscheidung von Regel- und Handelnsordnung im Sinne Hayeks (1967) sind daher das Regelgeltungs- und das Regelbefolgungsinteresse (Vanberg, 1999) für den Fall des WADC unabhängig voneinander zu betrachten. Die Verfolgung beider Interessen wird von den internationalen Sportverbänden jeweils durch eine Vorteils-Nachteils-Kalkulation abhängig gemacht.[144] Die Ergebnisse dieser Abwägung können dann zu einem unterschiedlichen Stellenwert von Regelgeltungs- und Regelbefolgungsinteresse führen.

Das Interesse der Internationalen Sportverbände als rational handelnde Akteure an der Geltung des WADC ist abhängig von ihrem ökonomischen Kalkül und der Bewertung u. a. des öffentlichen Werturteils hinsichtlich der Dopingbekämpfung, dem Vorhandensein von Kontrollmechanismen und in diesem Zusammenhang auch von Überlegungen, Vorteile durch eigene Regelübertretungen realisieren zu können.[145] Im Ergebnis wird ein Regelgeltungsinteresse dann vor-

---

[142] Zu beachten ist insofern freilich die „externe Kontrollinstanz" durch die Sportkonsumenten; vgl. generell dazu den Beitrag von Pitsch & Emrich in diesem Band.

[143] Siehe im Abschnitt 3.2.1.

[144] Unter „Vorteilen" ist im Sinne der modernen Ökonomik alles das zu verstehen, was die Akteure selbst als Vorteile ansehen (Homann, 1999, 59).

[145] Ein eigenes primäres Interesse an der Dopingbekämpfung haben die Sportverbände nicht (zwingend). Siehe bereits Abschnitt 3.2.2, c), (2).

liegen, wenn die Akteure durch die Geltung des WADC größere Vorteile – unter Abwägung der dabei entstehenden Nachteile – haben, als ohne den WADC. Angesichts dessen, dass gegenwärtig Doping in der breiten Öffentlichkeit (noch) große Empörung hervorruft und die Beteiligung der Sportverbände an einer effektiven Dopingbekämpfung als selbstverständlich angesehen und gefordert wird, scheint die Anerkennung des WADC durch die Verbände im Sinne einer Nachteilsvermeidung unumgänglich. Das Regelgeltungsinteresse positiv beeinflussen kann indes der sich aus dem nur bruchstückhaft vorhandenen Kontrollmechanismus ggf. resultierende Vorteil der eigenen Regelübertretung. Aufgrund dieser Konstellation liegt es nahe, dass die Verbände ein Regelinteresse bzw. konstitutionelles Interesse bekunden werden. So steht jedoch schon die Akzeptanz des WADC im Sinne des Regelgeltungsinteresses auf wackligen Beinen. Es kommt zwar in der Regel eine Einigung auf die Regelordnung zustande[146], jedoch gibt es dabei einen mehr oder minder großen Teil der beteiligten Sportverbände, die ihm nur widerwillig zugestimmt haben, weil ihnen angesichts der gegebenen Umstände – Forderungen der Öffentlichkeit nach strengen Dopingbekämpfung – keine Wahl bleibt; ein Zustand den Rawls (1993, 133 ff.) als *modus vivendi* bezeichnet.[147] Der WADC stützt sich zwar auf einen anfänglichen Konsens, dieser Konsens ist aber kaum widerstandsfähig gegenüber Änderungen der relevanten Umstände und damit instabil. Sobald die für die internationalen Sportverbände unvorteilhaften Ausgangsbedingungen nicht mehr gegeben sind, werden diejenigen, die nur widerwillig zugestimmt haben, auf Regeländerungen bzw. -verwerfung drängen (vgl. Vanberg, 1999, 46). Ein Regelgeltungsinteresse ist unter den derzeitigen Umständen sonach anzunehmen, wenngleich sich dieses als wenig gefestigt erweisen dürfte.

Mit dem Regelbefolgungsinteresse bzw. dem Handlungsinteresse werden die jeweiligen Präferenzen im Hinblick auf Handlungsalternativen angesprochen. Diese ergeben sich – wie gezeigt – aus den rationalen individuellen Interessen der einzelnen Akteure. Für diese scheint es von Nutzen, durch eine unbemerkte Regelumgehung Wettbewerbsvorteile zu erlangen. Das Interesse zur Regelbefolgung äußert sich etwa auch in einer über eine bloße Absichtserklärung hinausgehende Bereitschaft, ein die Regelbefolgung garantierendes Verfahren zu etablieren. Diese ist derzeit nicht erkennbar und war auch nicht Gegenstand des Änderungskatalogs im Hinblick auf die Neufassung des WADC, so dass auf ein mangelndes Regelbefolgungsinteresse zu schließen ist.

---

[146] Siehe die eindrucksvolle Liste (Code Acceptance) der Unterzeichner auf den Internetseiten der WADA: http://www.wada-ama.org/en/dynamic.ch2?pageCategory.id=270 (Zugriff: 18.6.2008)

[147] Im Gegensatz dazu bezeichnet er eine Situation, in der eine Regelordnung eine solide, gegenüber Änderungen in den äußeren Umständen weitgehend robuste, allgemeine Akzeptanz findet, als „overlapping consensus", Rawls (1993). Auch von Weber (1980, 16) wird die Labilität einer rein aus zweckrationalen Motiven eingehaltenen Ordnung betont.

Es ist für den vorliegenden Fall untunlich, von der Akzeptanz des WADC auf dessen Befolgung durch die Sportverbände zu schließen, vom Reden zum Handeln ist es ein weiter Schritt. Daran ändert auch die Einführung des Subsidiaritätsprinzips in den WADC nichts. Zwar kann die Zusicherung von Freiheit – durch das Subsidiaritätsprinzip – als Leistungs-, Innovations- und Disziplinierungsanreiz dienen (Vogt, 1999, 282), jedoch erscheinen die individuellen Interessen zu Verantwortungsübernahme und Mitbestimmung nicht derart ausgestaltet, dass sie möglichst konstruktiv für das kollektive Ziel genutzt werden.[148] Insofern ist eine höhere Akzeptanz des WADC durch die Einführung des Subsidiaritätsprinzips zwar durchaus zu erwarten, eine damit einhergehende Intensivierung des Regelbefolgungsinteresses indes nicht.

4 Zusammenfassung und Ausblick: Bedingungen einer wirksamen Grundsteinlegung

Sieht man wie Kern (2007) den WADC als einen Grundstein für ein neues Recht der internationalen Dopingbekämpfung, so sind an diesen besondere Anforderungen gebunden, damit das darauf errichtete Gebäude nicht von Beginn an schief und somit einsturzgefährdet ist. Fehler bei der Grundsteinlegung summieren sich. Es kommt daher im besonderen Maße auf die Ausrichtung und das Zusammenspiel mit den weiteren, notwendigen Elementen an. Bei einer Überprüfung der Grundsteinlegung erst nach Fertigstellung des Projekts sind die Handlungsalternativen im Hinblick auf eine optimale Zielverwirklichung eingeschränkt. Können keine Mängel festgestellt werden, so ist der Bau erfolgreich beendet, wobei der Erfolg dem Zufallsglück geschuldet sein dürfte. Im entgegen gesetzten Fall gibt es an die Fehlerquelle kein Herankommen mehr, so dass – je nach Art der Ausbesserungsarbeiten früher oder später – der Abriss erfolgen muss; jedoch kann zumindest das angestrebte Ergebnis nicht mehr optimal erreicht werden.

Insofern ist auf die Ausgestaltung, Implementierung und weitere Anpassung des WADC besondere Aufmerksamkeit zu verwenden. Dies macht vor allem eine Vorverlegung der Evaluierung entsprechender Maßnahmen erforderlich.[149] Eine solche wurde hier vorgenommen. Von Bedeutung sind dabei auch die Kriterien, die der Überprüfung zugrunde gelegt werden. Die wenigen institutionenökonomischen Überlegungen haben angedeutet, dass Vorschläge durchaus alle juristischen Voraussetzungen für eine mögliche Anwendung erfüllen können,

---

[148] Vor allem mangelt es an einem Sanktionsmechanismus gegenüber den internationalen Sportverbänden. Einen solchen erst im Anschluss an das Subsidiaritätsprinzip in Form eines Vertragsverletzungsverfahrens einzuführen, erscheint – wie bereits dargelegt – nicht wahrscheinlich.
[149] Vgl. die eingangs geäußerte Kritik an „ex-post-Wirksamkeitsprüfungen" (Fn. 62).

ohne dass damit in jedem Fall die Wirksamkeit der jeweiligen Maßnahme beurteilt ist.

Von Belang für eine erfolgreiche Grundsteinlegung ist der Ausgleich mit dem vorhandenen Fundament. Dies bereitet seit dem Inkrafttreten des WADC Probleme, da sich (vor allem) die internationalen Sportverbände nur bedingt an dessen Vorgaben halten. Insofern erscheint die Idee der Einführung des Subsidiaritätsprinzips in den WADC nicht unattraktiv. Die Privilegieninteressen der Verbände würden durch die Kompetenzzuweisungen befriedigt. In der Folge könnte sich der WADC erhöhter Akzeptanz und damit gebührender Stabilität erfreuen. Doch die Stabilität ist nur scheinbar vorhanden. Tatsächlich steht der WADC trotz seiner formal dokumentierten Akzeptanz auf losem Boden im Sinne des Rawls'schen *modus vivendi*. Die Gründe hierfür wurden ausführlich dargelegt. Auch die mit dem Subsidiaritätsprinzip verbundene Hoffnung auf eine Steigerung der Regelbefolgung durch die internationalen Sportverbände kann unter diesen Umständen nicht erwartet werden. Im Gegenteil könnte der Vorschlag sogar nachteilige Konsequenzen bewirken. Prekär erscheint die unzureichende Verbindung zwischen Grundstein und Fundament mangels Existenz eines entsprechenden Kontroll- und Sanktionsmechanismus, so dass das Subsidiaritätsprinzip die Gefahr einer faktischen Kompetenz-Kompetenz der internationalen Sportverbände mit sich bringt.[150] Eine nachträgliche Ausbesserung zu erwägen, erscheint unrealistisch.

Daher muss der Grundstein auch für sich selbst tragfähig sein und darf nicht in sich zerbrechen. Insofern kommt es auf die Wirksamkeit des WADC an, welche aus dargelegten Gründen hier nicht anhand des Akzeptanzniveaus abgelesen werden kann. Sie ist vielmehr Ergebnis des Zusammenspiels der durch die Regelordnung auferlegten Handlungsrestriktionen und dem Bemühen der betroffenen Akteure, unter den gegebenen Beschränkungen die eigenen Interessen möglichst wirksam zu verfolgen (Vanberg, 1999, 39). Die individuellen Präferenzen sind nun im Sinne des mit dem WADC verfolgten Kollektivziels durch eine Rahmenordnung so zu fördern, dass sie das wünschenswerte Verhalten durch entsprechende Anreize belohnen und das unerwünschte Verhalten durch Kosten verursachende Sanktionen unterbinden. Ein allgemeines Rezept für die Schaffung eines solchen Regelbefolgungsinteresses gibt es indes nicht, da dieses stets abhängig ist von der Art der in Frage stehenden Regeln und den jeweiligen näheren Umständen (ebd., 48). Im vorliegenden Fall ist es zwingend geboten, Vertragsverletzungen seitens der internationalen Sportverbände aufzuspüren und zu sanktionieren (zur Behandlung des Dopingsanktionsproblems im Rahmen des Wirtschaftsrechts s. Momsen in diesem Band). Ohne im Einzelnen auf die Ausgestaltung näher eingehen zu können, ist die Etablierung eines entsprechenden Vertragsverletzungsverfahrens Voraussetzung, um überhaupt über weitere Maß-

---

[150] Vgl. auch Böttger (2004, 61).

nahmen nachdenken zu können, wollen diese nicht jeglicher Ernsthaftigkeit entbehren. Darüber hinaus erscheint es lohnend, einen prüfenden Blick auf die Corporate Governance-Konzepte für Wirtschaftsunternehmen zu werfen. Bei diesen handelt es sich im Kern um „die Setzung möglichst idealer Rahmenbedingungen für effiziente unternehmerische Entscheidungen", so dass divergierende individuelle Ziele einzelner Interessengruppen derart berücksichtigt werden können, dass Ihnen und dem Vertragsziel gedient ist (Grundmann & Mülbert, 2001, 215).

Literatur

Baumgartner, A., Korff, W. (1999). Sozialprinzipien als ethische Baugesetzlichkeiten moderner Gesellschaft: Personalität, Solidarität und Subsidiarität. In W. Korff et al. (Hrsg.). *Handbuch der Wirtschaftsethik. Band 1: Verhältnisbestimmung von Wirtschaft und Ethik* (S. 225-237). Gütersloh: Gütersloher Verlagshaus.

Bette, K.-H., Schimank, U. (2006). *Doping im Hochleistungssport. Anpassung durch Abweichung*. 2., erweiterte Auflage, Frankfurt a. M.: Suhrkamp.

Bohnstedt, K., Senkel, K. (2007). Minderjährige im Hochleistungssport. Anmerkungen zum Begriff der Verantwortung. In N. Müller, D. Voigt (Hrsg.). *Gesellschaft und Sport als Feld wissenschaftlichen Handelns. Festschrift für Manfred Messing*. (S. 191-231) Niedernhausen/Ts.: Schors.

Böttger, U. (2004): *Ansätze für eine ökonomische Analyse des Subsidiaritätsprinzips des EG Art. 5 Abs. 2*. (Schriften zur wirtschaftswissenschaftlichen Analyse des Rechts; Bd. 50) Berlin: Duncker & Humblot.

Briefs, G. (1980 [orig. 1963]). Zum Problem der Grenzmoral. In H. B. Streithofen, R. von Voss (Hrsg.). *Götz Briefs. Ausgewählte Schriften. Band 1: Mensch und Gesellschaft* (S. 51-61). Berlin: Duncker & Humblot.

Brunner, M. (1994). Das Subsidiaritätsprinzip als europäisches Prinzip. In D. Merten (Hrsg.). *Die Subsidiarität Europas* (S. 9-22) (Schriften zum Europäischen Recht; Bd. 16). Berlin: Duncker & Humblot.

Brunsson, N. (2002). The Organization of Hypocrisy. Talk, Decisions and Actions in Organisations. Kopenhagen: Abstrakt forlag.

Buchanan, J. (1991). Möglichkeiten für eine europäische Verfassung. Eine amerikanische Sicht. In H. O. Lenel et al. (Hrsg.). ORDO. *Jahrbuch für die Ordnung von Wirtschaft und Gesellschaft*. Bd. 42. (S. 127-137) Stuttgart, New York: Fischer.

Calliess, C. (1999). Subsidiaritäts- und Solidaritätsprinzip in der Europäischen Union. Vorgaben für die Anwendung von Art. 5 (ex-Art. 3b) EGV nach dem Vertrag von Amsterdam. 2. aktualisierte und überarbeitete Auflage. (Schriften des Europa-Instituts der Universität des Saarlandes – Rechtswissenschaften; Bd. 10). Baden-Baden: Nomos.

Caplow, T. (1964). *Principles of Organization*. New York u. a.: Hartcourt, Brace and World.
Dreier, H. (Hrsg.) (2006). *GG-Kommentar*. Bd. II: Art. 20-82, 2. Aufl. Tübingen: Mohr Siebeck.
Durkheim, E. (1977 [orig. 1893]). *Über die Teilung der sozialen Arbeit*. Eingeleitet von Niklas Luhmann, übersetzt von Ludwig Schmidts. Frankfurt a. M.: Suhrkamp.
Emrich, E. (2006): Zur Kommerzialisierung der olympischen Idee – einige grundlegende Anmerkungen. In Kutschke, F. (Hrsg.): *Ökonomie Olympischer Spiele* (S. 39-55). Schorndorf: Hofmann.
Emrich, E. (2008a). Markt oder Tempel? Zwischen Moral und Eigennutz: Was können wir von der Bienenfabel für die Ökonomie der Olympischen Spiele lernen? In Wacker, C.; Marxen, R. (Hrsg.). *Olympia – zwischen Ideal und Wirklichkeit. Festschrift für Norbert Müller zum 60. Geburtstag* (S. 103-132). Berlin: LIT.
Emrich, E. (2008b). Sportverbände. In Weis, K.; Gugutzer, R. (Hrsg.). *Handbuch Sportsoziologie* (S. 122-132). Schorndorf: Hofmann.
Erlei, M., Leschke, M., Sauerland, D. (2007): *Neue Institutionenökonomik*. 2. überarbeitete Aufl. Stuttgart: Schäffer-Poeschel.
Etzioni, A. (1961): *A Comparative Analysis of Complex Organizations, On Power, Involvement, and their Correlates*. New York: Free Press.
Fritzweiler, J., Pfister, B., Summerer, T. (Hrsg.) (2007): *Praxishandbuch Sportrecht* (2. Auflage). München: Beck. [zitiert: PHBSportR-*Bearbeiter*]
Grundmann, S., Mülbert, P. O. (2001). ECLR. Corporate Governance – Europäische Perspektiven. Symposium zum 60. Geburtstag von Klaus J. Hopt am 1./2. September 2000 in Mainz. *ZGR* (2), 215–223.
Haas, U. (2001). Zur Einführung von Schiedsklauseln durch Satzungsänderungen in Vereinen. Besprechung des Urteils BGH WM 2000, 957. *ZGR* (2), 325–349.
Hayek, F. A. von (1967). Rechtsordnung und Handelnsordnung. In E. Streißler (Hrsg.). *Zur Einheit der Rechts- und Staatswissenschaften* (Freiburger Rechts- und Staatswissen-schaftliche Abhandlungen; Bd. 27) (S. 195-230). Karlsruhe: C. F. Müller.
Herzog, R. (1998): Art. Subsidiaritätsprinzip. In J. Ritter, K. Gründer (Hrsg.). *Historisches Wörterbuch der Philosophie* (S. 482-486). Band 10. St – T. Basel: Schwabe.
Hobbes, T. (1980 [orig. 1651]: Leviathan, Erster und zweiter Teil, übersetzt von Jacob P. Mayer. Stuttgart: Reclam.
Höffe, O. (1994). Subsidiarität als staatsphilosophisches Prinzip? In A. Riklin, G. Batliner (Hrsg.). *Subsidiaritätsprinzip. Ein interdisziplinäres Symposium* (S. 19-46). Baden-Baden: Nomos.

Höffe, O. (1997). Subsidiarität als staatsphilosophisches Prinzip. In K. W. Nörr, T. Oppermann (Hrsg.). *Subsidiarität: Idee und Wirklichkeit. Zur Reichweite eines Prinzips in Deutschland und Europa* (S. 49-67). Tübingen: Mohr Siebeck.

Hondrich, K. O. (2001). *Der neue Mensch*. Frankfurt a. M.: Suhrkamp.

Hondrich, K. O., Koch-Arzberger, C. (1994). *Solidarität in der modernen Gesellschaft*. Frankfurt a. M.: Fischer.

Homann, K. (1999). Die Legitimation von Institutionen. In W. Korff et al. (Hrsg.). *Handbuch der Wirtschaftsethik. Band 2: Ethik wirtschaftlicher Ordnungen* (S. 50-95). Gütersloh: Gütersloher Verlagshaus.

Homann, K. (2002). *Vorteile und Anreize. Zur Grundlegung einer Ethik der Zukunft*. Hrsg. v. Christoph Lütge. Tübingen: Mohr Siebeck.

Homann, K., Kirchner, C. (1995). Das Subsidiaritätsprinzip in der Katholischen Soziallehre und in der Ökonomik. In L. Gerken (Hrsg.). *Europa zwischen Ordnungswettbewerb und Harmonisierung. Europäische Ordnungspolitik im Zeichen der Subsidiarität*. (S. 45-69) Berlin, Heidelberg: Springer.

Isensee, J. (1968). *Subsidiaritätsprinzip und Verfassungsrecht. Eine Studie über das Regulativ des Verhältnisses von Staat und Gesellschaft* (Schriften zum Öffentlichen Recht, Bd. 80). Berlin: Duncker & Humblot.

Isensee, J. (2002). Subsidiarität – Das Prinzip und seine Prämissen. In P. Blickle et al. (Hrsg.). *Subsidiarität als rechtliches und politisches Ordnungsprinzip in Kirche, Staat und Gesellschaft. Genese, Geltungsgrundlagen und Perspektiven an der Schwelle des dritten Jahrtausends* (S. 129-177). (Rechtstheorie Beiheft 20). Berlin: Duncker & Humblot.

Jakob, A., Berninger, A. (2008). Die wichtigsten Änderungen des WADA-Codes. *SpuRt 15*, 61–62.

Kern, B. (2007). *Internationale Dopingbekämpfung – Der World Anti-Doping Code der World Anti-Doping Agency*. Hamburg: Kovac.

Küchenhoff, G. (1953). Staatsverfassung und Subsidiarität. In A. F. Utz (Hrsg.). *Das Subsidiaritätsprinzip* (S. 65-99). Heidelberg: Kerle.

Lecheler, H. (1993). *Das Subsidiaritätsprinzip. Strukturprinzip einer europäischen Union* (Soziale Orientierung; Bd. 8). Berlin: Duncker & Humblot.

Luhmann, N. (1968). *Zweckbegriff und Systemrationalität. Über die Funktion von Zwecken in sozialen Systemen*. Tübingen: Mohr Siebeck.

Mayntz, R., Ziegler, R. (1969). Soziologie der Organisation. In R. König (Hrsg.). *Handbuch der empirischen Sozialforschung* (S. 444-513). Bd. II: Ausgewählte Gebiete der empirischen Soziologie. Stuttgart: DTV.

Merten, D. (1994). Subsidiarität als Verfassungsprinzip. In Ders. (Hrsg.). *Die Subsidiarität Europas* (S. 77-96) (Schriften zum Europäischen Recht; Bd. 16). Berlin: Duncker & Humblot.

Moersch, W. (2001). *Leistungsfähigkeit und Grenzen des Subsidiaritätsprinzips. Eine rechtsdogmatische und rechtspolitische Studie* (Schriften zum europäischen Recht; Bd. 73). Berlin: Duncker & Humblot.

Mieth, D. (1998). Artikel Subsidiarität. In D. Mieth, O. Grupe (Hrsg.). *Lexikon der Ethik im Sport* (S. 534-545). 2., Aufl., Schorndorf: Hofmann.

Münch, I. von, Kunig, P. (2003) (Hrsg.). GG-Kommentar. Band 3. Art. 70–146, 4./5. neubearb. Auflage. München: Beck.

Münch, R. (2001). Offene Räume. Soziale Integration diesseits und jenseits des Nationalstaats. Frankfurt a. M.: Suhrkamp.

Nell-Breuning, O. von (1962): Art. Subsidiaritätsprinzip. In Görres-Gesellschaft (Hrsg.).: *Schwurgericht bis Venezuela* (S. 826-833) (Staatslexikon. Recht, Wirtschaft, Gesellschaft Band 7) 6., völlig neu bearbeitete und erweiterte Auflage. Freiburg i. Br.: Herder.

Nell-Breuning, O. von (1990 [orig. 1968]). *Baugesetze der Gesellschaft. Solidarität und Subsidiarität*. Freiburg i. Br.: Herder.

Olson, M. (1968): *Die Logik des kollektiven Handelns. Kollektivgüter und die Theorie der Gruppen*. Tübingen: Mohr Siebeck.

Opp, K.-D. (1975). *Soziologie der Wirtschaftskriminalität*. München: Beck.

Pitsch, W.; Maats, P.; Emrich, E.: Skizzen zu einer Ökonomik des Dopings. In: Müller, N.; Messing. M. (Hrsg.). *Olympismus – Erbe und Verantwortung* (S. 381-418). Kassel: Agon.

Pieper, U. S. (1994). *Subsidiarität. Ein Beitrag zur Begrenzung der Gemeinschafts-kompetenzen* (Völkerrecht – Europarecht – Staatsrecht; Bd. 6). Köln u. a.: Heymanns.

Pirson, D. (2008). Gesammelte Beiträge zum Kirchenrecht und Staatskirchenrecht. 1. Halbband. Tübingen: Mohr Siebeck.

Preyer, G. (2005): Luhmanns Theorie der sozialen Differenzierung – Das Ende der Inklusionslogik. *Rechtstheorie* (2), 49–67.

Rauscher, A., Hollerbach, A. (1995). Artikel Subsidiarität. In Görres-Gesellschaft (Hrsg.). *Staatslexikon. Recht, Wirtschaft, Gesellschaft* (S. 386-390). 5. Band, 7., völlig neu bearb. Aufl., Freiburg u.a.: Herder.

Rawls, J. (1993). *Political Liberalism*. New York: Columbia University Press.

Ronge, F. (1998). *Legitimität durch Subsidiarität. Der Beitrag des Subsidiaritätsprinzips zur Legitimation einer überstaatlichen politischen Ordnung in Europa* (Schriften des Zentrum für Europäische Integrationsforschung; Bd. 1). Baden-Baden: Nomos.

Schmidtchen, D. (1999). Die ökonomische Analyse des Rechts. In D. Schmidtchen, S. Weth (Hrsg.). *Der Effizienz auf der Spur. Die Funktionsfähigkeit der Justiz im Lichte der ökonomischen Analyse des Rechts* (S. 9-34). Baden-Baden: Nomos.

Schmidt-Trenz, H.-J. (1996). *Die Logik kollektiven Handelns bei Delegation. Das Organisationsdilemma der Verbände am Beispiel des Beitragszwangs bei den Industrie- und Handelskammern* (Die Einheit der Gesellschaftswissenschaften; Bd. 94). Tübingen: Mohr-Siebeck.

Schneider, L. (1996). *Subsidiäre Gesellschaft – Erfolgreiche Gesellschaft. Implikative und analoge Aspekte eines Sozialprinzips.* 4., ergänzte Aufl. Paderborn u.a.: Schöningh.

Schüller, A. (1997). Subsidiarität im Spannungsfeld zwischen Wettbewerb und Harmonisierung. Interpretationsversuche aus ordnungspolitischer Sicht. In K. W. Nörr, T. Oppermann (Hrsg.). *Subsidiarität: Idee und Wirklichkeit. Zur Reichweite eines Prinzips in Deutschland und Europa* (S. 69-104). Tübingen: Mohr Siebeck.

Senkel, K. (2005). *Play True. Die Dopingproblematik zwischen sportethischen Anforderungen und allgemeinem Rechtsanspruch.* Kassel: Agon (Olympische Studien; Bd. 7).

Stein, T. (1994): Subsidiarität als Rechtsprinzip. In D. Merten (Hrsg.). *Die Subsidiarität Europas* (S. 23-40) (Schriften zum Europäischen Recht; Bd. 16). Berlin: Duncker & Humblot.

Stern, K. (1980). *Das Staatsrecht der Bundesrepublik Deutschland.* Band II: Staatsorgane, Staatsfunktionen, Finanz- und Haushaltsverfassung, Notstandsverfassung. München: Beck.

Tönnies, F. (1923). Zweck und Mittel im sozialen Leben. In P. Melchior (Hrsg.). *Hauptprobleme der Soziologie. Erinnerungsgabe für Max Weber* (S. 235-270). Bd. 1. München: von Duncker.

Utz, A. F. (1953). Die geistesgeschichtlichen Grundlagen des Subsidiaritätsprinzips. In Ders. (Hrsg.). *Das Subsidiaritätsprinzip* (S. 7-17). Heidelberg: Kerle.

Vanberg, V. J. (1982). *Markt und Organisation. Individualistische Sozialtheorie und das Problem korporativen Handelns.* Tübingen: Mohr Siebeck.

Vanberg, V. J. (1999). Die Akzeptanz von Institutionen. In W. Korff et al. (Hrsg.). *Handbuch der Wirtschaftsethik. Band 2: Ethik wirtschaftlicher Ordnungen* (S. 38-50). Gütersloh: Gütersloher Verlagshaus.

Van der Ven, J. J. M. (1953). Organisation, Ordnung und Gerechtigkeit. In A. F. Utz (Hrsg.). *Das Subsidiaritätsprinzip* (S. 45-65). Heidelberg: Kerle.

Vieweg, K. (1990). *Normsetzung und -anwendung deutscher und internationaler Verbände. Eine rechtstatsächliche und rechtliche Untersuchung unter besonderer Berücksichtigung der Sportverbände* (Schriften zum Bürgerlichen Recht: Band 132). Berlin: Duncker & Humblodt.

Vogt, M. (1999). Institutionen als Organisationsformen menschlichen Handelns. In W. Korff et al. (Hrsg.). *Handbuch der Wirtschaftsethik. Band 1: Verhältnisbestimmung von Wirtschaft und Ethik* (S. 268-284). Gütersloh: Gütersloher Verlagshaus.

Weber, M. (1980). *Wirtschaft und Gesellschaft. Grundriss der verstehenden Soziologie.* 5., rev. Aufl., besorgt von Johannes Winckelmann. Tübingen: Mohr.
Zuleeg, M. (1997). Justiziabilität des Subsidiaritätsprinzips. In K. W. Nörr, T. Oppermann (Hrsg.). *Subsidiarität: Idee und Wirklichkeit. Zur Reichweite eines Prinzips in Deutschland und Europa* (S. 185-204). Tübingen: Mohr Siebeck.
World Anti-Doping Code:
alte Fassung: http://www.wada-ama.org/rtecontent/document/code_v3.pdf (letzter Zugriff am 3.6.2008)
neue Fassung: http://www.wada-ama.org/rtecontent/document/code_v2009_En.pdf (letzter Zugriff: 3.6.2008)
Zusammensetzung Foundation Board der WADA: http://www.wada-ama.org/en/dynamic.ch2?pageCategory.id=289 (letzter Zugriff: 2.6.2008)
dpa-Meldung vom 5.6.2002, 7:15 Uhr
dpa-Meldung vom 23.9.2003, 19:44 Uhr
sid-Meldung vom 4.8.2004, 08:15 Uhr
sid-Meldung vom 20.5.2008, 13:07 Uhr
Frankfurter Allgemeine Sonntagszeitung vom 18.9.2005, 20
Neue Zürcher Zeitung vom 5.3.2003, 46

Katja Senkel

„Strict Liability", Schuldvermutung und Reziprozität im verbandsrechtlichen Dopingverfahren

1 Täter und/oder Opfer: Der Sportler als „Zentralgestalt des Dopinggeschehens"

Im Diskussionsbeitrag von Adolphsen (2008) zum neuen Anti-Doping-Gesetz wird der Sportler als „Zentralgestalt des Dopinggeschehens" hervorgehoben. Adolphsen kritisiert, dass das neue Anti-Doping-Gesetz ein falsches Bild des Sportlers zeichnet, indem zu Unrecht die bestehenden Netzwerke aus Betreuern, Ärzten und Trainern in den Mittelpunkt gestellt werden und der Sportler weitgehend ausgespart wird. Er erwähnt zwar den „z. T. immensen Systemdruck im Sport" (Adolphsen, 2008, 88), weist aber gleichzeitig darauf hin, dass der Sportler als mündiger Athlet Täter und nicht Opfer sei. Auch aktuelle empirische Studien legen nahe, den sich dopenden Athleten eher in der Nähe der Täterrolle zu suchen (Pitsch, Maats & Emrich, 2008).

Daraus zieht Adolphsen (2008, 88) nun zwei Konsequenzen. Er fordert zum einen, die Athleten zu kriminalisieren. Andererseits betont er, dass sich die Dopingdiskussion zu sehr um die Rolle des Strafrechts drehe und dieses kein Allheilmittel sein könne. Daher sei das Augenmerk verstärkt auf die Prävention zu legen, indem der Sportler wieder „zu einer eigenen Ethik gegenüber dem Einsatz verbotener Substanzen zurückfinden" müsse.

Wie sich diese beiden Ansätze mit Blick auf das verbandsrechtliche Dopingverfahren zueinander verhalten, erscheint diskussionsbedürftig. Hier wird der Athlet sehr wohl als „Zentralgestalt des Dopinggeschehens" erfasst und mit einschneidenden Sanktionen konfrontiert. Ihm werden erhebliche Grundrechtseinschränkungen abverlangt.[151] Mit welchem Gewicht die Athletenrechte in der Waagschale der Dopingbekämpfung bisweilen Berücksichtigung finden, lässt die Frage nach der „Opferrolle" des Athleten berechtigt erscheinen. So erklärt NADA-Justiziarin Anja Berninger bezüglich der neuen „1-Stunde-Regel" (Art. 5.3.1 NADAC i. V. m. Art. 1.4 Standard für Meldepflichten): „Das Meldesystem schränkt die Grundrechte ein, aber auch in anderen gesellschaftlichen Bereichen kann nicht jeder tun, was er will. Auch eine rote Ampel schränkt die Bewegungsfreiheit ein" (dpa-Meldung 6.11.2008, 13:53 Uhr). Dies sollte Grund

---

[151] Eine Analyse aus dem Jahr 1999 ergab, dass 14 Olympische Sportverbände den Athleten überhaupt keine prozessualen Rechte garantieren, in 30 Verbänden fehlt das Recht, Beweismittel einzubringen, sowie das Recht auf Zeugen oder Sachverständige. In fast 50% der untersuchten Regelwerke wurde der Grundsatz der „strict liability" statuiert. Zu weiteren prozessualen Mängeln (im Überblick) Siekmann (2000, 33 f.)

genug sein, sich die Anforderungen, die an die Athleten gestellt werden und die sich daraus ergebenden Konsequenzen näher zu betrachten. Ob die verfahrensrechtliche Ausgestaltung der Dopingbekämpfungsmaßnahmen der erklärten Zielerreichung dienlich ist und der Athlet so zu einer „eigenen Ethik" zurückzufinden vermag, erscheint insbesondere mit Blick auf die Reziprozität zweifelhaft.

2 Vom „Zurückfinden zu einer eigenen Ethik": Verbandsrechtliche Hürden

Reziprozität lenkt den Blick auf den Einfluss von Erwartungen auf das individuelle Verhalten (Ockenfels, 1999, 19). Zum sozialen Handeln gehört allgemein die subjektive Erwartung, dass eine bestimmte Handlung gegenwärtig oder künftig in einer gegenläufigen ihre Entsprechung findet. So wird in der Soziologie und Ethnologie immer wieder auf die Bedeutung von Reziprozitätsnormen aufmerksam gemacht (Malinowski, 1960; Mauss, 1968; Gouldner, 1960).

Das Prinzip der Reziprozität wird grundsätzlich als kooperationsfördernder Mechanismus hervorgehoben, wobei dessen Wirkung erkennbar darauf beruht, dass ein direkter Zusammenhang zwischen eigenem kooperativen Verhalten und dem kooperativen Verhalten anderer hergestellt wird (Vanberg, 1975, 15 ff.; 1987, 265; vgl. Emrich, 2006).[152] Es handelt sich dabei um eine Form wechselseitigen Austauschs (vgl. Homans, 1972). Zu unterscheiden ist dabei die positive von der negativen Reziprozität. Während die positive Reziprozität per se zur Kooperation führen kann, indem freundliches Verhalten erwidert wird, bezieht sich die negative Reziprozität auf die Beantwortung unkooperativen Verhaltens in Form der Vergeltung (Diekmann & Voss, 2008, 90), wobei auch indirekte Erfahrungen für das eigene Handeln ausschlaggebend sein können (Vanberg, 1987). Vor diesem Hintergrund ist auch der Hinweis von Court (1994, 348) zu verstehen, der bemerkt, dass man „der Idee der Fairness nur schade, wenn man sie durch undemokratische Verfahrensweisen untergräbt."

Die Wirksamkeit rechtlicher Mechanismen ist multidimensional bedingt und Reziprozitätserwägungen spielen eine nicht nur untergeordnete Rolle. Dies belegen auch zahlreiche Studien der experimentellen Wirtschaftsforschung (Hinweise bei Diekmann & Voss, 2008). Das Verhalten der Individuen orientiert sich danach nicht allein an der Steigerung des materiellen Nutzens, sondern richtet sich auch an den Normen der Fairness aus. Der „Homo Reciprocans" (Adloff & Mau, 2005) belohnt grundsätzlich positives Kooperationsverhalten, während er auf negatives Kooperationsverhalten auch unter Inkaufnahme von Kosten

---

[152] Nach Vanberg (1987, 278) ist diesbezüglich zu beachten, dass der Mechanismus der Reziprozität in kooperativen Ordnungen vom Typ „Markt" und vom Typ „Ordnung" eine unterschiedliche Rolle spielt.

eher mit Vergeltung reagiert (Fehr & Gächter, 2000). Dass reziprokes Verhalten zur biologischen Grundausstattung des Menschen zu gehören scheint und Vergeltungsneigungen auf die tiefe Verankerung von Emotionen, die auf Wiedergutmachung abzielen, zurückgeführt werden können, lassen neurowissenschaftliche Studien vermuten (Cory, 1999; Rilling et. al., 2002).

Insofern scheint es fahrlässig, allein generalpräventive Überlegungen im Hinblick auf das Strafmaß oder den Grad der Wahrscheinlichkeit des Eintritts der Strafe als das Entscheidungsverhalten der Athleten bestimmend anzustellen und den Aspekt der Reziprozität nicht zu diskutieren.[153] Dieser findet in der auf dem Vergeltungsprinzip aufbauenden absoluten Straftheorie Beachtung, wobei der Grundsatz der Talion auch als Begrenzung der Bestrafung herangezogen wird (Hof, 1996, 342). Demzufolge darf die Sanktion gegen den Täter nicht schwerer ausfallen als die Verletzung, die er dem Opfer zugeführt hat (ebd.). Die Berücksichtigung der Schuld stellt dabei eine wichtige Komponente dar, ohne die die Höhe der Strafe nicht der Schwere der Tat angepasst werden könnte.

2.1 Zum Umgang mit der Schuld: „strict liability"

Sowohl im Welt-Anti-Doping-Code (WADC) als auch im Nationalen Anti-Doping-Code (NADAC) ist der Grundsatz der „strict liability" verankert. Ein Verstoß gegen Anti-Doping-Bestimmungen liegt dann vor, wenn dem Athleten das Vorhandensein einer verbotenen Substanz, ihrer Metaboliten oder Marker mit einer entsprechenden Probe nachgewiesen wird (Art. 2.1 NADAC). Folglich haftet der Athlet für alle in seinem Körper nachweisbaren Substanzen oder Methoden, unabhängig davon, ob Vorsatz, Verschulden, Fahrlässigkeit oder ein bewusster Gebrauch vorliegt (Art. 2.1.1 NADAC). Die Erfüllung des objektiven Dopingtatbestands erlaubt damit die Verhängung von Sanktionen gemäß Art. 10 WADC/NADAC. Auf der Rechtsfolgenseite bedeutet die „strict liability"-Regel wörtlich verwendet grundsätzlich, dass die Sanktion schuldunabhängig verhängt wird.

Für die Beantwortung der Frage des Verschuldenserfordernisses ist zwischen den verbandsrechtlichen Sanktionsarten zu unterscheiden. Für die Verhängung „kleinerer Vereinsstrafen" wird ein solches Vorgehen von der Rechtsprechung nicht beanstandet (BGHZ, 29, 352, 359; OLG München SpuRt, 1997, 134). Ver-

---

[153] Dass dies in der aktuellen Dopingdiskussion so gehandhabt wird und beispielsweise die Überlegungen im Hinblick auf die Statuierung eines Anti-Doping-Gesetzes in eine solche funktionalistische Richtung zielen, lässt eine Aussage des Vorsitzenden des Sportausschusses im Bundestag, Peter Danckert, vermuten: „Es kommt nicht darauf an, dass Hunderte bestraft werden, sondern darauf, dass durch die Maßnahme die Szene durcheinander gewirbelt wird." (so in der FAZ vom 7. März 2007, S. 31). Reziprozitätserwägungen spielen bei der Generalpräventionstheorie kaum eine Rolle, so dass der Wirksamkeit der Mechanismen die negative Reziprozität – als Beantwortung dieser Vorgehensweise durch die betroffenen und die diese Vorgehensweise beobachtenden Athleten – entgegenstehen könnte.

steht man die „kleineren Strafen" als rein präventive Maßnahmen, die allein dem Schutz des Wettkampfs dienen, so kann auch die im Rahmen eines Dopingverstoßes auszusprechende Disqualifikation darunter subsumiert werden. Sie dient allein der Wiederherstellung der Chancengleichheit und enthält keinen Schuldvorwurf. Bei ihr geht es nicht um die persönliche Bestrafung des Athleten. Gleiches wird auch für die Suspendierung des Athleten angeführt. Sie diene allein der Aufrechterhaltung der Chancengleichheit, ohne einen Vorwurf gegenüber dem Athleten zu begründen. Deshalb könne auch bei ihr auf die Berücksichtigung des Verschuldens verzichtet werden. Da schon die Suspendierung de facto einschneidende Folgen für den Athleten mit sich bringt, mithin die Wettkämpfe nicht wiederholbar sind, ist ein solcher Verzicht äußerst bedenklich und daher auch nicht unumstritten. So beinhaltet die Suspendierung Elemente der Disqualifikation und der Sperre. Auf diese Problematik sei indes hier nur hingewiesen.[154] Äußerst kritisch ist die Nichtberücksichtigung der Schuld insbesondere im Hinblick auf die Dopingsperre zu beurteilen. Sie stellt eine echte, grundrechtsrelevante Strafe dar und dient sowohl der Bestrafung des Athleten mit Wirkung für die Zukunft, als auch der Abschreckung der anderen Athleten. Mit ihr wird ein persönlicher Schuldvorwurf erhoben und sanktioniert. Die Befürworter einer verschuldensunabhängigen Haftung führen nun an, dass nur so der Kampf gegen Doping gewonnen werden könne. Der aus der Berücksichtigung des Verschuldens resultierende erforderliche Nachweis der Schuld des Athleten sei eine entscheidende Schwäche im Anti-Doping-Kampf und letztlich auch dafür verantwortlich, dass dieser misslingt (Adolphsen, 2003, 334). So bewege sich der Streit um die Zulässigkeit der „strict liability"-Regel im Grenzbereich zwischen effektiver Dopingbekämpfung durch die Verbände und dem notwendigen Athletenschutz vor der Verbandsmacht (Adolphsen, 2003, 340). Dass sich diese beiden Zwecke indes nicht zwingend gegenseitig ausschließen, sondern vielmehr bedingen können, wird in der Diskussion nicht erwogen. Stimmen, wie etwa die von Petri (2004, 212), die den Verschuldensverzicht ausdrücklich als ein mit den Zwecken der Dopingbekämpfung nicht zu vereinbarendes Mittel ansehen, finden offenbar nur wenig Gehör. Gleichwohl widerspricht die „strict liability"-Regel den Anforderungen einer reziproken, der Schuld angemessenen Strafe, die jedoch auch angesichts des (nicht nur) von den Athleten zu vergegenwärtigenden (sportethischen) Fairnessprinzips zu fordern ist. Dieses beinhaltet unter anderem auch den Aspekt der Chancengleichheit und bildet damit gerade einen allgemein anerkannten Schutzzweck des Dopingverbots. Die Bestrafung von Unschuldigen ist mit der Gewährleistung und Aufrechterhaltung der Chancen-

---

[154] Eine besondere Problematik stellt auch die sog. Schutzsperre dar, siehe dazu Adolphsen (2007, 259), der richtigerweise von „indirekter Dopingbekämpfung" spricht.

gleichheit und so auch mit dem Schutzzweck des Dopingverbots unvereinbar.[155] Vor diesem Hintergrund erscheint die Hoffnung, eine erhöhte Effektivität der Dopingbekämpfung mit einem Verschuldensverzicht erreichen zu können, äußerst fragwürdig, da schon das Mittel gegen die Zielstellung verstößt.

Der Grundsatz der „strict liability" im Hinblick auf die Dopingsperre ist zudem mit geltendem staatlichen Recht nicht zu vereinbaren (so auch Adolphsen, 2003, 339 f.; Lob, 1999, 272). Wenngleich es sich bei der Dopingsperre um eine privatautonomen Ursprungs entspringende Verbandsstrafe handelt, kann jedoch aufgrund des darin enthaltenen Unwerturteils und ihrer folgenschweren Konsequenzen für die berufliche Situation des Athleten – die Dopingsperre wirkt wie ein Berufsverbot – auf die Anwendung strafrechtlicher Prinzipien nicht gänzlich verzichtet werden. Im deutschen Strafrecht gilt als oberster Grundsatz die Notwendigkeit der Berücksichtigung der Schuld. Die Vorwerfbarkeit des Fehlverhaltens ist mithin die Voraussetzung für die Verhängung von Sanktionen. Auch werden verfahrensrechtliche Grundsätze wie etwa das Recht auf rechtliches Gehör eingeschränkt, da insofern eine Anhörung des Athleten unnötig wäre. Darüber hinaus ist der „strict liability"-Grundsatz im Hinblick auf die Dopingsperre auch schon mit den Normen des Zivilrechts unvereinbar. Er ist gemäß Art. 138 BGB sittenwidrig und nach § 307 I BGB unangemessen. Die Generalklauseln der §§ 138, 307 BGB verhelfen den Grundrechten im Verhältnis zwischen Verband und Sportler zur (Dritt-)Wirkung (Petri, 2005, 113). Betroffen sind das Persönlichkeitsrecht (Art. 2 I i. V. m. 1 I GG) des Athleten sowie dessen Berufsfreiheit (Art. 12 I GG). Eine Dopingsperre, die ohne jedwede Berücksichtigung des Verschuldens von dem zuständigen Verbandsgericht verhängt wird, hätte daher zumindest vor deutschen staatlichen Gerichten keinen Bestand.

Auch aus diesen Gründen wird der „strict liability"-Grundsatz, wie er im Welt-Anti-Doping-Code und im Nationalen Anti-Doping-Code enthalten ist, nicht „strikt" gehandhabt. Insoweit verweist Haas (in: HBSportR, 2005, 63) auf die unterschiedliche Verwendung dieser Regel über die bloße Begrifflichkeit hinaus und Adolphsen (2007, 240) reklamiert, dass man sich über den häufig falsch verwendeten Begriff nicht täuschen lassen sollte, da dieser nicht (mehr) im Sinne verschuldensunabhängiger Sanktionen verwendet wird. Es findet vielmehr eine Verlagerung der Berücksichtigung der Schuld auf die Rechtsfolgenebene statt, auf der es um die Verhängung einer der Schuld angemessenen Sanktion geht. Dies bedeutet, dass ein Dopingverstoß trotz Unschuld des Athleten zu bejahen ist (allein der objektive Tatbestand genügt), er aber aufgrund seiner Un-

---

[155] Zu berücksichtigen ist hierbei auch die Problematik konkurrierender Verfahrensordnungen, insofern das Strafrecht hier ja nicht ersetzt bzw. umgekehrt die „strict liability"-Regel nicht in das Strafrecht inkorporiert werden soll. Damit taucht wiederum die (übliche) Frage der Verbandsautonomie auf. Für diesen so wie für weitere Hinweise danke ich Herrn Prof. Dr. Momsen.

schuld nicht bestraft wird. Für den Athleten handelt es sich dabei mitnichten um eine Verbesserung seiner (rechtlichen) Position, da es sich keineswegs um einen nur dogmatischen Unterschied handelt, wie dies Adolphsen (2007, 240) aber verstanden wissen will. Es ist vielmehr kaum von der Hand zu weisen, dass zwischen einem Strafnachlass und einem Freispruch ein erheblicher Unterschied besteht (so auch Petri, 2004, 213).[156] Man denke nicht zuletzt an die Konsequenzen, die ein wiederholter Dopingverstoß mit sich bringt. Für einen nur „kaschierten Gnadenakt" (ebd.) sprechen auch die nun in den Mittelpunkt rückenden verfahrensrechtlichen Anforderungen an den Athleten im Hinblick auf den Nachweis seiner Unschuld.

2.2 Zum Nachweis der Schuld

Die beweisrechtlichen Regelungen im Dopingverfahren erweisen sich nicht nur für den juristischen Laien als undurchsichtig und uneinheitlich. Dem betroffenen Athleten können sie kein Gefühl von Rechtssicherheit vermitteln. Selbst innerhalb eines Verbandes werden die Regeln zum Nachweis der Schuld ganz unterschiedlich verstanden und ausgelegt, was etwa ein Blick auf die Rechtsprechung des IAAF-Schiedsgerichts deutlich macht. Hier wird die Regel 32 (vormals Regel 55: „strict liability") in drei Variationen angewandt:
1. Im Fall der deutschen Speerwerferin Carolin Soboll (2001) scheint die Regel dem Wortlaut nach, d. h. verschuldensunabhängig Anwendung gefunden zu haben, da die vorgebrachten Entlastungsbeweise nicht berücksichtigt worden sind. Es handelte sich dabei um Gutachten der Lebensmittelkontrollstellen, welche die Athletin vor der Einnahme des Nahrungsergänzungsmittels in Auftrag gegeben hat und die deren Unbedenklichkeit bestätigten.
2. Im Fall der italienischen Hochspringerin Antonella Bevilacqua (1996) und des australischen Sprinters Dean Capobianco (1997) ist das Schiedsgericht hingegen von einer Schuldvermutung ausgegangen und belegte die Athleten mit der Beweislast, was im Ergebnis zu deren Sanktionierung führte.
3. Schließlich verblieb im Fall der nigerianischen Hürdensprinterin Ime Akpan (1995) die Beweislast beim Verband (vgl. zu den Fällen in der Urteilsbegründung des OLG Frankfurt a. M., Urteil vom 18.5.2000 – 13 W 29/2000).

Bei solch einem willkürlichen Umgang mit dem Wahrheitsanspruch im Dopingverfahren sollte die Frage nach der Wirksamkeit dieser rechtlichen Mechanismen in Gedenk an die Reziprozität evident sein. Dessen ungeachtet erkennt

---

[156] Interessant wäre vor diesem Hintergrund auch ein Vergleich mit der strafrechtlichen Praxis von Verfahrenseinstellungen gem. § 153 StPO (Absehen von Verfolgung wegen Geringfügigkeit) und § 153a StPO (Einstellung des Verfahrens bei Erfüllung von Auflagen).

Adolphsen (2007, 247) den Sportverbänden aufgrund ihrer Autonomie die Schaffung eigener beweisrechtlicher Regelungen zu, wobei diese den staatlichen Beweisregeln noch nicht einmal ähnlich zu sein brauchen. Mit der Zuerkennung einer solchen Definitionsmacht wird das Schicksal der Athleten bisweilen bereits mit dem Vorliegen des objektiven Dopingtatbestands, d. h. in der Regel mit einem positiven Testergebnis, vorentschieden, wenn nicht gar besiegelt. Nur am Rande soll dabei die Frage aufgeworfen werden, ob das Dopingverfahren bei den Verbänden überhaupt in geeigneten Händen liegt.[157] Das nach Adolphsen (2007, 247) „zu respektierende Normerfindungsrecht" der Sportverbände stellt insbesondere im Hinblick auf die Interpretation der „ernsthaften Möglichkeit" als Kriterium des erleichterten Gegenbeweises des Athleten eine verfahrensrechtliche Hürde dar (vgl. Petri, 2004, 288), die das „Zurückfinden zu einer eigenen Ethik" weitgehend verhindern kann.

Um die Problematik etwas verständlicher zu machen, werden hier einige Fallstricke der in Frage kommenden beweisrechtlichen Gestaltungsansätze vor dem Hintergrund der Beweislast und des Beweismaßes des Welt-Anti-Doping-Codes und des Nationalen Anti-Doping-Codes dargestellt. Hinzuweisen ist insofern noch auf die nur unzureichende Umsetzung des transnationalen bzw. nationalen Anti-Doping-Regelwerks durch die Sportorganisationen (vgl. etwa Abschlussbericht Projektgruppe Sonderprüfung Doping des Bundesministeriums des Inneren vom 19.12.2007, 16). Nicht zuletzt dadurch ist es schwierig, Licht in das beweisrechtliche Dickicht zu bringen.

Für den Ausgang des Verfahrens sind die Verteilung der Beweislast, das Beweismaß und die Beweiswürdigung von entscheidender Bedeutung. Wenngleich diese Instrumente der Wahrheitsfindung universell sind, so gestaltet sich doch der Vorgang der Wahrheitsfindung in Abhängigkeit von der jeweiligen Rechtskultur und der Art des Verfahrens unterschiedlich (Walter, 2004, 602). Schwierigkeiten im Hinblick auf die Interpretation, Auslegung und Umsetzung des anglo-amerikanische Rechtsprinzipien beinhaltenden WADCs vor dem Hintergrund kontinentaleuropäischer Rechtsgrundsätze scheinen vorprogrammiert.

Die *Verteilung der Beweislast* hat einen zentralen, entscheidungserheblichen Einfluss auf den Ausgang des Dopingverfahrens. Hinter dem Begriff der Beweislast verbergen sich indes unterschiedliche Inhalte. Geht es um die Beurteilung, wer zu Beginn oder während des Prozesses bestimmte Tatsachenbehauptungen zu beweisen hat, spricht man von der subjektiven Beweislast oder Beweisführungslast. Kann eine einzelne entscheidungserhebliche Voraussetzung des Dopings im Rechtsstreit nicht bewiesen werden bzw. gelangt der Richter

---

[157] Zudem stellen (jedenfalls in Deutschland) die erheblichen Verfahrenskosten ein Hindernis für die Anrufung des unabhängigen Schiedsgerichts durch die Athleten dar (vgl. zum Kostenaspekt Eimer 2008, zu finden unter: http://www.sportgericht.de/premium/EIMER_Richard_Deutsches_Sportschiedsgericht.pdf (Zugriff: 21.12.2008).

nicht zu der notwendigen Überzeugung, stellt sich die Frage, zu wessen Nachteil dies geht. In einer solchen non liquet-Situation kommt die objektive Beweislast, auch Feststellungslast genannt, zum Tragen. Das Risiko der Nichterweislichkeit einer Beweisbehauptung trägt im Zivilprozess grundsätzlich diejenige Partei, die einen Anspruch zu haben glaubt. Im Strafprozess trägt das Gericht die Beweislast für den zur Anzeige gebrachten Sachverhalt und den Schuldvorwurf.

Ein Exkurs zum *Nachweis des objektiven Dopingtatbestands* zeigt, dass schon hier erste bedeutende Beweisprobleme auftreten können. Hier sind die zuständigen Sportorganisationen stets in der Pflicht, den Beweis für das Vorliegen eines objektiven Dopingverstoßes zu erbringen (Art. 3.1 S. 1 NADAC/WADC). Zu diesem Zweck haben sie in der Regel eine oder mehrere positive Dopingproben des Athleten vorzulegen, wobei bei der Ermittlung der Testergebnisse bestimmte Verfahrensvoraussetzungen eingehalten werden müssen. Die Beweisregeln des WADA-Codes und des NADA-Codes sehen vor, dass die Einhaltung von Laborstandards zu vermuten ist (Art. 3.2.1, s. dazu den Beitrag von Pitsch in diesem Band). Im Hinblick auf den Nachweis des objektiven Dopingtatbestands stellt sich das Problem des Beweises endogen produzierter Substanzen (dazu Adolphsen, 2007, 254 ff.), wobei die Sportorganisationen auch den Nachweis führen müssen, dass eine Substanz exogen zugeführt worden ist (Adolphsen 2007, 254; Eufe, 2005, 61). Ein Dopingverstoß soll dann angenommen werden können, wenn ein bestimmter Grenzwert überschritten wird. Die wissenschaftliche Absicherung eines solchen Grenzwertes ist wiederum im Rahmen des objektiven Tatbestands zu prüfen (Adolphsen, 2007, 255). Anders sieht dies das Internationale Sportschiedsgericht CAS, und zwar mit einschneidenden Folgen für die Athleten. Dieses wälzt das Problem endogen produzierter Substanzen auf die Sportler ab, indem es bestimmt, dass die Frage der Verlässlichkeit des Grenzwertes beim Nachweis des Verschuldens zu berücksichtigen ist (vgl. TAS, 2000/A/310, Leipold/IOC, award of 22.10.2001, Rn. 64 ff.). Ihnen obliegt danach der Beweis der Ungeeignetheit des Grenzwertes für die Trennung endogener und exogener Produktion, was indes sogar dem WADA-Code widerspricht, der eindeutig die Sportorganisationen als für den Nachweis des objektiven Dopingtatbestands beweispflichtig zeichnet. Die objektive Beweislast muss bei der zuständigen Sportorganisation liegen. Dass dies in der Sportrechtspraxis anders gehandhabt wird, stellt eine weitere Hürde für den Athleten auf der Suche nach seiner „eigenen Ethik" dar.

Nicht weniger Probleme bereitet der *Nachweis des Verschuldens* des Athleten. Die Beweislastregeln für den Verschuldensnachweis werden bisweilen unterschiedlich interpretiert. Dies gilt auch für den WADC, aus dem nicht zweifelsfrei hervorgeht, ob der jeweils zuständigen Sportorganisation oder dem betroffenen Athleten die Beweislast für den Nachweis des Verschuldens zukommt. Wie die WADA-Bestimmungen zu interpretieren sind, ist umstritten, wobei die Leidtragenden dieses Streits wiederum die Sportler sind, die durch mangelnde

Bestimmtheit und Voraussehbarkeit das Gefühl des „Ausgeliefertseins" vermittelt bekommen. Es werden insbesondere zwei Interpretationsvarianten der Beweislastregel herangezogen, die hier zur Veranschaulichung vor dem Hintergrund der deutschen bzw. kontinental-europäischen Rechtslage erläutert werden sollen.

Zum einen wird von der Etablierung der Schuldvermutung ausgegangen, wobei der Athlet die Möglichkeit hat, sich zu entlasten. Man spricht insofern auch von der Schuldvermutung mit Exkulpationsmöglichkeit. Diese Variante stellt eine Beweislastumkehr dar. Im Falle des non liquet trägt der Athlet hier die Beweislast, so dass dann zu dessen Ungunsten entschieden wird. Auf der anderen Seite wird von der Unschuldsvermutung ausgegangen. In diesem Fall ergeht die Entscheidung bei der Nichterweislichkeit der Tatsache zulasten des Verbands. Dieser ist Träger der Beweislast. Dem beweisbelasteten Verband soll hier aber der Anscheinsbeweis als Beweiserleichterung dienen, wobei gerade dadurch die Situation des non liquet verhindert werden soll.

Die Anwendbarkeit dieser Konzepte hängt insbesondere davon ab, wie man den Einfluss strafrechtlicher Grundsätze im Zivilrecht bewertet. Die Unschuldsvermutung ist ein Grundsatz des Strafverfahrens. Sie besagt, dass der einer Straftat Beschuldigte bis zum Beweis des Gegenteils als unschuldig gilt. Ihm muss seine Schuld nachgewiesen werden, wobei er bei Zweifeln freizusprechen ist („in dubio pro reo"). Diejenigen, die die Anwendung der Unschuldsvermutung im verbandsrechtlichen Dopingverfahren ablehnen (Adolphsen, 2000; Haas & Adolphsen, 1996), betonen die zivilrechtliche Basis der Sanktionsgewalt der Verbände und die nur unzureichenden Möglichkeiten der Verbände zur Führung des Verschuldensnachweises, da ihnen keine staatlichen Zwangsmaßnahmen zur Seite stehen.[158] Das erste Argument vermag schon deshalb nicht zu überzeugen, weil die zivilrechtliche Basis kein Hinderungsgrund ist, strafrechtliche Grundsätze einfließen zu lassen. Vielmehr finden diese über § 242 BGB i. V. m. dem Verhältnismäßigkeitsgrundsatz ebenso Eingang ins Zivilrecht (Fenn & Petri, 2000, 233; Petri, 2000, 275 ff.). Für die Anwendung strafrechtlicher Grundsätze spricht weiterhin die Parallele zwischen dem Verhältnis Verein/Verband und Athlet und zwischen dem Verhältnis von Staat zum Bürger (PHBSportR-Summerer, 2007, 205). Zudem wirkt die Dopingsperre wie eine echte Strafe (s. o.). Einzig die Schwierigkeiten des Verbandes, den Nachweis des Verschuldens des Athleten zu führen, könnte tatsächlich gegen die Anwendung der Unschuldsvermutung sprechen. Ihnen stehen nicht die staatlichen Zwangsmaßnah-

---

[158] Indes muss auch der Kläger eines Zivilprozesses die Beweise für einen Anspruch beibringen, wobei sich die Verbände insoweit auf die A-Probe berufen. Diesbezüglich wären nach zivilprozessualen Kriterien die Anforderungen an den Nachweis der Kausalität zu hinterfragen und die Begriffe der „haftungsbegründenden" und „haftungsausfüllenden" Kausalität zu beleuchten. Diese stellen die Grundlage des zivilrechtlichen Verschuldens dar.

men zur Seite, die ggf. für die Beweiserbringung notwendig sind (vgl. Adolphsen, 2000, 100). Indes kann hier der Sportorganisation eine Beweiserleichterung zugesprochen werden. Gleichgültig wie man diese Beweiserleichterung benennen will, ob Anscheinsbeweis – wie in Deutschland –, prima facie-Beweise, Indizienbeweise, tatsächliche Vermutungen bzw. natürliche Vermutungen, kann sie grundsätzlich eine geeignete Möglichkeit darstellen, ohne eine Beweislastumkehr zu einer sachgerechten Lösung zu kommen, bei der noch am wenigsten in die Rechte der Athleten eingegriffen wird. Mit dem Anscheinsbeweis ist es möglich, bei typischen Geschehensabläufen den Nachweis eines schuldhaften Verhaltens mit Hilfe von Erfahrungssätzen zu führen, wobei ggf. auch eine Differenzierung zwischen Vorsatz- und Fahrlässigkeitsschuld angezeigt ist. Voraussetzung dafür ist ein Sachverhalt, der nach allgemeiner Lebenserfahrung den Schluss auf bestimmte Ursachen oder einen bestimmten Ablauf als maßgeblich für den Eintritt eines bestimmten Erfolgs zulässt. Mit der positiven Dopingprobe soll typischerweise auf die schuldhafte Verwendung verbotener Substanzen durch den Athleten geschlossen werden können (zuerst Walker, 1998, 144). Es gilt dann der Erfahrungssatz, dass derjenige, bei dem Dopingmittel festgestellt werden, sich diese auch selbstverantwortlich zugeführt hat.

Der Athlet kann nun die auf dem Anscheinsbeweis beruhende Schlussfolgerung erschüttern, indem er die *„ernsthafte Möglichkeit"* eines atypischen Geschehensablaufs für seinen Fall nachweist. Dies ist der eingangs des Abschnitts bereits angedeutete, neuralgische Punkt, an dem sich die praxisrelevanten Schwierigkeiten des Anscheinsbeweises herauskristallisieren und von dem die Beurteilung des Anscheinsbeweises als (derzeit) tatsächlich „lohnende" Alternative zur Schuldvermutung im Hinblick auf die Athletenrechte abhängt.

Die Praxis zeigt, dass es sich de facto um keinen vereinfachten Gegenbeweis handelt. Schon die Anforderungen an die Beschaffenheit der von den Athleten vorzubringenden Tatsachen, um dem Kriterium der „ernsthaften Möglichkeit" zu genügen, sind nach wie vor ungeklärt. Dass sich eine Klärung in absehbarer Zeit einstellen wird, kann solange bezweifelt werden, wie den Verbänden die Festlegung einer je eigenen Schwelle, ab der ernsthaft die Möglichkeit eines anderen Geschehensablaufs besteht, zuerkannt wird. Erinnert sei hier an die bereits erwähnte Auffassung eines den Verbänden zukommenden und „zu respektierende[n] Normfindungsrecht[s]" (Adolphsen, 2007, 247), welches auch die Schaffung eigener beweisrechtlicher Regelungen umfasst. Nicht zuletzt deshalb gelangen einige Autoren zum Ergebnis, dass es zwischen den Konzepten der Schuldvermutung mit Exkulpationsmöglichkeit und der Unschuldsvermutung unter Anwendung des Anscheinsbeweises als Beweiserleichterung keine Unterschiede gebe, da sie letztendlich zu dem gleichen Resultat führen: Der Athlet habe in jedem Fall seine Unschuld zu beweisen (vgl. Kern, 2007, 369 f.). Lediglich als Anhängsel wird bemerkt, dass sich unterschiedliche Resultate „nur noch dann ergeben, wenn das Beweismaß [...] differiert." (Kern, 2007, 370). Gerade dies sollte es tun, damit der Anscheinsbeweis nicht gegen die Unschuldsvermutung verstößt (BVerfG v. 23.4.1991 – 1 BvR 1443/87, BVerfGE 84, 82, 87 f.) und gerade dies ist die Intention für die Anwendung des Anscheinsbeweises im Dopingverfahren. Die Definitionsmacht der Verbände verdeckt folglich den Umstand, dass das Kriterium der „ernsthaften Möglichkeit" gerade die Grenze zwischen noch verhältnismäßiger Beweiserleichterung für den Verband und unverhältnismäßiger Umkehr der Beweislast darstellt (Petri, 2004, 288). So folgt aus der Anwendung des Anscheinsbeweises, dass der Athlet nicht etwa sein fehlendes Verschulden nachweisen muss, sondern (lediglich) das Vorliegen eines atypischen Kausalverlaufs (Walker, 1998, 144). Damit der „Kampf" des Athleten nicht länger dem des Don Quijote gleicht und er dadurch den Weg „zurück zu seiner eigenen Ethik" nicht findet, sollte die Diskussion um die Anwendung des Anscheinsbeweises nicht aufgrund der mutmaßlichen „Gleichheit" an dieser Stelle abgebrochen werden, sondern vielmehr im Hinblick auf die Möglichkeiten einer transparenten Gestaltung des Kriteriums der Ernsthaftigkeit ausgelotet und vertieft werden.

Es ist dies vor allem auch eine Diskussion um das *Beweismaß*. Das Beweismaß gibt an, wann der Beweis gelungen ist. Es weist der richterlichen Überzeugung einen bestimmten Inhalt zu, indem es bestimmt, wovon der Richter bei der Beweiswürdigung überzeugt sein muss. Sowohl der WADC als auch der NADAC enthalten unterschiedliche Anforderungen an das Beweismaß, je nachdem ob die zuständige Sportorganisation oder der Athlet den Nachweis erbringen muss.

Das geforderte Beweismaß für die Sportorganisationen wird im WADC in Art. 3 umschrieben als „greater than a mere balance of probability but less than proof beyond a reasonable doubt", d. h. höher als die bloße ausgeglichene Wahrscheinlichkeit, jedoch geringer als ein mit vernünftigen Gründen nicht mehr anzuzweifelnder Beweis. Der Richter muss der „festen Überzeugung" sein, dass die vorgebrachte Behauptung als wahr zu erachten ist. Es ist hier jedoch zu bemerken, dass sich sowohl in der offiziellen Übersetzung des WADC durch die Nationale Anti-Doping-Agentur (so der Hinweis von Petri, 2005, 117) als auch zum Teil im Schrifttum (siehe Adolphsen, 2007, 244, 254) Abweichungen von diesem Wortlaut feststellen lassen. Damit ergeben sich „subtile Sinnverschiebungen" (Petri, 2005, 117), indem „die vernünftigen Gründe aus dem Zweifel gestrichen werden und die Wahrscheinlichkeit zu einer bloß unspezifizierten umgedeutet wird" (ebd.). Im aktuellen NADAC heißt es indes auch, dass die Anforderungen an das Beweismaß höher sind als die gleich hohe Wahrscheinlichkeit, jedoch geringer als ein Beweis, der jeden vernünftigen Zweifel ausschließt. In jedem Fall liegt das Beweismaß aber unter dem in § 286 I ZPO vorgesehenen Regelbeweismaß, welches in einem „jeden vernünftigen Zweifel ausschließenden Grad der Wahrscheinlichkeit" besteht und somit die „volle Überzeugung" des Richters von der Wahrheit einer Behauptung fordert.

Aus Art. 3 WADC/NADAC geht hervor, dass von den Athleten ein geringeres Beweismaß zu fordern ist, wobei dies als Korrektiv zur „strict liability"-Regel verstanden wird. So liegen die Anforderungen an das Beweismaß in der gleich hohen, d. h. 50%-Wahrscheinlichkeit. Darauf, dass dieser Maßstab im WADC nicht konsequent zum Tragen kommt, weist Walter (2004, 615) hin, wenn er nach den Kriterien für die Beurteilung der Situation in Art. 10.1.1 WADC fragt, wo für den Fall, dass dem Athleten der Entlastungsbeweis gelingt, keine anderen Wettkampfergebnisse aberkannt werden als dasjenige anlässlich der positiven Dopingprobe, außer die Resultate seien „likely to have been affected by the Athlete's anti-doping rule violation." Darüber hinaus zeigt ein Blick auf die Rechtsprechung des TAS, dass das Beweismaß grundsätzlich viel höher angelegt zu werden scheint. So ist dem Athleten bisher noch nie der Beweis seiner Unschuld gelungen (vgl. Pfister, 2008, 93). Dies wird wohl damit gerechtfertigt, dass im WADC und NADAC die Anforderungen an das Beweismaß auch von der Schwere des Vorwurfs abhängig gemacht werden können und dabei das anzuwendende Beweismaß in das Ermessen der Strafbehörde gestellt wird. Vor dem Hintergrund, dass das TAS von der Schuldvermutung ausgeht und die Anwendung des Anscheinsbeweises ablehnt (vgl. Pfister, 2008, 93) und unter Berücksichtigung des Zusammenhangs, dass desto eher eine Beweislastentscheidung ergeht, je höher das Beweismaß angelegt wird, scheint der Athlet in einer ausweglosen Situation. Jedenfalls stellt sich eine solche Handhabung des Beweismaßes keineswegs als Korrektiv dar. Das Argument, dass sich die Frage der Beweislast bei abgesenktem Beweismaß kaum stellt, dürfte dann auch nicht zur Bekräftigung der Rechtmäßigkeit der Schuldvermutung angeführt werden.

3 Fazit

Der Versuch, die Feststellung eines Dopingverstoßes materiell und verfahrensrechtlich zu vereinfachen, wie er im WADC unternommen wird, lässt bisweilen unberücksichtigt, dass es bei der Dopingbekämpfung vor allem auch auf den Schutz nicht-dopender Athleten ankommt. Dies betont auch Petri (2004, 365 f.), wenn er die folgenden Ziele der Dopingbekämpfung unterscheidet und fordert, diese bei der Konfliktlösung auseinander zu halten: „Erstens müssen diejenigen geschützt werden, die nicht dopen. Zweitens müssen diejenigen abgeschreckt werden, die dopen könnten. Drittens müssen diejenigen bestraft werden, die gedopt haben."

Diesen Anforderungen wird eine „Null-Toleranz-Politik" nicht gerecht. Mit dieser gerät das erste (und für die Wirksamkeit der beiden anderen Ziele mit entscheidende) Ziel in den Hintergrund, indem aus praktischen Gründen auf das Vorliegen voluntativer Elemente verzichtet wird. Solche Überlegungen gründen kaum auf einer verantwortungsethisch motivierten Folgenberücksichtigung.

Vielmehr scheint die Frage geboten, wie es sich auf das Regelbefolgungs- und Regelgeltungsinteresse auswirkt, wenn eigenes kooperatives Verhalten nicht erwidert wird. Kennzeichnend für Reziprozitätsbeziehungen ist zwar eine gewisse Toleranz gegenüber zeitweiligen Ungleichgewichtslagen in der Leistungsbilanz und die Bereitschaft, mit eigenen kooperativen Beiträgen in Vorleistung zu gehen (Vanberg, 1987, 275), indes scheint diese Toleranz hier bisweilen überstrapaziert zu werden. Dies ist schon deshalb naheliegend, weil die Bereitschaft zu einer kooperativen Vorleistung von dem Vertrauen in die Kooperationswilligkeit des anderen abhängt, wobei dieses Vertrauen eine „rückblickende und eine vorausschauende Komponente hat" (Vanberg, 1987, 275; Adloff & Mau, 2005, 35). Die hier dargestellten verbandsrechtlichen Maßnahmen zur Dopingbekämpfung lassen jegliche Rechtssicherheit vermissen, so dass ein Aufbau von Vertrauen in diese Mechanismen und damit auch eine für die Regelbefolgung so wichtige Akzeptanz unter diesen Bedingungen nur schwer zu verwirklichen ist.

Hinzu kommt der bereits erwähnte Aspekt der Vergeltung unkooperativen Verhaltens im Sinne einer negativen Reziprozität. Danach erwartet der Athlet, der sich an die sportlichen Regeln und das Fairnessprinzip hält, ein ihm gegenüber entsprechend faires Verhalten. Wird diese Erwartung enttäuscht, etwa wenn ein positiv getesteter Sportler trotz fehlender Schuld sanktioniert wird oder er ein solches Vorgehen beobachtet, so kann dies der erklärten Zielerreichung entgegenstehen. Insofern betonen auch Pitsch, Maats & Emrich (2008, 400), dass Veränderungen des erwarteten Nutzens aus regeltreuem Verhalten sich in veränderten Aktivitätsmustern niederschlagen. Das vom TAS als vernünftige Politik verstandene Außerachtlassen einer solchen „nebensächlichen Ungerechtigkeit" (Soek, 2000, 45) ist vor den hier skizzierten Zusammenhängen äußerst kritisch zu betrachten. Freilich ist zu bemerken, dass auch ein rechtsstaatliches Strafverfahren – zieht man dieses als Alternative in Erwägung – erhebliche Belastungen mit sich bringt. Ein solches Strafverfahren wird in der Regel deutlich länger dauern, selbst bei einem relativ geringfügigem Verdacht und erst recht dann, wenn sich daran ein förmliches Rechtsmittelverfahren anschließt. Ist die Beweislage eindeutig, können verschiedene einschneidende Zwangsmittel, wie zum Beispiel eine Untersuchungshaft, durchaus Anwendung finden. Diese entsprechen zumindest de facto einem vorläufigen Berufsverbot. Der dafür notwendige „dringende Tatverdacht" ließe sich durch das Vorliegen einer positiven A-Probe oder durch ein unentschuldigtes Fernbleiben von einer Dopingkontrolle durchaus begründen.[159] Insofern ist die Intention, das Verbandsverfahren an den Interessen einer schnellen und effizienten Verfahrenserledigung auszurichten, verständlich. Gleichwohl geraten dadurch alle anderen Interessen zu sehr in den Hintergrund, was zu den hier skizzierten Problemen führt.

---

[159] So Momsen, E-Mail-Korrespondenz vom 10. Februar 2009.

Die Frage des Einflusses von Reziprozitätserwartungen auf die Wirksamkeit rechtlicher Instrumentarien für die Erreichung des Dopingbekämpfungsziels ist bisher unbeantwortet, wenn nicht gar ungestellt geblieben. Dies nachzuholen, ist im Sinne einer verantwortungsethischen Folgenberücksichtigung zu fordern und den (immer noch) gesinnungsethischen Appellen an die Athleten geschuldet. Es bleibt zu untersuchen, inwiefern die rechtlichen Mechanismen der Dopingbekämpfung überhaupt auf Reziprozitätserwartungen aufbauen bzw. diese berücksichtigen.[160]

Literatur

Adloff, F., Mau, S. (2005). Zur Theorie der Gabe und Reziprozität. In: F. Adloff, S. Mau (Hrsg.). *Vom Geben und Nehmen. Zur Soziologie der Reziprozität* (S. 9-57). Frankfurt a. M., New York: Campus Verlag.

Adolphsen, J. (2000). Anforderungen an Dopingstrafen nationaler Sportverbände – am Beispiel des Falles Dieter Baumann. *SpuRt 7*, 97–101.

Adolphsen, J. (2003). *Internationale Dopingstrafen*. Tübingen (Jus Privatum; Bd. 78).

Adolphsen, J. (2007). Aktuelle beweisrechtliche Fragen im Dopingverfahren. In: O. Arter, M. Baddeley (Hrsg.). *Sport und Recht. 4. Tagungsband* (S. 239-261). Bern: Stämpfli.

Adolphsen, J. (2008). Der Staat im Dopingkampf. *Sportwissenschaft 38*, 82–88.

Cory, G. A. (1999). The Reciprocal Modular Brain in Economics and Politics. New York: Kluwer.

Court, J. (1994). Kritik ethischer Modelle des Leistungssports. St. Augustin: Academia.

Diekmann, A., Voss, T. (2008). Soziale Normen und Reziprozität. Die Bedeutung „sozialer" Motive für die Rational-Choice-Erklärung sozialer Normen. In A. Diekmann, K. Eichner, P. Schmidt, T. Voss (Hrsg.), *Rational Choice: Theoretische Analysen und empirische Resultate. Festschrift für Karl-Dieter Opp zum 70. Geburtstag* (S. 84-100). Wiesbaden: VS Verlag.

Emrich, E. (2006). „Ars Corrumpendi". Zur Interaktions- und Beziehungsdynamik bei Bestechungen. *sozialersinn 7* (2), 327-343.

Eufe, T. (2005). Die Unschuldsvermutung im Dopingverfahren. Gleichzeitig eine Analyse der Sportrechtsprechung des Deutschen Fußball-Bundes und des Deutschen Leichtathletik-Verbandes (Schriften zum Sportrecht; Bd. 1). Baden-Baden: Nomos.

Fehr, E., Gächter, S. (2000). Cooperation and Punishment in Public Goods Experiments. *The American Economic Review* (4). 980–994.

---

[160] Dies ist unter anderem Inhalt des BISP-Forschungsprojekts Nr. 20070300144, in dem die Wirkungschancen rechtlicher Mechanismen bei der Konfliktlösung im Sport anhand der Dopingproblematik untersucht werden.

Fenn, H., Petri, G. (2000). Unschuldsvermutung und Anscheinsbeweis im Verbandsstrafverfahren – Anmerkungen zu OLG Frankfurt/M. v. 18.5.2000 – 13 W 29/00 –. *SpuRt 7*, 232–235.

Fritzweiler, J., Pfister, B., Summerer, T. (Hrsg.) (2007). *Praxishandbuch Sportrecht* (2. Auflage). München: Beck. [zitiert: PHBSportR-*Bearbeiter*]

Gouldner, A. W. (1960). The Norm of Reciprocity. A Preliminary Statement. *American Sociological Review* (25), 161–178.

Haas, U., Haug, T., Reschke, E. (Hrsg.). *Handbuch des Sportrechts. Dokumentation mit Erläuterungen*. (53. Aktualisierungslieferung). München: Luchterhand. [zitiert: HBSportR-Bearbeiter 2005].

Haas, U., Adolphsen, J. (1996). Sanktionen der Sportverbände vor ordentlichen Gerichten. *NJW (36)*, 2351–2353.

Hof, H. (1996). Rechtsethologie. Recht im Kontext von Verhalten und außerrechtlicher Verhaltensregelung. Heidelberg: Decker.

Homans, G. C. (1972). *Elementarformen sozialen Verhaltens*. 2. Aufl. Opladen: Leske und Budrich.

Kern, B. (2007). Internationale Dopingbekämpfung. Der World Anti-Doping Code der World Anti-Doping Agency (Studien zur Rechtswissenschaft; Bd. 198). Hamburg: Kovac.

Lob, J. (1999). Dopage, responsabilité objective („strict liability") et de quelques autres questions. *SJZ (12)*, 270–272.

Malinowski, B. (1960 [orig. 1926]). *Sitte und Verbrechen bei den Naturvölkern*. Wien: Humboldt.

Mauss, M. (1968 [orig. 1923/24]). Die Gabe. Form und Funktion des Austauschs in archaischen Gesellschaften. Frankfurt a. M.: Suhrkamp.

Ockenfels, A. (1999). *Fairneß, Reziprozität und Eigennutz. Ökonomische Theorie und experimentelle Evidenz* (Die Einheit der Gesellschaftswissenschaften; Bd. 108). Tübingen: Mohr Siebeck.

Petri, G. (2000). Die Unschuldsvermutung im Verbandsstrafverfahren. In K. Bepler (Hrsg.). Sportler, Arbeit und Statuten. Herbert Fenn zum 65. Geburtstag (S. 239-287) (Beiträge zum Sportrecht; Bd. 7). Berlin: Duncker & Humblodt.

Petri, G. (2004). Die Dopingsanktion. Zur Anwendung strafrechtlicher Grundsätze im Dopingverfahren der Sportverbände (Beiträge zum Sportrecht; Bd. 16). Berlin: Duncker & Humblodt.

Petri, G. (2005). Zur AGB-rechtlichen Inhaltskontrolle des World Anti-Doping Codes und des NADA-Codes. In K. Vieweg (Hrsg.). *Perspektiven des Sports. Referate der Vierten und Fünften Interuniversitären Tagung Sportrecht* (S. 105-125) (Beiträge zum Sportrecht; Bd. 19). Berlin: Duncker & Humblodt.

Pfister, B. (2008). Die Rechtsprechung des Tribunal Arbitral du Sport (TAS) 2001-2003. *SpuRt 15*, 93–97.

Pitsch, W., Maats, P., Emrich, E. (2008). Skizzen zu einer Ökonomik des Dopings. In: N. Müller, M. Messing (Hrsg.). *Olympismus – Erbe und Verantwortung* (S. 381-418) (Olympische Studien; Bd. 10). Kassel: Agon.

Rilling, J. K., Gutman, D. A., Zeh, T. R., Pagnoni, G., Berns, G. S. Kilts, C. D. (2002). A Neural Basis for Social Cooperation. *Neuron* (35), 395-405.

Siekmann, C. R. (2000). Übersicht über die internationalen Verbandsregelungen zum Verschuldensprinzip, zur Beweislast und zur Sanktionshöhe. In V. Röhricht, K. Vieweg (Hrsg.). *Doping-Forum. Aktuelle rechtliche und medizinische Aspekte* (S. 31-34) (Recht und Sport; Sonderband). Stuttgart u. a.: Boorberg.

Soek, J. (2000). Die prozessualen Garantien des Athleten in einem Dopingverfahren. In V. Röhricht, K. Vieweg (Hrsg.). *Doping-Forum. Aktuelle rechtliche und medizinische Aspekte* (S. 35-52) (Recht und Sport; Sonderband). Stuttgart u. a.: Boorberg.

Vanberg, V. (1975). Die Zwei Soziologien – Individualismus und Kollektivismus in der Sozialtheorie. Tübingen: Mohr.

Vanberg, V. (1987). Markt, Organisation und Reziprozität. In Klaus Heinemann (Hrsg.), *Soziologie wirtschaftlichen Handelns* (Kölner Zeitschrift für Soziologie und Sozialpsychologie; Sonderheft 28) (S. 263-279). Opladen: Westdeutscher Verlag.

Walker, W.-D. (1998). Beweisrechtliche und arbeitsrechtliche Probleme des Dopings. In K. Vieweg (Hrsg.), *Doping – Realität und Recht. Internationales Symposium am 4. und 5.7.1997 in Erlangen* (S. 135-175). Berlin: Duncker & Humblodt (Beiträge zum Sportrecht; Bd. 1).

Walter, G. (2004). Zur Umsetzung von Art. 3 WADA-Code in das Schweizer Recht. In Bernd Heinrich u.a. (Hrsg.). *Festschrift für Ulrich Weber zum 70. Geburtstag. 18. September 2004* (S. 601-621). Bielefeld: Gieseking.

Weber, M. (1980 [1921]). *Wirtschaft und Gesellschaft. Grundriß der verstehenden Soziologie.* 5., rev. Auflage, besorgt von Johannes Winckelmann. Tübingen: Mohr.

Carsten Momsen

Strafrechtliche Dopingbekämpfung?[161]

1 Einführung

Dachte man im Vorfeld früherer Olympischer Spiele vorwiegend an einzelne Sportler, ihre Höchstleistungen, möglicherweise auch an Medaillenspiegel und Siegehrungen, so fragten im Jahr 2008 vor dem Beginn, während und im Nachgang der Olympischen Sommerspiele in Peking viele eher nach unangemeldeten Kontrollen, Disqualifikationen und dem sportlichen Wert der zur Schau gestellten Leistungen – oder auch nach möglichst leistungsfähigen und überraschenden Testverfahren (vgl. den Beitrag von Emrich & Pitsch in diesem Band). Was ist geschehen? Was den Wert der sportlichen Leistungen anbetrifft: Eigentlich nichts! – so ist man – mit einem Schuss Ironie sicherlich – geneigt zu antworten.

Ich will mich hier der Frage, „was ist mit dem Sport geschehen?", mit einer zweifachen Fokussierung nähern.

Zum einen geht es mir allein um die strafrechtlichen Fragestellungen, zum anderen allein um die Beurteilung des Dopings, als derjenigen Problematik, welche – zumindest in bestimmten Bereichen – die negative Entwicklung des Images des Spitzensports maßgeblich verursacht hat. Viele Staaten haben das Problem des Dopings mittlerweile als ein solches erkannt, welches in seinen unmittelbaren und mittelbaren Folgen weit über den Bereich des Leistungs- und Spitzensports – überhaupt über den Bereich des Sports – hinaus zu unerwünschten Effekten führt.

1.1 Der Standort eines „Anti-Doping-Tatbestands"

So hat auch der deutsche Gesetzgeber Ende 2007 ein sog. „Anti-Doping-Gesetz" erlassen. Dieses Gesetz enthält auch strafrechtliche Verbote, insbesondere den Besitz und Vertrieb von Doping-Mitteln betreffend. Es ist zu meinem – sogleich zu begründenden – Bedauern allerdings in das Arzneimittelgesetz, das AMG, inkorporiert worden. Dieses Gesetz jedoch verfolgt gem. § 1 den Zweck, insbesondere „für die Qualität und Wirksamkeit der Mittel" zu sorgen. Den Kampf gegen das Doping im Sport unter diesem Rubrum zu führen, stellt eine besonders feine Form der Ironie dar, die sich möglicherweise bis heute nicht allen Adressaten erschlossen hat.

Bevor ich mich diesem Gesetz etwas ausführlicher zuwende, möchte ich noch einige allgemeine Fragen ansprechen:

---

[161] Bei diesem Text handelt es sich um die geringfügig überarbeitete Version eines Vortrags im Rahmen der „Wissenschaftsmatinée und Ringvorlesung: Doping im Spitzensport" an der Universität des Saarlandes, Saarbrücken im Sommersemester 2008.

1.2 Strafrecht als Instrument des Anti-Doping-Kampfes

Zunächst ist zu klären, was der Einsatz des Strafrechts im Kampf gegen das Doping bewirken soll. Das bedeutet zum einen: „Welche Interessen sollen geschützt werden, welche rechtfertigen den Einsatz des Strafrechts?" und zum anderen: „Welche Vorteile verspricht die Kriminalisierung von Doping im Kampf gegen dessen unerwünschte Folgen?"

Beginnen wir mit dem zweiten Aspekt: Was kann das Strafrecht im Kampf gegen das Doping leisten? Gleich vorab will ich bekennen, dass ich die früher von mir vertretene sehr optimistische Einschätzung in Bezug auf die „sittenbildende" Kraft des Strafrechts relativieren muss.[162] Diese zwischenzeitlich eingetretene Ernüchterung findet ihren Grund nicht nur darin, dass die Diskussion um ein Doping-Strafrecht die am Doping beteiligten Akteure offenkundig weitgehend unbeeindruckt lässt, aufgrund ihrer Zögerlichkeit vielleicht sogar ermutigt, sondern wird entscheidend durch einen vergleichenden Blick auf andere „Fronten", an denen das Strafrecht in den Einsatz geschickt wird, ausgelöst: Doping im Sport ist nur eines von vielen und vielschichtigen gesellschaftlichen Problemen, für deren Lösung in den letzten Jahren all zu schnell der Strafgesetzgeber durch die Vertreter verschiedenster politischer Couleur herbeizitiert wurde. Dabei nährt sich zunehmend der Verdacht, es gehe in erster Linie um plakative und – noch wichtiger – wenig kostenintensive Lösungen. Die Nachhaltigkeit der Problemlösung scheint dagegen eher selten im Fokus zu stehen. Besonders deutlich wurde dieses Phänomen, was sich durchaus als „Missbrauch des Strafrechts" bezeichnen lässt anlässlich der unsäglichen Diskussion um das Jugendstrafrecht im hessischen Landtagswahlkampf. Und diese warf nur ein besonders grelles Licht auf derartige Fehlentwicklungen.

Ein derartig symbolorientiertes Vorgehen nützt nicht nur nicht bei der Lösung der Probleme, es ist vor allem das Strafrechtssystem selbst, welches in seiner Glaubwürdigkeit, Rechtsstaatlichkeit und Funktionalität erheblichen Schaden nehmen kann. Gerade im Bereich des Dopings werden mit der Schaffung von Strafvorschriften Hoffnungen geweckt, die mit einem rechtsstaatlichen Straf- und Strafverfahrensrecht nicht eingelöst werden können, nicht eingelöst werden dürfen!

Im Grunde genommen schwebt meines Erachtens vielen Protagonisten einer strafrechtlichen Lösung des Doping-Problems vor, die postulierten negativ-generalpräventiven Effekte der Drohung mit Kriminalstrafe zu verbinden mit einem „schlanken" Verfahrensrecht der Verbände, welches trotz vieler Verbesserungen in den letzten Jahren nach wie vor wesentliche Garantien, wie eine konsequente Unschuldsvermutung und ein dementsprechendes Beweisrecht,

---

[162] Cherkeh & Momsen (2001, 1745 ff.) – Die gilt auch in Bezug auf die anderenorts bereits angesprochene infolge zu hoher moralischer Aufladung fehlende Operationalisierbarkeit eines potentiellen Rechtsguts „Sportethos".

nicht durchgängig aufweist (vgl. die Beiträge von Pitsch & Emrich sowie von Senkel in diesem Band). Vergleicht man zunächst beide Verfahrensarten, so zeigt sich schnell, dass das Verbandsverfahren weiterreichende Möglichkeiten der Beweiserhebung eröffnet. Zudem gestaltet sich die Beweislastverteilung in vielen Fällen für den Betroffenen ungünstiger als im Strafprozess.

Damit scheint sich die Chance zu ergeben, aus beiden Verfahrensformen, dem verbandsstrafrechtlichen und dem staatlichen Strafverfahren, die für eine effektive Dopingbekämpfung effizientesten Segmente herauszugreifen, geradezu im Sinne eines „Joint Venture". Doch beschädigt eine dergestaltige „Rosinenpickerei" den rechtsstaatlichen Charakter des Strafverfahrens nachhaltig. So wäre es inakzeptabel, wenn die Strafverfolgungsbehörden sich von den Verbänden im Rahmen des von „strict-liability" und Beweislastumkehr geprägten Verbandsverfahrens die für eine Verurteilung notwendigen Beweise beschaffen ließen, zu deren Erhebung sie selbst nicht befugt sind (vgl. zur strict liability den Beitrag von Senkel in diesem Band). Natürlich stellt sich hier, wie etwa im Fall einer von einem Kaufhausdetektiv mit unlauteren Mitteln erpressten Information, die Frage, ob solchermaßen drittbeschaffte Beweise verwertet werden dürfen. Auch wenn zu konzedieren ist, dass die Verbände ihrerseits einer Grundrechtsbindung unterliegen und insoweit keine „Privaten" sind.

Ganz unabhängig von Fragen der Beweisverwertung und der Grundrechtsbindung der Verbände, leidet das Element der Rechtsstaatlichkeit an sich, so, als würde die Polizei Dritte bitten, die Verdächtigen durch Folter zu einem Geständnis zu bewegen, weil ihr selbst dieses Vorgehen versagt ist, oder – etwas weniger pathetisch – so, wie im Fall Liechtenstein, in dem die Strafverfolgungsbehörden illegal von einem Dritten erworbene Datenbestände erwerben, um mit diesen Beweismitteln, welche von ihnen selbst nicht hätten erhoben werden können, Strafverfahren in Gang zu setzen. Mögen die Ergebnisse auch im Einzelfall schnelle – vielleicht auch vorschnelle – Begeisterung auslösen, so stellt schon jeder Einzelfall die für das Ganze höchst schädliche Durchbrechung des Prinzips dar.

Werden demgegenüber Strafverfahren auf dem ihnen gemäßen Weg gegenüber Dopingverdächtigen eingeleitet, so zeigt sich schnell die Begrenztheit des Strafrechts, da es gerade keine „flexible response" ermöglicht, sondern Gleichbehandlung aller Verdächtigen und eine von vernünftigen Zweifeln freie Beweislage, um zu einer Verurteilung gelangen zu können. Nicht nur im Fall Jan Ullrich, sondern bei fast allen Dopingvorwürfen, muss als Voraussetzung einer Verurteilung zu Strafe jede, noch so durchsichtige Erklärung eines verdächtigen Athleten, wie der nachgewiesene Stoff in seinen Körper gelangt sein könnte, auf ihre Stichhaltigkeit überprüft werden. Das kann unter Umständen Jahre dauern oder auch nie zu widerlegen sein.

Würde überdies die Unschuldsvermutung umfassend gelten, so gäbe es meines Erachtens auch keine Handhabe, den verdächtigen Athleten bis zum Nachweis seiner Schuld mit einem Startverbot zu belegen. Da gerade dies nun niemand vorschwebt, der die Dopingbekämpfung schlagkräftiger gestalten möchte, geht es letztlich um eine möglichst effektive Kombination des staatlichen Strafrechtssystems mit dem Sanktionssystem der Sportverbände auf nationaler und internationaler Ebene. Soll eine solche Kombination beider Systeme zulässig sein, so sind wiederum zwei Prämissen zu setzen:

Erstens darf das strafrechtliche Legalitätsprinzip, der sog. Verfolgungszwang, nicht relativiert werden. Wo also der Anfangsverdacht in Bezug auf die Verwirklichung eines Straftatbestandes durch Verhaltensweisen im Zusammenhang mit Doping gegeben ist, muss ein Strafverfahren schon aus Gründen der Gleichheit vor dem Gesetz aufgenommen werden. Dopingverdächtige sind so gesehen gewöhnliche Tatverdächtige.

Zweitens müssen die Belastungen und Konsequenzen eines Verbandsverfahrens bei der Bemessung der strafrechtlichen Sanktionen berücksichtigt werden, um eine härtere Bestrafung von Sportlern gegenüber „normalen" Tätern derselben Delikte zu vermeiden.

Des Weiteren kann der Einsatz des Strafrechts nur dort sinnvoll sein, wo ein effektiver Schutz von Interessen sonst nicht gewährleistet ist. Strafrecht ist ultima ratio!

In Bezug auf den sich vollverantwortlich dopenden Sportler, könnte man prinzipiell der Ansicht zuneigen, dass die verbandsrechtlichen Sanktionen, namentlich langfristige Startsperren, Aberkennung von Titeln, gegebenenfalls auch von Preisgeldern, kurz: die drohende Zerstörung der Karriere, in vielen Fällen also des Lebensinhalts, eine erheblich stärker abschreckende Wirkung entfaltet, als die Drohung mit einer Geldstrafe oder einer zur Bewährung ausgesetzten Freiheitsstrafe. Dies allerdings würde voraussetzen, dass die Sportverbände ihre Sanktionsmöglichkeiten mit derselben Konsequenz und Objektivität umsetzen, wie es bei der staatlichen Strafverfolgung (zumindest in der Regel) geschieht.

Genau dies scheint aber nach wie vor der Schwachpunkt auf Seiten der Sportverbände, national wie international, zu sein (vgl. den Beitrag von Senkel, Emrich & Momsen in diesem Band). Die Interessenverflechtungen zwischen Verband und Spitzensportler sind augenscheinlich in vielen Fällen zu stark, genauer gesagt so stark, dass eine Interessenkonvergenz dahin besteht, den Sportler nicht zu sanktionieren und stattdessen weiter starten zu lassen. Der Verband in seiner Gesamtheit wie auch einzelne Funktionäre in Sonderheit sind mehr oder weniger stark abhängig von den Erfolgen ihrer Athleten. Daher entsteht zunehmend eine Form geradezu schizophrener Verhaltensweisen. Einerseits muss in der Außendarstellung der Eindruck erweckt werden, der Verband betreibe aktiv Dopingbekämpfung, um die allgemeine Wertschätzung in diesem Punkt zu erhalten. Andererseits gilt es ein ausreichend großes Kontingent an Spitzensportlern nachhaltig von allen Vorwürfen freizuhalten, um Förderungsmittel, Werbeeinnahmen und die mit dem sportlichen Erfolg verbundene Wertschätzung des Erfolges ebenfalls zu erhalten (vgl. dazu den Beitrag von Emrich & Pitsch in diesem Band).

Insoweit erscheint das Strafrecht geradezu als ein notwendiges Instrument, nämlich um die Verbände zu disziplinieren und die dortigen Funktionsträger auf das primäre Ziel der Dopingbekämpfung festzulegen. Was, dies sei nicht nur nebenbei angemerkt, impliziert, dass auch die Leitungsebene eines Verbands überwachende strafrechtliche Mitverantwortung trägt. Geht es um strafrechtliche Verantwortlichkeit, so ist die Verbandsleitung als Überwachungsgarant dazu verpflichtet, Straftaten der Verbandsmitglieder zu verhindern.

Die Nähe dieser Struktur zum Wirtschaftsstrafrecht, insbesondere der Verantwortung des Managements für Straftaten ihrer Mitarbeiter, ist nicht nur zufällig. Sportstrafrecht ist im Bereich des Spitzensports nicht zum geringsten Teil eine Erscheinungsform des Wirtschaftsstrafrechts!

Neben der Austrocknung des Umfelds, d. h. der nicht dem Verband zugehörigen Personen, welche dem Sportler bei der Beschaffung und Verabreichung von Mitteln oder der Anwendung verbotener Methoden zur Seite stehen, ist daher eine strafrechtliche Verantwortlichkeit des Sportlers selbst für eigenverantwortliches Doping wohl unabdingbar, auch und gerade um der Risikoerhöhung für die Leitungsebene der Verbände willen. Damit tritt nun die zunächst zurück gestellte Frage nach den schützenswerten Interessen, die durch das Doping verletzt werden, wieder in den Vordergrund.

1.3 Das AMG als Standort des Anti-Doping-Tatbestands

Die bisherigen Versuche einer strafrechtlichen Anti-Doping-Gesetzgebung basieren vorwiegend auf parallel zum Arzneimittelgesetz (AMG) oder zum Betäubungsmittelgesetz (BtMG) angestellten Überlegungen. Die Ratio des strafrechtlichen Schutzes liegt somit darin, zu verhindern, dass Personen mit erlaubnispflichtigen und potentiell gesundheitsschädlichen Stoffen in Kontakt kommen, diese besitzen oder sie an andere weitergeben und auf diese Weise für Dritte Gefahren, namentlich Suchtgefahren, schaffen. Dies ist jedoch im Hinblick auf eine wirksame Doping-Bekämpfung offenkundig ein Irrweg, da er die Ziele der Akteure in keiner Weise berücksichtigt. Dies wird deutlich aufgezeigt in den jüngsten Untersuchungen von Adolphsen und Grotz[163] zum Tatbestand der Strafbarkeit des Besitzes von Doping-Medikamenten nach §§ 6a, 95 AMG.

Dabei ist es im Grunde genommen fast schon unerheblich, ob man die umgesetzten beziehungsweise ins Auge gefassten Regelungen deshalb für missglückt hält, weil sie an dem als Rechtsgut völlig ungeeigneten Topos der „Volksgesundheit" anknüpfen, ob man sie wie Grotz[164] – dies wohl nicht restlos überzeugend – für grundrechtswidrig hält, weil sie in Bezug auf den Eigenbesitz eine

---

[163] Adolphsen (2008), Grotz (2008, 243 ff.).
[164] Grotz (2008, 243 ff.).

nicht gerechtfertigte Ungleichbehandlung der Sportler gegenüber anderen Medikamenten-Nutzern begründen, oder aber, ob man zwar grundsätzlich mit den getroffenen Maßnahmen einverstanden ist, sie jedoch nicht für ausreichend hält. Obwohl Grotz völlig entgegengesetzt, greift, so meine ich, insoweit auch Adolphsens[165] Kritik an der Beschränkung der Strafbarkeit auf „nicht geringe Mengen" zu kurz, wenngleich ihm von einem technisch-gesetzesausführenden Standpunkt aus uneingeschränkt Recht zu geben sein dürfte.

Entscheidender Schwachpunkt ist meines Erachtens, dass der Spitzensport nicht als das begriffen wird, was seine gesamtgesellschaftliche Bedeutung seit langem ausmacht, eine spezifische, für einige sehr lukrative Form wirtschaftlicher Betätigung. Es geht – stark vereinfacht – um die Vermarktung von Dienstleistungen. Dieser Aspekt ist meines Erachtens derjenige, der auch im Vordergrund möglicher Rechtsbeeinträchtigungen durch Doping steht. Angereichert wird die Situation durch die Verquickung öffentlicher Interessen, die, wenngleich sie bestimmte nicht ökonomische Zwecke verfolgen, im Grunde jedoch – ähnlich der Subventionsvergabe – primär wirtschaftlicher Natur sind.

1.4 Zur Zielrichtung strafrechtlicher Anti-Doping-Normen

Die Zielrichtung eines Anti-Doping-Strafrechts muss daher eine andere sein, sie muss an dem unter sportlichen Aspekten wesentlichen Gesichtspunkt unfairen Verhaltens anknüpfen, sowie dem parallelen Gesichtspunkt der Wettbewerbsverzerrung, welcher Doping in Bezug auf die massiven, mit dem Spitzensport verknüpften, wirtschaftlichen Interessen darstellt. Dabei bleibt, gewissermaßen als unmittelbarer und notwendiger Akteur, der Sportler die „Zentralgestalt des Geschehens", wie Adolphsen[166] zu Recht unterstreicht.

Die Kontrollüberlegung ist folgende: Angenommen, es geht nicht um Spitzensport, sondern um Bodybuilder, die ihre Körper nur zur eigenen Freude und möglicherweise der ihres Partners oder ihrer Partnerin mit verschiedensten, eindeutig verbotenen, Substanzen in Form bringen. Und weiterhin angenommen, mehrere von diesen „Sportlern" treffen sich regelmäßig in mehr oder weniger privatem Kreis, um den Gewinner des Monats zu küren – ohne dass ein Preisgeld oder ähnliches winkt. Ich möchte meinen: Das mag eine fragwürdige Freizeitbeschäftigung sein, aber ein Eingreifen des Strafgesetzgebers erschiene selbst angesichts dieser keineswegs als bagatellhaft einzuschätzenden Form der gesundheitlichen Selbstgefährdung nicht angebracht. Und Gleiches würde wohl auch für die unerlaubte Einnahme von Präparaten durch einzelne Mitglieder einer Tischtennismannschaft auf der Ebene der unteren Kreisligen gelten. Nicht etwa, weil sich das Phänomen des Doping unterschiedlich darstellen würde, sondern doch vor allem deshalb, weil keinerlei wirtschaftliche Interessen tan-

---

[165] Adolphsen (2008, 84 ff.).
[166] Adolphsen (2008, 88).

giert sind. Dass die Hersteller von gesundheitsschädlichen Präparaten ggf. strafrechtlich zur Verantwortung zu ziehen sind, folgt davon unabhängig aus den Grundsätzen strafrechtlicher Produkthaftung, nicht aber zur Bekämpfung des Dopings.

Begreifen wir Doping als in diesem Sinne unfaires Verhalten, so wird der Ansatzpunkt strafrechtlicher Reaktionen deutlicher: Betrachten wir zunächst das Gebot der Fairness in einem sportspezifischen Kontext. Die Fairness ist – anders als es das olympische Motto „citius, altius, fortius" – „schneller, höher, stärker" zu suggerieren scheint – wohl die Essenz des Sports in allen seinen Facetten. Fehlt es an einem fairen Vergleich der Leistungen, wird man nie sicher sein können, wessen Leistung wirklich schneller, höher oder stärker als die der Konkurrenz war. Der Gedanke der Fairness ist damit Kontrapunkt und Grenze für ein Streben nach „Leistung um jeden Preis".

Dabei ist „Fairness" mehr als das bloße „Playing by the Rules of the Game". Letzteres kann rein äußerlich geschehen – Fairness ist auch ein innerer Wert – so scheint es zumindest. Dieser Gedanke der Fairness kann bekanntermaßen auf vielfältigste Art und Weise in Mitleidenschaft gezogen werden. Die Palette reicht vom überdeutlichen Heimvorteil aufgrund schlechter Platzverhältnisse bis hin zu den Fußballwettskandalen der Vergangenheit und Gegenwart. Stellt man unfaires Verhalten fest, so besteht sicherlich ein Problem – ob aber zugleich ein Rechtsproblem, das ist eine ganz andere Frage.

Gewissermaßen im Fokus der Fairnessfrage scheint mir die nach wie vor ungelöste Frage des Dopings zu stehen. Argumentativ betreten wir mit dieser Thematik einen Mikrokosmos der gesamten Fairnessdiskussion. Zudem hat sich mittlerweile auch in Deutschland die Erkenntnis verfestigt, dass *Doping* ein *Rechts*problem darstellt. Die Frage allerdings, die mich vordringlich interessiert, wie Doping als *Strafrechts*problem zu behandeln ist, wird demgegenüber bisher noch kontrovers diskutiert.

2 Zum Stand der Anti-Doping-Gesetzgebung

Jedes Jahr hat seine eigenen Doping-Fälle, so beispielsweise auch das olympische Jahr 2006: Ein erstes Ausrufezeichen setzten die Geschehnisse bei den XX. Olympischen Winterspielen in Turin selbst – zunächst betreffend die russische Biathletin Pylewa, welche nach Sperre ihre Karriere für beendet erklärte, und kurz darauf die Ereignisse um die österreichische Ski-Langlauf- und Biathlonmannschaft, in deren Umfeld es zu zahlreichen Ausschlüssen kam. Schließlich lieferte das Sportjahr einen einstweilen furiosen Höhepunkt mit dem Skandal um den spanischen Arzt Fuentes, der folgenden Sperrung nahezu sämtlicher ernsthafter Favoriten für die Tour de France und der Frage nach der nachträglichen Aberkennung des Toursieges. Auf die Tour 2007 sei nur hingewiesen; zunächst wurde der Träger des Gelben Trikots ausgeschlossen, später die gesamte Astana-Mannschaft. Auf die neuerlich bestätigten Verdachtsfälle bei der Tour de France 2008 und die Radprofis Schumacher und Kohl um das Team Gerolsteiner sei hier ebenfalls nur hingewiesen. Offenkundig fehlt es auch seit 2006 an strukturellen Veränderungen.

Interessanterweise fanden die beiden „Mega-Skandale" des Jahres 2006 ihren Ausgangspunkt in Italien und in Spanien. „Interessanterweise" deshalb, weil in beiden Ländern Strafnormen existieren, welche der Staatsanwaltschaft die Durchführung eines Strafverfahrens ermöglichen. Zwar bietet die Existenz entsprechender strafrechtlicher Normen als solche noch keine Gewähr dafür, dass diese auch durchgesetzt werden, wie die wiederholte Einstellung des „Fuentes-Verfahrens" – wohl vor allem aufgrund vielfältiger Einflussnahme von dritter Seite – zeigt. Sie ist jedoch logische Vorrausetzung jeglicher strafrechtlicher Ahndung spezifischer Dopingvergehen.

In Deutschland dagegen gibt es nach wie vor gewichtige Stimmen, welche außerhalb des AMG den Einsatz des Strafrechts vehement ablehnen, insbesondere weil dies eine Gefahr für die grundrechtlich verbürgte Verbandsautonomie bedeute. Ich will der Frage nachgehen, ob hier nicht mit Scheinargumenten gefochten wird – oder ob die Aufarbeitung der Doping-Frage tatsächlich ein verbandsinternes Problem darstellt. Aus heutiger Perspektive sei lediglich darauf hingewiesen, dass auch der Fall Jan Ullrich allein aufgrund staatsanwaltschaftlicher Ermittlungen wegen des Anfangsverdachts des Betruges mit einem gewissen Nachdruck geführt wurde. Die zwischenzeitliche Niederschlagung der Ermittlungen des gesamten Fuentes-Komplexes in Spanien verdeutlicht wiederum Grenzen, welche auch in Deutschland beim Einsatz des Strafrechts bestehen könnten: Für das Ermittlungsverfahren besteht eine Leitungskompetenz der Staatsanwaltschaft. Diese ist keine unabhängige Behörde, sondern gegenüber ihrem obersten Dienstherrn, dem Innenminister, weisungsgebunden.

Echte Unabhängigkeit gegenüber politischer Einflussnahme, die gelegentlich in Personalunion mit verbandspolitischer Einflussnahme auftritt, besteht daher erst im Hauptverfahren unter Leitung der unabhängigen Gerichte. In Italien bspw. ist Doping auch für den Sportler selbst bereits ein strafrechtlicher Tatbestand. 2000 wurden dort in den Codice Penale „Vorschriften zum Gesundheitsschutz beim Sport und zur Bekämpfung des Dopings" aufgenommen.[167] Strafbar ist explizit auch die Einnahme verbotener Substanzen durch den Sportler selbst – vergleichbar dem Eigenkonsum von Betäubungsmitteln. Zudem enthält das Gesetz ausdrückliche Bemerkungen zum Schutzgegenstand: Die sportliche Betätigung sei auf die Förderung der Gesundheit des Einzelnen und der Allgemeinheit gerichtet. Sie solle von der Achtung der ethischen Prinzipien und der erzieherischen Werte geleitet sein.

---

[167] Vgl. Maiwald (2002, 400 ff.); Momsen-Pflanz (2005: 113 u. ö).

Abgesehen von dem insoweit unvollkommenen Arzneimittelrecht fehlt Vergleichbares im deutschen Strafrecht, wenn auch in neueren Untersuchungen genau in diese Richtung gehende Vorschläge unterbreitet werden.[168]

3 Doping als strafrechtlich relevantes unfaires Verhalten

Damit ist jedoch die Frage, ob Doping als exemplarische Form unfairen Verhaltens ein Strafrechtsproblem darstellt, weder *de lege lata* noch *de lege ferenda* negativ beantwortet. Denn die Strafbarkeit des Dopings kann an vielen Punkten dieses Verhaltens und seiner Auswirkungen anknüpfen. Zum Beispiel an der damit häufig einhergehenden Schädigung oder Zerstörung der Gesundheit des Sportlers – Stichwort Körperverletzung – oder an den angerichteten Vermögensschädigungen bei Veranstaltern, Sponsoren und anderen bis hin zu den Zuschauern – Stichwort Betrug – oder, wie ich es bevorzugen würde, an der Störung des sportlichen Wettbewerbs mit Vermögensrelevanz – vergleichbar dem Betrug bei Ausschreibungen.

Ganz offensichtlich kann jeder dieser Ansatzpunkte für sich genommen nur einen Teil der Problematik abdecken. So kann über eine Strafbarkeit als Körperverletzung gerade nicht der sich selbst schädigende Sportler erfasst werden, da die Selbstschädigung, von wenigen Ausnahmen abgesehen, straflos ist. Denkbare Verstöße gegen das Arznei- oder Betäubungsmittelrecht stoßen nach wie vor auf Schwierigkeiten bei der Subsumtion der „verwendeten Mittel" und vor allem der „sonstigen Methoden" unter die jeweiligen Regelungsbereiche. Und für eine Strafbarkeit wegen Betruges muss nicht zuletzt immer der vollständige und hochkomplexe subjektive Tatbestand – u. a. die Absicht des Sportlers, ein fremdes Vermögen zu schädigen und „nicht bloß siegen zu wollen" – nachgewiesen werden können.

Ein Grund für diese Schwierigkeit liegt in der Natur des Doping, nicht nur als eines komplexen Verhaltens des Sportlers, sondern vor allem als eines Lebensvorgangs, der eine Vielzahl von Personen involviert: Den Sportler selbst, seine Ärzte und sonstigen Betreuer, Trainer, Sponsoren, die Verbände, die Veranstalter, die Zuschauer – um jedenfalls einige zu benennen. So verknüpft Doping eine Vielzahl von Handlungen mit einer Vielzahl möglicher Beeinträchtigungen.

Allerdings erscheint es bspw. etwas „schief", wenn im Verhältnis dopender Sportler – Zuschauer von „unfairem Verhalten" gesprochen wird. Auch verhält sich der Sportler, der sich durch ihm allein infolge Dopings möglichen Spitzenleistungen einen lukrativen Sponsoring-Vertrag erschleicht, gegenüber seinem Sponsor zwar in einem umgangssprachlichen Sinne „unfair", die Fairness in einem distributiven Sinne wird jedoch nur gegenüber einem Mitbewerber um

---

[168] Vgl. Cherkeh & Momsen (2001, 1745 ff.); Momsen-Pflanz (2005) und jüngst auch Waldbröl (2006)sowie Jahn (2006, 57 ff.).

den begehrten Vertrag tangiert, welcher nicht zum Zuge kommt, da er weniger gute Leistungen erbringt – und auch dies nur unter der Voraussetzung, dass er nicht seinerseits dopt. Außerhalb der Wettkampf- oder Wettbewerbssituation wird die Fairness im Sport daher nur in einem übertragenen Sinne verletzt. Gleiches gilt meines Erachtens dann, wenn Verhaltensweisen anderer Beteiligter – etwa des Mannschaftsarztes, der die Medikamente an den Sportler weiterreicht – zur Diskussion stehen. Der Betreuer oder Arzt verhält sich nur mittelbar unfair – und wäre nach deutschem Recht strukturell wegen einer Teilnahmehandlung zu bestrafen. Stichwort „Fuentes": Allem Anschein nach wurden Medikamente an alle anfragenden Interessenten abgegeben. So gesehen kein „unfaires" Verhalten.

4 Zu den Interessen des dopenden Sportlers

Daher soll heute der Sportler im Mittelpunkt stehen, der sich eigenverantwortlich und bewusst unfair verhält, um Ergebnisse im Wettkampf zu erzielen, welche er unter normalen Umständen nicht – oder weniger wahrscheinlich – hätte erzielen können. Denn erstens kann sich nur derjenige im engeren Sinne „unfair" verhalten, der aktiv an einem sportlichen Wettkampf teilnimmt. Zweitens beschränke ich mich weitgehend auf das Verhältnis der Wettbewerber untereinander, da sich hier – in einer konkreten Wettkampfsituation – das unfaire Verhalten unmittelbar auswirkt.

Gehen wir zunächst zur Vereinfachung davon aus, dass es unseren Sportler vor allen anderen Dingen nach Ruhm und Ehre dürstet und er jedenfalls nicht primär Preisgelder gewinnen oder lukrative Sponsoringverträge abschließen will. Blickt man auf seine potenziellen „Opfer", so werden diese zunächst ebenfalls „nur" um die eigentlich ihnen gebührende Ehre, den Ruhm des Siegers oder die Annerkennung für die gute Platzierung gebracht. Sind dies strafrechtlich zu schützende Interessen?

5 Zur Motivation des dopenden Sportlers

Kriminalsoziologisch gesehen, könnte man hier den Ansatz Mertons[169] fruchtbar machen: Derjenige Sportler, der unter dem Druck des sportlichen Wettbewerbs Erfolg haben will, aber feststellen muss, dass aufgrund der hohen Leistungsdichte in der absoluten Spitzengruppe extensives Training und Talent sowie Physis und Konstitution keine Garantie für Spitzenplatzierungen bieten, muss sich etwas Neues einfallen lassen: Die gesuchte Innovation kann die Einnahme verbotener Substanzen sein. Ein verbotener Weg zum gesellschaftlich akzeptierten Ziel... In diesem Sinne: Fairness im Sport – ein strafrechtliches Problem?

---

[169] Merton (1968, 283 – 313).

Wie wir schnell sehen werden, rührt diese Diskussion um die Strafbarkeit des Dopings, namentlich um die Strafbarkeit des Sportlers selbst, welcher verbotene Substanzen einnimmt oder anwendet, an die Grundfragen des Strafrechts. Vergleicht man die Argumentationslinien von Befürwortern und Gegnern neuer Straftatbestände im In- und Ausland, so spiegeln sich nicht nur uralte Fragen der Strafzwecke, sondern gleichermaßen auch solche nach Sinn, Legitimation und Grenzen staatlichen Strafens:

Strafrecht ist *ultima ratio*. Folgt daraus aber auch eine Aufgabe des Vertrauens in eine „sitten*bildende* Kraft" des Strafgesetzes? Verstehen wir, anders herum ausgedrückt, den „ultima ratio"-Gedanken in der Weise, dass Strafrecht nur dort angewendet werden soll, wo erfahrungsgemäß, das heißt empirisch belegbar, alle anderen Reaktionsformen versagt haben? Führt die Schaffung neuer Tatbestände immer dazu, dass Handlungsalternativen und damit der Freiraum der betroffenen Bürger – hier der Leistungssportler – eingeschränkt werden, oder kann rechtsstaatlich gebundenes Strafrecht auch Freiräume für den Einzelnen schaffen beziehungsweise garantieren?

Die Beantwortung aller Fragen wäre einfach, könnte der Strafgesetzgeber ein Experiment am lebenden Objekt durchführen. Strafrecht „auf Probe" scheitert jedoch bereits an diesem schon sprachlichen inneren Widerspruch. „Auf Probe" heißt „unverbindlich". Unverbindlich kann Strafrecht seinem Wesen nach aber nicht sein. Ganz abgesehen davon, dass die „Laborbedingungen" wegen der Unverbindlichkeit keine adäquate Simulation der Strafrechtswirklichkeit sein können. Die Fragen müssen also vor dem Erlass von neuen Straftatbeständen jeweils durchdacht und beantwortet werden.

6 Strafwürdigkeit - Strafbedürftigkeit

Um überhaupt sinnvoll diskutieren zu können, muss zunächst ein gesellschaftlicher Handlungsbedarf festgestellt werden. Im Falle des Dopings dürfte hinsichtlich der Notwendigkeit effektiverer Reaktionen mittlerweile ein weit reichender Konsens bestehen, lässt man einmal einseitig interessengeleitete Ansätze und desillusionierte Vertreter einer „Vogel-Strauß-Politik" außer Betracht.[170]

Will das Strafrecht neue Tatbestände derart schaffen, dass bisher nicht kriminalisierte Verhaltensformen Gegenstand strafrechtlicher Handlungsverbote werden sollen – geht es also um eine echte Ausdehnung des Strafrechts, dann muss zuerst ein rechtlich schützenswertes Interesse – Strafrechtler sprechen gern verkürzend von einem Rechtsgut – benannt und konkretisiert werden. Denn allein das Vorhandensein eines Schutzguts kann strafrechtliches Einschreiten legiti-

---

[170] Vgl. näher Cherkeh & Momsen (2001, 1745 ff.), mit weiterführenden Nachweisen zur Entwicklung der Diskussion.

mieren – Strafrecht ohne Rechtsgut wäre staatliche Beschränkung bürgerlicher Handlungsfreiheit als Selbstzweck. Was aber ist das Rechtsgut – oder das rechtlich schützenswerte Interesse –, welches durch unfaires Verhalten (Doping) bedroht wird?

An anderer Stelle habe ich mich für den Begriff des „Sportethos" ausgesprochen. Ich möchte aufgrund der starken – zu starken – Moralität, die hier mitschwingt, nunmehr von der „Fairness" sprechen. Der Begriff der Fairness hat zudem den Vorteil, im rechtsphilosophisch-ethischen Kontext nachhaltig verankert und – nicht nur durch die Arbeiten von Rawls[171] und Hinsch[172] – konturiert zu sein.

6.1 Die Fairness im Sport als schützenswertes Rechtsgut?

Als Kardinalproblem stellt Roxin gleich zu Beginn seines Lehrbuchs die Frage: „Sind Strafgesetze, die keine Rechtsgüter schützen, nichtig?".[173] Er vermag redlicherweise keine Antwort zu geben, sondern nur eine mögliche Richtung aufzuzeigen. Bei Strafgesetzen, welche zwar kein Rechtsgut, wohl aber die „Moral" oder bestimmte „Werte" schützen und sich zur Legitimation auf das „Sittengesetz" berufen, könnte angesichts der Verfassungsgerichtsrechtsprechung zu § 175 StGB (a. F.) – der Strafvorschrift gegen Homosexualität unter Erwachsenen –, wohl nur noch schwer daran gedacht werden, die Einschränkung der allgemeinen Handlungsfreiheit hinzunehmen, denn die Ansicht, „das Sittengesetz [könne] einen sonst unzulässigen oder doch in seiner Zulässigkeit zweifelhaften Eingriff in die menschliche Freiheit legitimieren",[174] die von der früheren Rechtsprechung vertreten wurde, ist überholt und verdient in der Tat keine Sympathie.[175]

Richtigerweise können „Sitten", Moralvorstellungen oder Weltanschauungen, die sich nicht auf ein strafrechtlich erfassbares Rechtsgut zurückführen lassen, schon deshalb keinen Schutz durch Strafnormen beanspruchen, weil der demokratische Staat gegenüber diesen Lebensvorstellungen so lange neutral zu bleiben hat, wie die Umsetzung des jeweils daraus folgende Lebenskonzepts andere Bürger nicht in ihren Grundfreiheiten betrifft, mithin nicht sozialschädlich ist. Der Satz, die allgemeine Handlungsfreiheit könne nur dort durch Strafnormen eingeschränkt werden, wo diese solche „sittlichen Normen umfassen, deren Einhaltung nicht nur um ihrer selbst willen, sondern auch um der Vermeidung sozi-

---

[171] Rawls (1975, passim).
[172] Hinsch (2002, passim).
[173] Roxin (1997, § 2 Rn. 25).
[174] BVerfGE 6, 389 ff. (434) – Urt. v. 10.05.1957 – 1 BvR 550/52.
[175] So auch Roxin (1997, § 2 Rn. 25) und Jäger (1993, 240).

alschädlicher Wirkungen willen geboten ist",[176] ist daher zutreffend – jedoch nicht ausreichend!

Wenn diese Aussage bereits für die Abschaffung vorhandener, von der gesellschaftlichen Realität ins Abseits gestellter, Normen gilt, dann gilt sie erst recht gegenüber der Schaffung neuer Normen – sofern nicht eine geänderte gesellschaftliche Realität zur Neubewertung dessen, was als „sozialschädlich" eingestuft werden muss, zwingt. Was „sozialschädlich" ist, definiert sich aber letztendlich wiederum über den Begriff des Rechtsguts, allerdings unter Einschluss sogenannter Rechtsgüter der „Allgemeinheit", d. h. überindividueller Rechtsgüter. Insoweit sei zunächst nur beispielhaft auf das Umwelt(schutz)recht, das Wettbewerbs(straf)recht und Teile des Betäubungsmittelstrafrechts hingewiesen. In allen Fällen werden überindividuelle Rechtsgüter benannt: Die Umwelt, jedoch nicht in einem weiten, unsubstantiierten Sinn, sondern in ihren verschiedenen Medien, wie Wasser, Luft, Boden und in ihren sonstigen Erscheinungsformen.[177] Strittig ist demgegenüber, ob ein sogenannter „personaler Bezug der Rechtsgüter" vorauszusetzen ist, ob also die Umwelt nur als Lebensbedingung für den Menschen oder um ihrer selbst willen strafrechtlich geschützt ist.[178]

Sieht man nun wie ich das Strafrecht in einem vertragstheoretischen Kontext, so ist für den Bürger die Übertragung von entsprechenden Sanktionsbefugnissen an den Staat nur dann rational und sinnhaft, wenn sie jedenfalls im Falle des Falles auch ihm selbst einen Nutzen bringen kann. Derartige überindividuelle Interessen sind also niemals Selbstzweck. Strafrecht schützt niemals den Staat um seiner selbst willen. Denn dieser existiert nur zum größeren Nutzen seiner Bürger. Folglich muss die Verletzung jedes Allgemeinrechtsgutes das Potenzial in sich tragen, die Verletzung individueller Rechtssphären in ihrem strafrechtlich gesicherten Bestand bewirken zu können. Anderenfalls wäre der Einsatz des Strafrechts illegitime staatliche Zwangsausübung.

Zwei Kriterien beginnen sich damit zu konturieren:
(1) Bildet das Allgemein-Rechtsgut einen differenzierbaren Bereich der gesellschaftlichen Realität ab, der – so ist hinzuzufügen – potenziell jedermanns Interessen berühren kann?
(2) Lässt sich das Allgemeinrechtsgut auf ein Fundament von Individualinteressen zurückführen?

Wie verhält es sich mit der Fairness im Sport? Auf den ersten Blick scheint die Entwicklung der gesellschaftlichen Realität doch viel eher dafür zu sprechen, hier die strafrechtlich begründete Einschränkung der allgemeinen Hand-

---

[176] Roxin (1997, § 2 Rn. 25).
[177] Bundestags-Drucksache 8/2382, 10, und 8/3633, 19; Kühl & Lackner (2004, Vor § 324 Rn. 7).
[178] Vgl. Bloy (1988, 485); Kühl (2002, 245 ff.); Zieschang (1998, 214), kritisch zur personalen Rechtsgutslehre Schünemann (1995, 201), umfassende Darstellung des Streitstands bei Kühl & Lackner (2004, Vor § 324 Rn. 7).

lungsfreiheit weit zurückzunehmen und nicht weiter voranzutreiben. Denn die Realität ist, dass Doping im gesellschaftlichen Teilbereich des (Leistungs)Sports zu einer nahezu normalen Verhaltensweise zu werden scheint. Andererseits gelten vergleichbare Argumente auch im Hinblick auf die Strafbarkeit von Besitz, Konsum und Handel mit Betäubungsmitteln.

Bevor aber nach den Gründen für die vorhandene Strafbarkeit im Betäubungsmittelstrafrecht zu suchen ist und ihre mögliche Übertragbarkeit auf ein zu schaffendes Dopingstrafrecht diskutiert werden kann, ist auf einen Unterschied zwischen diesen beiden Ausschnitten aus der gesellschaftlichen Realität einzugehen:

Die Betäubungsmittelkriminalität betrifft potenziell jeden Bürger, wohingegen die Dopingkriminalität von vornherein nur auf die geringe Minderheit der Leistungssportler beschränkt ist.[179] Hat dies aber Auswirkungen auf die Frage der Sozialschädlichkeit des Dopings im Vergleich zum Betäubungsmittelkonsum und -handel usw.?

Soweit es den Eigenkonsum betrifft, muss die Frage präzisiert werden. Der Konsum von Betäubungsmitteln unterscheidet sich vom Doping, als Handlung des betroffenen Sportlers, vor allem dadurch, dass ersterer im Verhältnis zu Dritten zweckfrei ist bzw. keinen über sich selbst, also den Konsum an sich, hinausgehenden Zweck verfolgt. Ganz anders beim Doping: Hier ist die dopende Handlung gerade das Mittel zu einem ganz anderen Zweck, dem Sieg im Wettbewerb. Wäre eigenverantwortliches Doping in diesem Sinne zweckfrei, wie der Betäubungsmittelkonsum, würde eine Strafbarkeit wohl kaum ernsthaft diskutiert werden. – Man mag an den bereits erwähnten Randbereich des Sports, das „Bodybuilding", denken: Geht es allein darum, unnatürliche Muskelansammlungen *herzustellen* und erschöpft sich der mittelbare Zweck darin, diese *herzuzeigen*, so erscheint es fern liegend, die Einnahme entsprechender Medikamente als unfaires Verhalten zu brandmarken und nach einem strafrechtlichen Schutz des Fairness-Gedankens zu verlangen.

Also ein Schluss *a minore ad maius* für die Strafbarkeit des Doping? Wenn es gerade dieser mit dem Doping verfolgte Zweck und nicht das Doping selbst ist, welcher den Anlass für eine strafrechtliche Reaktion bieten kann, ist zu fragen, warum nicht auf der Seite dieses Zwecks nach einem Rechtsgut gesucht werden sollte, welches strafrechtlichen Schutz verdient. Führt man diese Hypothese weiter, wäre demzufolge ein Tatbestand zu erwägen, der entweder den sportlichen Wettbewerb oder noch allgemeiner den Wettbewerb als „hehren" Gedanken menschlichen Zusammenlebens in allen möglichen Ausprägungen schützen würde. Obwohl scheinbar eine begriffliche Nähe zwischen dem Wettbewerbsgedanken an sich und der Fairness besteht, ist der letzte Weg eines umfassenden

---

[179] Dass nur der Leistungssport als strafbares Verhalten in Betracht kommt, ist näher begründet bei Cherkeh & Momsen (2001, 1745 ff).

Wettbewerbsschutzes aus verschiedenen Gründen weder wünschenswert noch gangbar. Den Weg versperrt u. a. die Verschiedenartigkeit der Formen des Wettbewerbs beispielsweise im wirtschaftlichen und im außerwirtschaftlichen Bereich. Zudem lässt sich nicht begründen, warum die Wettbewerbsstörung an sich sozialschädlich sein sollte – dies können immer nur konkrete Folgen sein, an denen der Strafrechtsschutz sich zu orientieren hat. Ob sich das Rechtsgut an der Vermeidung dieser Folge orientiert (bspw. Vermögensschutz) oder an der konkretisierten Wettbewerbsstörung (bspw. § 298), hängt maßgeblich von der typischen Interessenlage ab. Will der Täter bestimmte, von Dritten grundsätzlich zur Verfügung gestellte, Vorteile auf sich umlenken, steht also der Verteilungsmodus im Zentrum der Tat, dann ist es angebracht, den Rechtsschutz an der wettbewerbsverletzenden Handlung zu orientieren. Geht es dagegen darum, dass Vorteile erlangt werden sollen, die der Dritte gar nicht abgeben wollte, so ist es sinnvoll, an der schädigenden Folge anzuknüpfen. Im ersten Fall steht die Handlung im Mittelpunkt und macht zugleich die Typizität der Tat aus, im zweiten ist es die Folge. Geht es um die wettbewerbsstörende Handlung, dann ist es überdies geboten, bereits an den Angriff auf den Wettbewerb als Verteilungsmodus die strafrechtlichen Rechtsfolgen zu knüpfen und den Eintritt einer der genannten Folgen tendenziell erst in der Strafzumessung zu berücksichtigen.[180] *Immer ist daher nach der konkreten Verletzung zu suchen, welche durch den Angriff auf das Allgemeinrechtsgut ausgelöst werden kann.*

Blickt man wiederum auf die typischen Doping-Konstellationen,[181] dann geht es dort um eine ganz bestimmte Einwirkungsmodalität auf den sportlichen (Prämien)Verteilungswettbewerb, die im Mittelpunkt des Interesses steht und nicht darum, dass die im Prinzip unwiderruflich zur Verfügung gestellten Vorteile überhaupt zur Verteilung gelangen. Daher müssen strafrechtliche Rechtsfolgen im Falle des Dopings an die wettbewerbsschädigende Handlung geknüpft werden. Primäres Schutzgut ist folglich die Unterform des sportlichen Wettbewerbs gegenüber einer spezifischen Angriffsmodalität – typische Tatfolgen wären demgegenüber lediglich Schutzreflexe.

Ist dieses Interesse am sportlichen Wettbewerb aber hinreichend schutzwürdig und – wenn ja – ist das dahinter stehende Rechtsgut mit „Fairness im Sport" richtig bezeichnet?

Der Begriff „sportlicher Wettbewerb" besteht aus zwei Teilstücken. „Wettbewerb" allein bezeichnet lediglich den Umstand, dass eine Mehrzahl von Subjekten im Wege eines vorher festgelegten Verfahrens untereinander reihenartig und ggf. hierarchisch geordnet wird. Kriterium dieser Ordnung ist ein im kon-

---

[180] Vgl. § 263 einerseits und § 298 andererseits (dazu Kühl & Lackner 2004, § 298 Rn. 9), sowie die Mittelstellung von § 264 (vgl. Kühl & Lackner 2004, § 264 Rn. 1, 30 f.).
[181] Cherkeh & Momsen (2001, 1745 ff.) sowie Cherkeh (2000, passim), jeweils mit umfangreichen Nachweisen.

kreten Fall zu definierendes Merkmal „Leistung". Dabei bezeichnet „Wettbewerb" streng genommen den sich so vollendenden Zustand der Konkurrenz, d. h. die Rivalität der Subjekte innerhalb eines bestimmten Forums.[182] Der Inhalt eines solchen Wettbewerbsbegriffs ist offenkundig zu unspezifisch, um ein strafrechtliches Schutzgut zu sein, da lediglich ein wertneutraler Ordnungsvorgang beschrieben wird. Wettbewerb in diesem Sinne hat keine normativen Implikationen. Einziger mittelbarer normativer Anknüpfungspunkt ist die ordnende, d. h. steuernde Funktion des Wettbewerbs.[183]

Ganz ähnlich verhält es sich mit dem zweiten Begriffsteil „Sport". Hier wird nicht mehr beschrieben, als eine Klassifikation bestimmter menschlicher Verhaltensformen, die unter dem Merkmal körperlicher (ggf. auch rein geistiger) Kraftaufwendung zusammengefasst sind.[184] Jedoch hat „Sport" noch weiter gehende Implikationen, insbesondere das Merkmal der persönlichen Leistungserbringung und deren Beobachtbarkeit und Vergleichbarkeit.[185] Wie erwähnt, kann Bezugspunkt für eine mögliche Doping-Pönalisierung nur der sog. „Leistungssport" sein. Dieser unterscheidet sich ausschnitthaft vom übrigen Sport durch die Betonung des Leistungsmerkmals sowie eine dadurch bedingte wesentlich erhöhte Symbolhaftigkeit und zeichnet sich, hieraus wiederum resultierend, durch ein verstärktes Interesse der Allgemeinheit an der Erbringung der Leistung aus.[186] Daraus wiederum resultiert nach allgemeiner Ansicht eine Vorbild- und Erziehungsfunktion.

Sport an sich, insbesondere der Leistungssport, könnte daher wegen des beschriebenen allgemeinen Interesses durchaus den Charakter eines Rechtsguts

---

[182] Vgl. bspw. Grill (Hrsg.) 1994, Stichwort „Wettbewerb": „Die Rivalität zwischen Wirtschaftssubjekten auf dem jeweiligen Markt."
[183] Grill (Hrsg.) 1994, Stichwort „Wettbewerb": „... erfüllt in einer Marktwirtschaft die Funktion der Steuerung des Wirtschaftsprozesses."
[184] Grill (Hrsg.) 1994, Stichwort „Sport": „Sammelbezeichnung für alle als Bewegungs-, Spiel- oder Wettkampfformen körperlichen Aktivitäten des Menschen."
[185] Grill (Hrsg.) 1994, Stichwort „Sport": „Sport beinhaltet immer eine äußerlich beobachtbare Anstrengung (Leistung) oder (Kunst-)Bewegung, die einem persönlichen Können zurechenbar ist und (durch Training) gesteigert werden kann. Aufgrund der leichten Überprüfbarkeit, teilweise zur Messbarkeit objektiviert, fungiert Sport sowohl als Möglichkeit zur persönlichen Bestätigung wie auch als Mittel zur sozialen Konkurrenz (*Sportwettkampf* – hervorgehb. v. Verf.). Einem allgemeinem Sportbegriff, wonach sportliche Leistung in unlösbarer Verknüpfung mit der Spontaneität des Sporttreibenden auf der selbstgeschaffenen Realitätsebene des Spiels als einer fiktiven Welt vollzogen wird, steht ein absoluter Sportbegriff gegenüber, der die sportliche Leistung als Werk und objektiv-quantifizierbare Rekordmarke von der Person abgelöst sieht."
[186] Grill (Hrsg.) 1994, Stichwort „Leistungssport": „Hat seinen Kern in der meist durch die Medien vermittelten Präsentation (Sportveranstaltung) von Spitzenleistungen, die als Kampf um Sieg oder Niederlage das Masseninteresse erregen. Bei bedingungsloser Leistungssteigerung sind jedoch oft gesundheitliche Gefährdungen (Doping, Überbelastung) sowie personale, soziale und berufliche Konflikte die Folge."

besitzen. Die Störung von „Sport" könnte insoweit als sozialschädlich eingestuft werden. Es fehlt allerdings bisher an der zweiten Bedingung: Der Rückführbarkeit auf Individualinteressen.

Ein differenzierteres Bild ergibt sich jedoch dann, wenn der so definierte Begriff des Leistungssports mit dem des Wettbewerbs verbunden wird. Ohne Zweifel ist der störungsfreie Wettbewerb im Leistungssport ein Rechtsgut, welches, vermittelt durch das dargestellte Allgemeininteresse am Leistungssport, Schutz beanspruchen kann. Der Eingriff in dieses Rechtsgut durch Doping trifft dessen Wesenskern. Denn gerade die charakteristischen Merkmale der Objektivierbarkeit, der Messbarkeit und der Vergleichbarkeit werden getroffen, so dass der „Leistungssport" seiner Funktion und damit seines gesellschaftlichen Nutzens beraubt wird. Ob der wünschenswerte Schutz strafrechtlicher Natur sein darf oder muss, soll an dieser Stelle noch dahingestellt bleiben.

Ist dieses Rechtsgut des Wettbewerbs im Leistungssport mit dem Begriff „Fairness" richtig bezeichnet? Zunächst einmal ist „Fairness im Sport" ein zumindest nicht deckungsgleicher Begriff im Verhältnis zum „Wettbewerb im Leistungssport". Denn „Fairness" ist ein Synonymbegriff für „Ethik des Sports", die wiederum die Gesamtheit des die Sittlichkeit und Gesinnung Betreffenden im Sport ausmacht.[187] Handelt es sich bei der so verstandenen Fairness im Sport um ein substanzhaltiges und insoweit verletzbares Rechtsgut?

Rechtsgüter, welche das Strafrecht schützen darf, sind nach einer Definition Roxins „Gegebenheiten oder Zwecksetzungen, die dem einzelnen und seiner freien Entfaltung im Rahmen eines auf dieser Zielsetzung aufbauenden sozialen Gesamtsystems oder dem Funktionieren dieses Systems selbst nützlich sind".[188] Überindividuelle Rechtsgüter unterfallen dem letzten Halbsatz dieser Definition.

Ist also die Fairness dem „Funktionieren des Systems selbst nützlich"? Diese Frage ist zu bejahen. Die Wertvorstellungen und -maßstäbe des sportlichen Wettkampfs werden im Bereich des Leistungssports an die Zuschauer der Veranstaltung und via verschiedener Massenmedien an die Allgemeinheit weitergegeben. Die Bedeutung der individuellen Leistung des Spitzensportlers führt dazu, dass nicht nur die Art und Weise, in der diese Leistung erreicht wird, sondern auch die Person des Sportlers selbst eine Vorbildfunktion für breite Teile der Allgemeinheit erlangen. Die im Begriff der „Fairness" zusammenzufassenden Inhalte werden dabei nicht nur im engen Rahmen des Sportwettkampfs transponiert, sondern erlangen für das Lebenskonzept insgesamt eine nachahmenswerte Bedeutung. Denn Sport steht, wie die o. g. Definition deutlich macht, exemplarisch dafür, wie der Einzelne in der auf Leistung und Wettbewerb ausgerichteten Gesellschaft Erfolg haben kann. So wie der Fairnessgedanke dafür steht, Erfolg unter Beachtung der Regeln und insbesondere durch einen

---

[187] Vgl. Regenbogen & Meyer (Hrsg.) 2006, Stichwort „Ethik".
[188] Roxin (1997, § 2 Rn. 9).

objektiven Vergleich der Mitbewerber um einen konkreten Erfolg zu erreichen, so pervertiert das Doping dieses Konzept dahin, Erfolg nur durch Vorspiegelung tatsächlich nicht erbrachter Leistung zu haben, kurz, den Erfolg im Wege unfairen Verhaltens zu erzielen und damit zugleich die Interessen der Mitbewerber zu missachten.[189] Dass diese Vorbildfunktion des Leistungssports zum Funktionieren des gesellschaftlichen Miteinanders beiträgt, dürfte insoweit unstreitig sein. Mag man auch kritisch einwenden, dass in der Werteordnung des Grundgesetzes grundsätzlich jeder freiverantwortlich sein Lebenskonzept verwirklichen kann und darf, so ist die das einzelne Verhalten lenkende Funktion des Leistungssports jedenfalls für weite Bereiche des Verhaltens junger Menschen ein Faktum.

Strukturell kann damit der durch den Leistungs-Sport vermittelte Fairnessgedanke einen vergleichbaren Schutz beanspruchen wie das Demokratieprinzip, der Gedanke des Minderheitenschutzes und die Gefährdung der Volksgesundheit – freilich ohne dass alle Rechtsgüter damit auf eine einheitliche Stufe gehoben werden sollen. Wichtig ist es allerdings, sich vor Augen zu führen, dass der Fairnessgedanke in diesem Sinne ein Allgemeines Interesse ist, welches als solches nicht im bilateralen Verhältnis zwischen zwei in Konkurrenz stehenden Sportlern in einem strafrechtlich erheblichen Sinn verletzt werden kann.

6.2 Notwendigkeit des Rechtsgutsschutzes durch Strafrecht

Die Fairness im Leistungs-Sport könnte daher meines Erachtens – nicht zuletzt aufgrund der ihr innewohnenden Erziehungs- und Vorbildfunktion – grundsätzlich strafrechtlichen Schutz beanspruchen – wenn auch das zweite Kriterium erfüllt wird.

Denn Fairness kann nur in dem Rahmen und unter den Voraussetzungen ein schützenswertes Interesse sein, wie dies für jedes Allgemeinrechtsgut gilt, das heißt nur dann, wenn sich das allgemeine Interesse auf anerkannte individuelle Schutzgüter zurückführen lässt, wenn also mit dem Schutz des Allgemeininteresses zugleich Individualinteressen geschützt, das heißt, gesichert oder gefördert werden.

Kurz: Unfaires Verhalten im Leistungssport kann strafrechtlich nicht mehr sein, als eine Aufführungsmodalität für den unter Umständen nur mittelbaren Angriff auf ein tradiertes Individualrechtsgut, vergleichbar der Täuschung beim Betrug als spezifischer Modalität für den Angriff auf ein fremdes Vermögen. Vergleichbar auch der Verschmutzung eines Gewässers als Modalität für einen Angriff auf die Grundlagen individueller Gesundheit (wer glaubt, die Umweltdelikte dienten dem Schutz eines Allgemeinrechtsguts „Volksgesundheit", un-

---

[189] Näher Cherkeh & Momsen (2001, 1745 ff.).

terliegt einem Irrtum, wie auch derjenige, der dieses zirkuläre Argument zur Legitimation des Betäubungsmittelstrafrechts verwendet). Denn: Die Existenzberechtigung des Staates kann letztlich nur in einem möglichst wirksamen Schutz der vitalen Interessen seiner Bürger liegen – auch die sogenannten „Staatsschutzdelikte" schützen den Staat nicht um seiner selbst willen, sondern nur, weil und soweit der Staat als Instrument zum Schutz der Bürger rational vernünftig besteht.

Kann der Angriff auf ein Allgemeinrechtsgut *in abstracto* nie zur Schädigung schützenswerter konkreter Individualinteressen beziehungsweise Individualsphären führen, so muss richtigerweise der staatliche Strafanspruch entfallen.

Allerdings wird diese Betroffenheit anderer Individualsphären häufig nur eine mittelbare oder eine vermittelte sein. Denn den eigentlichen Schaden für die individuellen Interessen stellen die mittelbaren Folgewirkungen des durch das unfaire Verhalten – wie zum Beispiel das Doping – verzerrten Wettkampfs dar. Das „Anrecht" auf eine bestimmte Platzierung kann sicherlich kein strafrechtlich geschütztes Rechtsgut sein. Allerdings folgen aus einer guten Platzierung Verdienstmöglichkeiten durch Preisgelder, Sponsoringverträge und vieles mehr.

Das Interesse hieran kann, zumindest als konkretisierte Expektanz, dem strafrechtlich geschützten Vermögen unterfallen.

7 Vermögensschutz als Zielrichtung strafrechtlicher Anti-Doping-Tatbestände

Aus diesem Gedankengang erhellt zweierlei: Einerseits zeigt sich, dass dort, wo die Sportausübung keinerlei Bezug zu Vermögen und Verdienst aufweist, die Ansatzmöglichkeiten für einen strafrechtlichen Schutz insoweit gering sind. Dies ist ein Argument dafür, nur die Fairness im Leistungssport als strafrechtlich geschütztes Interesse anzusehen. Ein weiteres ist beispielsweise, dass gerade hier die Vorbildfunktion sich besonders intensiv verwirklicht, angesichts der medialen Verbreitung entsprechender Sportereignisse – eine Facette des Gesichtspunkts der Strafwürdigkeit. Andererseits kann die Notwendigkeit gesonderten strafrechtlichen Eingreifens gegenüber unfairem Verhalten im Leistungssport nur dort bestehen, wo dieser Schutz noch nicht durch bestehende Gesetze gewährleistet ist – der Gesichtspunkt der Strafbedürftigkeit.

Im Falle des sich dopenden Sportlers wäre ein entsprechender Schutz des Vermögens seines direkten Konkurrenten, sofern dieser ansonsten die beschriebenen Verdienstmöglichkeiten erlangt hätte, nicht ausreichend durch den scheinbar einschlägigen Betrugstatbestand gewährleistet. Denn es ist bereits fraglich, ob der Konkurrent Adressat einer Täuschung ist oder sich im Sinne des § 263 irrt. In aller Regel – so steht zu vermuten – wird man sich beim Wettkampfstart keine ausgeprägte Vorstellung davon machen, ob konkrete andere Wettkampfteilnehmer in einem Maße gedopt sind, dass sie *deshalb* der eigenen

Leistungsfähigkeit überlegen sind. Und auch auf der Seite des Übeltäters wird es – wie einleitend dargelegt – ganz häufig um „das Gewinnen" an sich, die Ehre oder den Ruhm gehen. Nur ausnahmsweise wird ein Sportler sich deshalb dopen, weil er eine bestimmte Siegprämie oder einen Sponsoringvertrag als Vermögenswert erstrebt.

Wir sehen: Der durch das Eigendoping eines Leistungssportlers bei Wettkampfstart sehr konkret vermittelte Angriff auf fremdes Vermögen wird namentlich durch den Betrugstatbestand nicht erfasst – das Individualvermögen ist gegen diese Angriffsmodalität nicht strafrechtlich geschützt. Blickt man auf die eminente wirtschaftliche Bedeutung des Spitzensports, so stellt in diesem Falle die „Fairness im Sport" nicht nur ein *Rechts-* sondern ganz eindeutig auch ein *Strafrechts*problem dar!

8 Schutz anderer als vermögensbezogener Interessen?

Es stellt sich nun die bereits angesprochene Frage, ob „Fairness im Sport" allein dann ein spezifisches „Straf"-Rechtsproblem ist, wenn durch unfaires Verhalten von Leistungssportlern Vermögenswerte Dritter nachteilig betroffen werden.

Kommen nicht auch andere Rechtsgüter in Betracht? Die wohl zunächst überraschende Antwort ist: Nein! Die körperliche Integrität, also die individuelle Gesundheit, mag sicherlich auch nachteilig durch die Einnahme von Dopingmitteln betroffen werden, hier schädigt der von uns in den Blick genommene Leistungssportler jedoch allein seinen eigenen Körper – und die freiverantwortliche ausschließliche Selbstschädigung ist im Strafrecht grundsätzlich irrelevant – sie *muss* es im vertragstheoretischen Kontext sogar sein

Die Strafbarkeit des Besitzes von Dopingmitteln nach §§ 6a, 95 AMG weist die bereits erwähnten Lücken im Bereich unerlaubter Methoden auf und stellt sich überdies als eine reine Symptomtherapie dar. Andere individuelle strafrechtliche Schutzgüter sind – bei einer gebotenen zurückhaltenden Interpretation – durch unfaires Verhalten des Leistungssportlers, wie ich meine, nicht betroffen – beziehungsweise werden durch vorhandene Tatbestände erfasst, womit dem Kontext des „unfairen Verhaltens" im Sport keine spezifische, also strafbegründende Bedeutung zukommt.

Als Beispiel für fehlenden Bedarf an der Pönalisierung unfairen Verhaltens im Sport kann die Schiedsrichter- (und Spieler-)bestechung dienen. Zwar führt auch hier der Verstoß gegen den Fairnessgedanken zu unmittelbaren Vermögensbeeinträchtigungen. Da jedoch – besonders plastisch in der Konstellation des Wettbetrugs, wie im notorischen Fall Hoyzer – gerade die Bereicherung zu Lasten fremden Vermögens Beweggrund und Ziel des unfairen Verhaltens ist, greifen die vorhandenen Straftatbestände der Untreue und des Betrugs – ein Musterbeispiel fehlender Strafbedürftigkeit und dem entsprechend fehlender Legitimität für die Schaffung eines neuen Tatbestands.

9 Ergebnis

Wir kommen damit zu einem positiven Befund, der allerdings anders ausfällt, als die erste Berührung mit dem Untersuchungsgegenstand „Fairness im Sport" zunächst erwarten ließ. Ich möchte meinen Befund in Thesenform zusammenfassen:

- Der Sport im Allgemeinen, wie auch der einzelne sportliche Wettbewerb im Besonderen, wird in seiner gesellschaftlich anerkannten Form durch „Fairness" definiert.
- Fehlt es insbesondere dem Leistungssport an dem Element der Fairness, so wird dieser in seiner eminent bedeutsamen Vorbildfunktion entwertet – die wirtschaftlichen Folgen für den Leistungssport und die mit diesem verknüpften enormen wirtschaftlichen Interessen sind nicht abzuschätzen.
- Fairness im Leistungssport ist ein schützenswertes Allgemeininteresse.
- Um strafrechtlichen Schutz beanspruchen zu können, muss dieses allgemeine Interesse auf individuelle Interessen zurückgeführt werden können. Der Angriff auf das allgemeine muss in sich das Potenzial für die Verletzung des konkreten rechtlich geschützten Interesses tragen.
- Unfaires Verhalten im sportlichen Wettbewerb ist also insoweit ein Strafrechtsproblem, wie es zur Gefährdung oder Verletzung anerkannter strafrechtlich zu schützender Individualrechtsgüter führt.
- Fairness im Sport wird demnach dort zu einem Strafrechtsproblem, wo unfaires Verhalten eine neue, gerade infolge der Einbettung in den sportlichen Wettbewerb durch die vorhandenen Tatbestände bisher nicht rechtlich fassbare, Angriffsmodalität auf individuelle Rechtsgüter darstellt.
- In diesem Sinne stellt „unfaires Verhalten im Leistungssport" ein strafrechtliches Problem dar, dessen Lösung in der Schaffung eines eng begrenzten Tatbestands – ggf. einer Mischung aus „Sportbetrug" und „Störung des sportlichen Wettbewerbs mit Vermögensrelevanz" zu suchen sein wird.
- Insoweit hierdurch strafrechtliche Rechtsgüter in der geschilderten Weise bedroht sind, versteht es sich von selbst, dass über mögliche Verbandssanktionen hinaus der Strafgesetzgeber gefordert ist. In Betracht kommt hier allein die Vermögensrelevanz des Dopings.

Literatur

Adolphsen, J. (2008). Der Staat im Anti-Doping Kampf. *Sportwissenschaft 38*, 82 – 88.

Bloy, R. (1988). Die Straftaten gegen die Umwelt im System des Rechtsgüterschutzes. *Zeitschrift für die gesamte* Strafrechtswissenschaft (ZStW), 485-507.

Cherkeh, R. T. (2000). *Betrug (§ 263 StGB), verübt durch Doping im Sport.* Frankfurt am Main (u. a.): Peter Lang.

Cherkeh, R. T.; Momsen, C. (2001). Doping als Wettbewerbsverzerrung? Möglichkeiten der strafrechtlichen Erfassung des Dopings unter besonderer Berücksichtigung der Schädigung von Mitbewerbern. *Neue juristische Wochenschrift* (NJW), 1745-1752.

Grill, G. et al. (Hrsg.) (1994). *Meyers Neues Lexikon in zehn Bänden,* Mannheim: Meyers Lexikonverlag.

Grotz, S. (2008). Die Grenzen der staatlichen Strafgewalt, exemplifiziert am neuen Anti-Doping Tatbesand. *Zeitschrift für das Juristische Studium* (ZJS)1, 3, 243-255.

Hinsch, W. (2002). *Gerechtfertigte Ungleichheiten. Grundsätze sozialer Gerechtigkeit.* Berlin: Walter de Gruyter.

Jäger, H. (1993). Irrationale Kriminalpolitik. In P. A. Albrecht (Hrsg.): *Festschrift für Horst Schüler-Springorum zum 65. Geburtstag* (S. 229-243). Köln (u. a.): Heymann.

Jahn, M. (2006). Doping zwischen Selbstgefährdung, Sittenwidrigkeit und staatlicher Schutzpflicht. Materiell-strafrechtliche Fragen an einen Straftatbestand zur Bekämpfung des eigenverantwortlichen Dopings. *Zeitschrift für Internationale Strafrechtsdogmatik* (ZIS)1, 2, 57-62.

Kühl, K. (2002). Anthropozentrische oder nichtanthropozentrische Rechtsgüter im Umweltstrafrecht? In J. Nida-Rümelin, D. v. d. Pfordten (Hrsg.). *Ökologische Ethik und Rechtstheorie* (S. 245-263). 2. Aufl., Baden-Baden: Nomos.

Kühl, K., Lackner, K. (2004). *Strafgesetzbuch. Kommentar,* 25. Aufl., München: Beck.

Maiwald, M. (2002). Probleme der Strafbarkeit des Doping im Sport – am Beispiel des italienischen Antidoping-Gesetzes. In D. Dölling (Hrsg.). *Festschrift für Karl Heinz Gössel zum 70. Geburtstag am 16. Oktober 2002* (S. 399-414), Heidelberg: Müller.

Merton, R. K. (1968). Sozialstruktur und Anomie. In F. Sack F., R. König (Hrsg.), *Kriminalsoziologie* (S. 283-313), Frankfurt am Main: Suhrkamp.

Momsen-Pflanz, G. (2005). *Die sportethische und strafrechtliche Bedeutung des Dopings. Störung des wirtschaftlichen Wettbewerbs und Vermögensrelevanz.* Frankfurt am Main (u. a.): Peter Lang.

Rawls, J. (1975). *Eine Theorie der Gerechtigkeit,* Frankfurt am Main: Suhrkamp.

Regenbogen, A., Meyer, U. (Hrsg.) (2006). *Wörterbuch der philosophischen Begriffe,* Hamburg: Felix Meiner.

Roxin, C. (1997). *Strafrecht, allgemeiner Teil. Band I: Grundlagen – der Aufbau der Verbrechenslehre*, 3. Aufl., München: C. H. Beck.

Schünemann, B. (1995). Kritische Anmerkungen zur geistigen Situation der deutschen Strafrechtswissenschaft. *Goltdammer's Archiv für Strafrecht* (GA), 201-229.

Waldbröl, H.-J. (2006). Interview mit Britta Bannenberg. Ohne strafrechtliches Dopingverbot geht es nicht. *Frankfurter Allgemeine Zeitung*, 3. März 2006, 32.

Zieschang, F. (1998). *Die Gefährdungsdelikte.* Berlin: Duncker und Humblot.

Walter Szostak

Zwischen Leistungskultur und Erfolgstechnokratismus - Ein Versuch zur Anthropologie des Dopings im „großen" Sport

1 Einleitung

Philosophie beginnt mit dem Staunen, das ist die Ausgangsposition der Freundschaft des Philosophen mit dem naiven Standpunkt. Und zum Staunen hat man als Zeitgenosse hinreichend Anlass. Etwa über den Umfang des Dopings als feste Realität im großen Sport, wo wir nicht mehr von Einzelfällen reden können (s. den Beitrag von Pitsch, Maats & Emrich in diesem Band). Dieses Phänomen ist gerade deshalb Anlass zum Staunen, weil es aus einer bisherigen Normalsituation bzw. ihrer Definition herausfällt. Nicht das Doping selbst erstaunt, das kann es gar nicht. Erstaunt kann und muss man über den Umfang der Dopingpraxis sein, was zur Erschütterung jener Vertrautheit führt, die den Sport als Medium einer humanen Praxis eingeschätzt hatte. Wir haben es also mit der Erschütterung des Selbstverständlichen zu tun, was uns dann dazu nötigt, die Vertrautheit mit der Welt durch Erweiterung des Begriffs von Normalität wiederherzustellen. Insofern ist Philosophie per se eine erkenntnistheoretische Hermeneutik abweichenden Verhaltens.

Die Rede von Verhalten im Zeichen von Verstehen-Wollen dessen, was vor sich geht, ist natürlich ein Anachronismus. Verhalten erklärt man, während man Handeln versteht. Aber wir wissen auch, diese erkenntnistheoretische Entgegensetzung ist in ihrer Schärfe nicht wirklich angemessen. Zumal dann, wenn man anthropologisch redet, also von dem, was den Menschen ausmacht. Nun ist der philosophische Sinn von Anthropologie notwendigerweise auf das ‚animal rationale' ausgerichtet. Die Auslegung als das zur Vernunft befähigte Wesen deutet freilich schon einen Kompromiss im Kontext von Handeln und Verhalten an. Gleichzeitig zeigt uns der Umfang der Dopingpraxis, die wir fast schon als Institution begreifen müssen, dass dabei die Vernunft sehr wohl im Spiel ist, wenngleich in einem ganz bestimmten Sinn von ihr Gebrauch gemacht wird. Doping ist eine rationale Praxis, ausgeführt mit größter strategischer Akribie, um funktionieren zu können. Der Doper sitzt nicht in einer dunklen Ecke, wo er Medikamente einnimmt oder eine Spritze setzt. Doping wird im großen Sport mit präziser Systematik betrieben. Es ist sehr viel Strategie und Effizienz von Nöten, um nicht nur das Doping, sondern auch die möglichen Nebenfolgen zu antizipieren und ihr mit einer ausgefeilten ‚Verschleierungslogistik' zu begegnen. Die Handlungsstruktur dieses Unternehmens, in dem ein sich hoher Grad von medizinischem Sachverstand, juristischem Wissen, und wohl auch viel Geheimhaltungsdiplomatie bündelt, verweist sogar auf einen institutionellen Charakter. Doping im großen Sport ist ‚rationalisiert', und wohl so ausgeprägt, dass manche vom ‚System Doping' oder vom Doping als Systemzwang reden, also viel deutlicher institutionenbezogen als personell. Und deshalb kommt es vor, dass auch der Versuch, Handlungen zu identifizieren und damit personale Verantwortungszuschreibungen zu verbinden, als unpassend qualifiziert wird. Gerade wer den Systembegriff strapaziert, begibt sich in jene Richtung, wo Handlungen als etwas Antiquiertes angesehen werden, an deren Stelle der Begriff ‚Systemfunktion' tritt. Kurzum, mit der Rede vom Systemzwang Doping begibt man sich ins Reich von Erklärungen, bei denen so etwas wie Verantwortung und Schuld aus dem Blickfeld geraten.

Freilich bleibt die Notwendigkeit der personalen Beschreibungsebene berechtigt, weil es eine Handlungsrationalität gibt. Gerade dort, wo Doping mit Vorsatz betrieben und mit einer Zweckausrichtung versehen wird, ist eine instrumentelle Vernunft am Werk. Dieser Hintergrund ist unverzichtbar in jeder angemessenen Rekonstruktion. Und statt von Systemzwängen zu reden, genügt es auch, zunächst den Verweis auf den Sachzwang zu bemühen. Und hier liegt ein ganz profaner Zusammenhang vor. Doper sind üblicherweise keine Menschen, die sich in dem Sinn mit Doping identifizieren, dass sie das Ethos des Hochleistungssports in der Dopingunterstützung erfüllt sähen. Auf Doping würde man lieber verzichten, aber man glaubt, sich diesen Verzicht auf einem gewissen Niveau nicht mehr leisten zu können, um erfolgreich tätig zu sein.

Die Frage, ob es überhaupt ein Ethos im großen Sport gibt, muss man dabei gar nicht dramatisieren. Wir unterstellen ein solches Ethos immer schon, wenn wir das Doping in seinem beobachtbaren Umfang nicht als Normalität begreifen, zugleich nicht zu sehr verwundert darüber sind, warum es dennoch diese Karriere gemacht hat. Dabei betrachten wir das Doping gleichzeitig nicht nur unter der Rubrik der Verfehlung, die uns verständlicherweise nach den wirksamsten Strategien zu seiner Eindämmung Ausschau halten lässt. Und wir würden auch, wenn wir nicht gerade Systemtheoretiker sind, an der Notwendigkeit von Verantwortungszuschreibungen festhalten, und zwar nicht nur wegen der Schuldfrage, sondern auch wegen der Frage nach der Vernünftigkeit. Und dies nicht etwa nur in dem Versuch einer angemessen Beantwortung der Frage, ob mittels Doping eine sportliche Handlung im ethischen Sinn gelingen kann, oder dem Ethos des Sports nicht eher fundamental widerspricht. Es geht vielmehr um den Versuch, die Frage nach einem vernünftigen Umgang mit dem System Doping zu beantworten.

In beiden Fragestellungen wird ‚Verantwortung' in einer personalen Analogie beansprucht, d.h. wir müssen auch dem Sportler zumuten, dass er das Doping aus Überzeugung und nicht nur aus Gesetzestreue ausschließt, d.h. den ethischen Kontext als Hintergrund einer vernünftigen Entscheidung begreift. Und wir beanspruchen die ‚Verantwortung' in dem Sinn, dass wir verpflichtet sind, die

Frage nach Schuld und Zurechnungsumfang in einem angemessen Sinn anzupacken. D.h. aber auch, dass wir das Dopingproblem nicht bloß als moralische Verfehlung mit sportrechtlichen Charakter betrachten dürfen. Und in diesem Sinn ist es wohl auch nicht hinreichend, dem Dopingproblem bloß mit dem Blick auf angemessene Eindämmungsstrategien zu begegnen.

Eine Anthropologie des Dopings, die in pragmatischer Absicht formuliert ist, muss alle diese Erwägungen erfassen. Beginnen wir also mit dem Doping, das auf einen dopenden Sportler ebenso verweist wie auf das Umfeld des Dopings als institutioneller Größe. Dazu gehört auch der Kontext, in dem das Handeln steht. Der Blick muss also auch den Zuschauer, die Medien, die Sponsoren und neben der gesellschaftlichen Öffentlichkeit auch den Staat im Blick haben, der den großen Sport mit öffentlichem Mitteln fördert und bisweilen sogar als rechts- und gesetzgebende Instanz gefordert ist. Schließlich steht ja in Frage, ob der Sport des Dopingproblems überhaupt Herr wird. Wenn die Anthropologie des Dopings beim dopenden Sportler ansetzt, und zwar wohlweislich im Kontext des systematischen Dopings, dann muss sie als Anthropologie der ‚positiven Probe' beginnen, gewissermaßen als Anthropologie des ‚Erwischtwerdens.' Ohne das massive Auftreten dieser unerwünschten Handlungsfolge hätten wir als Zeitgenossen keine Einsicht in die Verbreitung gewonnen, so dass unsere Interpretation von Normalität erschüttert worden ist. So dass sich sogar die Frage aufdrängt: Ist das Nicht-Doping eigentlich die Normalität oder bereits sein Gegenteil? Mit dem ‚Positiv-Sein' beginnen üblicherweise die Ausreden bzw. die juristischen Fortsetzungen eines strategischen Handelns, das bereits dann glückt, wenn ein Verfahrensfehler auszumachen ist. All das gehört zu den Üblichkeiten, ebenso wie die öffentliche Wahrnehmung, das Sportrechtsverfahren selbst und die Reaktionen auf die ‚Verfehlungen'. Und zu den Üblichkeiten zählt bald wohl auch ein Phänomen, das wir jüngst beobachten konnten. Geständige Sportler haben sich unter Zusage strafmildernder Umstände zur Offenlegung der Hintergründe entschlossen. Ohne dieses Phänomen, das im Radsport zu beobachten war, hätten wir wohl nicht Anlass, vom System Doping zu sprechen. Ein System, das freilich nicht begrenzt zu sein scheint, seitdem wir in anderen Sportarten von der Existenz sog. Dopinglabors erfahren haben, von medizinischer Dienstleistung im großen Stil, ebenso wie von Funktionärs- oder Verbandsverstrickung im großen Stil. Die Erschütterung dieser Normalität gehört zur Anthropologie ebenfalls hinzu und somit auch die Reaktionen, bei denen unbedingte Handlungsdringlichkeiten geltend gemacht werden, während auf der anderen Seite eine Dopingfreigabe gefordert wird.

Wir haben Doping im Sport freilich immer schon verstanden, wenn wir uns auf das Menschliche verstehen. Uns ist klar, warum Doping bisweilen als ein notwendiges Mittel angesehen wird, um die Leistung zu steigern, Erfolg zu haben. Würde der Jogger, der gesund bleiben will und sich einen Ausgleich zum Alltagsstress verschaffen will, oder die Bewegung in der Natur genießen will, zu

Doping greifen, würden wir das nicht für nachvollziehbar halten. Doping findet dort statt, wo der Sport nicht mehr bloß Spaß ist, keinen bloßen Spielcharakter mehr hat. Aber bei dem Blick auf den Ernst des Hochleistungssports ist die Frage nach dem Ethos' des Sports nicht erledigt. Würde ein Doper sagen, ich dope, weil im Dopingsport der Sport seine höchste Vollendung findet, würden wir ihn mit Recht für verrückt halten. „Im bitteren Ernst des Sports kannst Du Dir das Ethos in den Hintern schieben!" Diese Antwort würden wir dagegen sehr wohl nachvollziehen können. Das heißt aber gleichzeitig, dass die Vernünftigkeit der Dopinghandlung sich auf eine rein instrumentelle Vernunft beschränkt. Das bedeutet: als Handlung, die mit Vorsatz, mit Gründen versehen ist und damit auch mit Zwecken bzw. Zielsetzungen. Es handelt sich um einen Typ von Handlung, der als Herstellungshandeln gilt: ein Handeln, das seinen Zweck, wie Aristoteles sagen würde, nicht in sich selbst hat.

Die handlungstheoretisch eminent bedeutsame Unterscheidung zwischen ‚praxis' und ‚poiesis' geht auf Aristoteles zurück (vgl. insbes. Nicomachische Ethik, A1. 1094a3-22). Übersetzt in die Redeweise von Mitteln und Zwecken, die unserem praktischen Alltagsdiskurs ganz nahe liegt, bedeutet dies, dass das Handeln selbst Zweck ist, während das Herstellen um eines Zweckes willen als Mittel geschieht, der nicht in ihm selbst präsent ist. Diese Unterscheidung hat erhebliche Konsequenzen für die normativen Stellungnahmen zur menschlichen Tätigkeit überhaupt. Gelingendes Handeln und erfolgreiches Handeln können schon deswegen nicht denselben Kriterien unterliegen, weil das Handeln, das sich selbst Zweck ist, die Bedingungen und Maßstäbe seines Gelingens jeweils in sich selbst enthalten muss; nur das Herstellen kann man an externen Erfolgsgesichtspunkten messen. Für Aristoteles ist Handeln Leben (vgl. Aristoteles, Politik, 1254 a7 f.), nicht bloß Lebensmittel wie das Herstellen. Daher ist es höherrangig. Die Unterscheidung wird einem sehr schnell in seiner Tragweite klar, wenn man ihre Traditionslinie beschreibt (vgl. dazu insbes. Kleger, 1989, 1281 ff., zur handlungstheoretischen Systematik der aristotelischen Unterscheidung Schwemmer, 1996). Etwa auf Kants Differenz zwischen dem Technisch-Praktischen und dem Moralisch-Praktischen (Kant, Kritik der Urteilskraft, Einl. I), oder auf Hegels Differenz zwischen Arbeiten und Handeln (vgl. Hegels Jenenser Philosophie), oder auf Max Webers idealtypische Festlegung von Wert- und Zweckrationalität (vgl. Weber, 1918), oder auf die – von der ‚Kritischen Theorie' kultivierte – Unterscheidung von instrumenteller und dialektischer Vernunft, von Arbeit und Interaktion (vgl. insbes. Horkheimer, 1967 u. 1968), des Weiteren auf Habermas' Hervorhebung des Unterschieds zwischen System und Lebenswelt (vgl. Habermas, 1981, Bd. II, 171-295), und die jüngst im epistemologischen Sinn verwendete Unterscheidung von Verfügungswissen und Orientierungswissen (Mittelstraß, 1992, 32-47). All diese Erinnerungen haben eine gemeinsame Stoßlinie, die kritisch verwendet, auf eine Kritik am homo faber als dem Archetyp der Neuzeit hinausläuft, verbunden mit der Umkehrung der alten

Rangordnung bzgl. Poiesis und Praxis und als Verweis auf die Rede von der wissenschaftlich-technischen Zivilisation oder der ‚technischen Kultur' (Mittelstraß, 1992, 33 ff.).
Wenn wir dennoch erstaunt sind, dann, wie gesagt, über die Verbreitung und insbesondere die Systematik des Dopings und nicht zuletzt auch über die Akribie, mit der die nötigen Vorkehrungen getroffen werden, um Doping zu ‚verschleiern'. Gleichzeitig dürfen wir über den Umfang nicht zu sehr erstaunt sein, um nicht für naiv gehalten zu werden. Schließlich geht es um Erfolg um jeden Preis. Gleichzeitig muss uns klar sein, dass Sportler sich auf Sachzwänge berufen. Auch dies ist nachvollziehbar, selbst wenn es kein Anlass zur Billigung ist. Den Sachzwängen liegen fundamentale Entscheidungen zugrunde. Und sei es nur die Entscheidung, sich ganz eindeutig für eine bestimmte Zweckausrichtung des Handelns festzulegen. Etwa den: „Ich will Erfolg um jeden Preis". Also dürfen wir wohl auch nicht allzu erstaunt darüber sein, dass der Verweis auf Sachzwänge den Status von Handlungserklärungen annimmt, etwa in dem Sinn, dass zum kommerzialisierten Sport das Doping notwendigerweise dazugehört und genau die Größenordnung annehmen muss, die es gegenwärtig hat.

2 Zur Anatomie des Rechtsbruchs

Was für den Doper unerwünschte Folge ist, nämlich das Entdecken des Betruges, hat objektiv betrachtet die Anatomie eines Rechtsbruchs. Wenn wir im Zuge der Offenlegungen den Umfang betrachten, kommen wir nicht umhin, von einer veränderten Normalität auszugehen: der Rechtsbruch ist nicht die Ausnahme. Und er wird bewusst in Kauf genommen, im gleichen Maß, wie man das Erwischt-Werden prospektiv mit arbeitsteiligem Aufwand zu vereiteln sucht. Und zu den Spielregeln gehört auch ein bestimmter Umgang mit dem Offenkundigwerden des Rechtsbruchs. Darüber hinaus hat ‚systematisches Doping' zur Voraussetzung, dass die Geltung von Rechtsnormen von einer Güterabwägung überboten wird. In dieser Güterabwägung geht es um die Erreichung von Zwecken, in denen Nutzenkalküle über den Stellenwert von Fairness- oder Gerechtigkeitsfragen entscheiden. Gleichzeitig ist die Frage nach der Vernünftigkeit solcher Zwecksetzungen rein strategisch ausgerichtet. Das kommt nicht von ungefähr: In Nutzenkalkülen geht es um Optimierungsfragen, nicht nur für Leistungs- und Erfolgsgewinne, sondern auch um die Vermeidung unerwünschter Nebenfolgen. Und in dem Maß, wie Doping zur Üblichkeit wird, wird auch der sog. ‚Betrug' relativ, d.h. die Frage nach der Gerechtigkeit hat sich erledigt. Nur so ist wohl erklärbar, dass Doper zu dem Schluss kommen, eigentlich nicht betrogen zu haben: Zumindest nicht die Konkurrenz. Und in einem prominenten Fall auch nicht den eigenen ‚Rennstall', der ein Antidopingprogramm nur etabliert hat, um es außer Kraft zu setzen. Diese Erosion ist bisweilen so fundamental, dass sie einen Anachronismus zur Normalität macht. Auch dies bedarf der Rekonstruktion: des Blicks auf die Bedingung der Möglichkeit von Aberwitz. Dennoch müssen wir von einer ausgefeilten Form des Technokratismus ausgehen. Um dahin zu gelangen, ist es wohl unabdingbar, einen handlungstheoretischen Ausflug zu unternehmen. Etwa durch Verweis auf die oben genannte Unterscheidung zweier Handlungstypen. Dopinghandeln ist eine Form von Herstellungshandeln, eine Form der Poiesis, d.h. sie hat ihren Zweck nicht ‚in sich selbst'. Sie rechtfertigt sich in Bezug auf externe Kriterien. Das bedeutet jedoch, dass Doping dem Leistungsstreben seinen Selbstzweckcharakter nimmt, etwa als Medium der Selbstvervollkommnung. Und zwar gerade in dem Maß, wie der Sport eine radikale Erfolgsausrichtung zeigt. Mit dem Doping vereitelt der Sportler all das, was der Sport idealerweise bietet: Die Möglichkeit zu selbstbestimmtem Handeln, zur Selbstverwirklichung. Bis hin zu der Möglichkeit, den Sport als Lebensform zu betrachten, als Medium eines gelingenden Lebens. Sich in dieser Ausrichtung als Person zu verwirklichen, das ist ein Attribut, das jeden Sportler eigentlich beflügelt, wobei der Sport üblicherweise als Faszinosum aufgefasst wird. Eines, das dem Hochleistungsstreben, trotz seines Arbeitscharakters einen Spielcharakter lässt und auf diese Weise die Kultur des Menschen vergegenwärtigt. All diese Momente bleiben noch nicht einmal als privatisiertes Residuum sportlicher Motivation erhalten, wenn Doping die Oberhand in einem Instrumentalismus gewinnt, wo die Zweckausrichtung sportlichen Handelns dem Sachzwang geopfert wird.

‚Nährt mich die Moral?' fragte eine Sportlerin zurück, als sie nach dem Umfang ihres politischen Engagements bei den Olympischen Spielen in Peking gefragt wurde. Also nach einer anderen ‚epiphänomenalen' Orientierung, die den Sport mit der Idee von Humanität verbindet. In dem genannten Kategoriensystem ist über den Stellenwert klar entschieden. Damit wird freilich der Blick auf den Erfolg als technischem Zweck frei, also einem praktischen Zweck, der seinerseits wieder nur Mittel ist. Denn nähren soll er mich, der Sport, möglichst so gut, dass ich ausgesorgt habe. Kurzum, wir lernen die Anthropologie von einer anderen Seite von Vernünftigkeit kennen.

Sollte es angesichts der verbreiteten Dopingpraxis sogar eine Quasi-Gesetzmäßigkeit der sportlichen Biographie geben, die den Weg der langsamen ‚Entzauberung' durch einen solchen ‚Rationalisierungsprozess' nimmt, hätten wir hinreichend Anlass, davon zu sprechen, dass der Tod des Sports als humaner Praxis eine negative Entwicklungspsychologie hat. Wenn wir zu diesem Schluss kommen, gehen wir davon aus, dass die Kriterien von ‚Humanität' nicht kontingent sind. Der Begriff Erfolgstechnokratismus scheint mir die naheliegendste Beschreibung für den Hintergrund dieser Entwicklung zu sein, ebenso wie für die Beschreibung der Handlungsorientierung des Dopings und seine institutionelle Größenordnung.

Dies wäre gewissermaßen eine Fortsetzung der Technokratismusthese, die von Hans Lenk ins Spiel gebraucht worden ist, um die Sozial- und Kulturkritik des Leistungshandelns zu kontern. Lenk brachte seine Gegenthese sogar in einer mythologischen Deutung unter, die sehr emphatisch ausgefallen ist: „Die sportlichen Höchstleistungen sind nur durch tiefes persönliches Engagement, durch personale Hingabe zu erreichen – selbst bei bester organisatorischer und technischer Vorbereitung. Im Sinn des ‚mythischen' Modells vom Herausragen durch körperliche Leistung, von der Selbstvervollkommnung im Risiko, (...) der Orientierung am anscheinend Unmöglichen (...) – in diesem Bemühen zeigt der Athlet außerordentliche humane Einsatzbereitschaft und bemerkenswertes Wertengagement, das nicht ‚technokratisch' erzeugt werden kann. Herakleisch-prometheische ‚Mythen' als Idealmuster menschlicher Leistungen schließen Konservatismus und Technokratie von vorneherein aus" (Lenk, 1979, 196).

Der Blick auf das Residuum der dopenden Vernunft blickt auf eine Zweckrationalität, ebenso wie auf rein funktionale Imperative. Eine Kritik dieser Vernunft muss notwendigerweise eine Kritik reiner Zweckrationalität sein, bei der die Orientierung an begründeten Zwecken erledigt ist. Anders formuliert: Die Anthropologie des dopenden Sportlers oder des Systems Doping, das wir gesehen haben, ist eine Kritik am animal rationale als homo faber.

Den Technokratismus in den handlungsrationalen Kontext zu stellen, das ist immer die These, dass alle anderen Erwägungen als technische keine Rolle spielen. Was übrigens diese Haltung mit dem Ökonomismus verbindet. Ökonomismus sei hier definiert „durch die Ansicht, dass es eine rationale Diskussion nur über Mittel, nicht aber über Ziele des Menschen geben könne" (vgl. Koslowski, 1991, 76; umfassender noch Mittelstraß, 1992, 196-221).

Die Frage, ob der Sport einem praktischen Zweck oder nur noch technischen Zwecken genügt, wird mit dem Doping klar entschieden, wenn auch nicht erst durch das Doping. In dem Bezug auf die Logik von Sachzwängen ist freilich ein weiteres Kennzeichen der Technokratiethese benannt (vgl. Lenk, 1982, 34 ff, und noch – politisch – akzentuierter bei Hastedt, 1991, 16 ff. und 188 ff.). Aber dieser Verweis genügt noch nicht. Was wir auch erfahren haben, das ist im Extremfall ein Verfahren der Umwertung, in dem Doping nicht mehr als Verfehlung, sondern als medizinisch notwendige Dienstleistung inventarisiert wird in das Arsenal optmierungsfunktionaler Erwägungen. In diesem Moment der Umwertung ist freilich das Doping meist nicht mehr die alleinige Sache des Sportlers. Man wächst in eine Dopingkultur hinein, in der sich langsam eine Umwertung vollzieht, ohne die wiederum gar nicht jene Akribie möglich wäre, mit der man die Sache optimiert und mit einer Infrastruktur versieht.

Im ‚Innendiskurs' scheint die medizinische Dienstleistung bisweilen bereits dadurch gerechtfertigt zu werden, dass ohne sie die notwendigen Trainingsbelastungen gar nicht auszuhalten sind, während sich die Auffassung durchsetzt, dass sich die gesundheitsschädigenden Folgewirkungen mittels hohem medizinischen

Aufwandes in Grenzen halten lassen. Hier wird einerseits ein Sachzwang benannt, der gleichzeitig zu einer Quasi-Rechtfertigung werden kann. Wir durften ja erfahren, dass Ärzte ihr Berufsethos in diesem Sinn geltend gemacht haben, also, um die Folgen unkontrollierten Dopinggebrauchs einzudämmen.

Die Dopingkultur führt im Extrem sogar zur Etablierung eines Souveränitätsanspruchs über ‚Wertefragen'. Doping kann also im umfassenden Sinn zu einer rein expertokratischen Angelegenheit werden, die sich in ihren extremen Steigerungsformen, von denen wir im Radsport erfahren haben, vom öffentlichen und politischen Diskurs über Doping abgetrennt hat. Das kann perfide Steigerungsformen annehmen. Moderater fällt dagegen wohl das Verhalten von Funktionären, Verbänden oder sogar von Politikern aus, die dem Doping zwar grundsätzlich kritisch gegenüberstehen, aber dennoch beide Augen zudrücken und sich dabei wiederum auf die Logik von Sachzwängen berufen. Dennoch bleibt man grundsätzlich vom Dopingverbot überzeugt, das man im Vertrauen auf – hinreichend verteilungsgerecht vollzogene – Anstrengungen umzusetzen versucht.

In Sachen Umwertung ist freilich der Erfolgstechnokratismus noch nicht hinreichend beschrieben, zumal die Frage der Expertokratie noch nicht im vollen Umfang in seiner kulturellen Bedeutung erfasst worden ist. Das heißt, es gibt ja das Argument, dass der Hochleistungssport bereits Grenzen des Menschenmöglichen erreicht hat, so dass der interne Zwang zu weiteren Steigerungsformen per se auf die Manipulation der menschlichen Natur zielen muss, solange im Sport das Fortschrittsdenken fortlebt. Was uns vielleicht als Horror erscheint, kann ebenso als Heuristik der Optimierungsversuche verwendet werden, mit dem vermeintlich humanen Ziel der Eindämmung negativer Folgen für die Gesundheit. Bekanntlich steht uns mit dem so genannten ‚Gendoping' eine weitere Grenzüberschreitung bevor. Grenzen noch als natürliche Grenzen wahrzunehmen, das ist wohl noch ein Inventar unseres derzeitigen Selbstverständnisses. Aber es gibt eben auch die szientistische Auffassung, dass die Annahme natürlicher Grenzen rein willkürlich ist, so dass es ebenso gut denkbar ist, dass wir in Zukunft mit dem Begriff der technischen Manipulation des Menschen ganz anders umgehen werden, indem wir den Unterschied zwischen ‚künstlich' und ‚natürlich' sukzessive einebnen. Diese Aussicht ist freilich eine Aussicht in eine ‚technische Kultur', in der Sachzwänge zu konkreten Utopien umgemünzt werden (vgl. dazu Boehme, 1992, 107 ff.).

3 Zur Anthropologie des Perfiden

Abgesehen von der utopischen Dimension bleibt freilich das perfide Moment des expertokratisch gestützten Dopings ein noch näher zu beleuchtendes Phänomen. Für eine Anthropologie des Erwischtwerdens heißt das zunächst ‚wertneutral' betrachtet: Indem Handlungen durch Zweckgerichtetheit definiert sind, sind sie ‚natürlicherweise' mit Nebenfolgen belastet. Und die müssen vom Doper antizipiert werden. Zu den unerwünschten Folgen aber gehört das ‚Erwischtwerden'. In der arbeitsteiligen Struktur von Dopingnetzwerken werden die Verschleierungstechniken zum Inbegriff optimierungsfunktionaler Risikominimierung. Die positive Dopingprobe besiegelt in diesem Fall das Scheitern. Aber auch dafür ist muss vorgesorgt werden, um die unerwünschte Nebenwirkung ggf. in Kauf nehmen zu können. Nun haben wir ja nicht nur etwas über die Systematik, die Perfidie des Dopings erfahren, sondern auch etwas über das Erwischtwerden. Erst dadurch konnten wir uns ein Bild vom Doping als vermeintliches System machen und auch in diesen Fällen haben wir die Präsenz von ‚Doppeldiskursen' erfahren. Das ‚Außen' besteht aus einem öffentlichen Moraldiskurs über Doping, dem eine ‚interne' Zweck-Mittelratio gegenübersteht. Eine Rationalität, in der die Frage der Verhältnismäßigkeit von Zwecken und Mitteln darüber hinaus nur noch eine technische ist. Dabei gibt es offensichtlich einen Regelkanon, der bis hin zu einer Grenze reicht, wo keine strategischen Gewinne mehr erzielt werden können. Es ist ja der Verdacht genährt worden, dass Sportler konsequent strategisch bleiben, indem sie sich bisweilen sogar zur Offenlegung der Dopingpraxis mit der Aussicht auf Strafmilderung entschließen. Aber wir konnten auch erfahren, dass Sportler, die sich ‚outen', ihre Berechtigung verwirkt haben, wieder ins System aufgenommen zu werden. Der Radfahrer, der einen Beitrag zur Trockenlegung des Sumpfes geleistet hat, bekommt keinen Vertrag mehr. Weil wir aber annehmen dürfen, dass dem Sportler diese Handlungsfolge nicht unbekannt gewesen ist, halten wir diesen Sportler letztendlich doch für glaubwürdig, d.h. wir glauben an seine Integrität. Gleichzeitig aber wird uns schlagartig klar, wie offenkundig die Präsenz von zwei Orientierungsmustern ist.

Wenn sich auf der einen Seite sogar ein Souveränitätsanspruch ausbildet, der über die Berechtigung entscheidet, wer in die Welt des Profiradsports zurückkehren darf, wird die Tatsache, ob der Sportler gedopt hat, im Grunde zweitrangig, entscheidend ist vielmehr die Abkehr vom Regelkanon. Darin liegt nunmehr die eigentliche Verfehlung. Kurzum, das System Doping etabliert die Bedingungen für die Selbsterhaltung des Systems.

Selbstverständlich verbleiben wir nicht auf der Ebene von ‚Wertneutralität', sofern wir uns gegen die Option für ‚Freigabe' des Dopings stemmen. Wir nehmen Verantwortungszuschreibungen vor und wir halten die Rechtsgeltung des Dopingparagraphen für gültig im kategorischen Sinn. Und darüber hinaus wird das Erwischtwerden üblicherweise mit dem Entzug öffentlicher Anerkennung quittiert. Die Handlung ist aber im ethischen Sinn nicht nur falsch in Bezug auf die Rechtsverletzung, oder die Verletzung des Fairness- oder Gerechtigkeitsprinzips, sondern auch falsch in dem Sinn, dass sie das Praxisgehalt in der Erfolgsorientierung des sportlichen Handelns hinter sich gelassen hat. Die strategische Ratio ist eine halbierte Vernunft gewesen. Freilich wäre diese Bestimmung nicht hinreichend, würde sie sich bloß auf einen Vorrang des Verfügungswissens beschränken, dem die Orientierungen abhanden gekommen sind. Tatsächlich muss man berücksichtigen, dass sich dabei auch eine technische Form ethischen Argumentierens ausbilden kann, etwa in dem Versuch, die Amnestierung von ehemaligen DDR-Trainern zu befördern, die ins Doping mit Minderjährigen verstrickt waren. In diesem Sinn ist folgender Legitimationsversuch bekannt geworden: „Den Trainern Mitläufertum zu unterstellen, ist sicher berechtigt. Sie für die gesundheitsschädlichen Folgen verantwortlich zu machen, die sie selber nicht überblicken konnten, doch wohl nicht." (Nachweis nur als ARD-Sportmeldung vorhanden). Hier wird kurzerhand eine Argumentationsfigur aus dem Bereich der Technikfolgenbewertung herangezogen, um die Verantwortung zu relativieren. So, als ginge es um gute Zwecke, die sich jedoch mit Nebenfolgen reiben, deren Inkaufnahme zur Disposition steht. Wo aber ist der legitime Zwecke des Dopings an Minderjährigen? Man müsste schon die ideologische Ausrichtung des Systems legitimatorisch nachvollziehen, um so einen Vergleich anzustrengen. Im Übrigen geht es nicht um die Frage, ob der Überblick über die Folgen ausreichend war, sondern ganz schlicht darum, dass gravierende gesundheitliche Negativfolgen identifizierbar gewesen sind. Ansonsten wird die Argumentation geradezu Apparate-konform: solange das Expertenwissen über die negativen Nebenfolgen fehlt, sind für erhabene Zwecke üble Folgen unbedingt in Kauf zu nehmen.

4 Zur Anthropologie von Heroismus und Spießertum

Es mag etwas anachronistisch klingen: Aber zu den Folgen *unseres Wissens* über den Umfang des Dopings gehört selbstverständlich auch die Frage: Was bedeutet dieses Wissen für den konsequent sauberen Sportler? Wird der nicht ab diesem Augenblick zum heroischen Menschen? Zu einem, welcher der Tatsache trotzen muss, dass er erfolgsstrategisch der Benachteiligte ist – oder die letzten Jahre immer gewesen ist? Mit welcher Motivation kann er sich weiterhin erfolgsstrategisch orientieren? Indem er seine Lage gelassen trägt und weiterhin volles Engagement zeigt, wird seine Haltung geradezu vortrefflich. Nachteile sehenden Auges in Kauf zu nehmen, ja sogar den Willen auszubilden, allen zu zeigen, dass es auch „ohne geht", dies ist ebenso vortrefflich wie heroisch. Darin unterscheidet sich dieser Sportler vom Spießertum des Dopers. Die bewusste Grenzüberschreitung des Dopers zur Vorteilsgewinnung lässt sich ja als eine Form der Minimierung des ‚Scheiternsrisikos' auffassen. Der Doper erweist sich als Technokrat und reiner Ökonomist in Sachen Risikoumgang. Die Erfolgsorientierung verweist ja auf das Risiko, zu scheitern. Unsere Auffassung dieser Normalität hat diesem Umstand immer schon ethisch Rechnung getragen: „Wer gewinnen will, muss verlieren können", heißt es. Darin ist eine Haltung bezeugt, die auch als Grenze für den „unbedingten Siegeswillen" gelten kann. Verlieren muss man freilich auch aus Gründen angemessener Realitätswahrnehmung können, selbst wenn man der Favorit des Wettbewerbs ist. Ansonsten würde man ja das Gewicht der Unwägbarkeiten verkennen, die sich nicht bloß im Wettkampf zeigen. Verlieren muss man also schon deshalb können, wenn man Realist bleiben will. Und in diesem Sinn gibt es wohl auch einen Heroismus, der in der Natur der Sache liegt. Jeder Sportler weiß ja, wie unkontrollierbar die Bedingungen der Wettkampsituation sind. In diesem Sinn trotzt der Athlet einem latenten Widerfahrnisüberschuss, und in genau diesem Sinn muss er den Erfolg immer auch als ein ‚Geschenk' ansehen. Das drückt er normalerweise auch mit bestimmten Gesten aus, und zwar umso deutlicher, je anspruchsvoller seine Zielsetzungen gewesen sind.

Andererseits wird auch verständlich, warum der Athlet sich ebenso beständig darum bemüht, das Risiko des Scheiterns durch eine Form von Planung in den Griff zu kriegen. Das kann bis zum Versuch der Totalplanung reichen. Jeder Sportler versteht die Plausibilität dieses Versuchs, aber er kennt auch die vernünftigen Grenzen, die übrigens auch natürlichen Grenzen sind, ansonsten gäbe es nicht die Normalität sog. Favoritenstürze: In dem Versuch alles in den Griff zu kriegen, kommt dem Athleten nur allzu leicht die sog. ‚Lockerheit' abhanden. Statt im Begriff der Totalplanung ist das Handeln daher weit angemessener mit der Bezeichnung ‚Gewissenhaftigkeit' versehen, denn diese hält die mögliche Hybris in Grenzen, nicht nur in dem Versuch, alle Unwägbarkeiten auszuschalten, sondern auch die Grenzen des Erlaubten zu überschreiten. Als Versuch, das Risiko des Scheiterns zu minimieren, ist Doping das Gegenteil von ‚Gewissenhaftigkeit', während es sich mit dem Begriff der Totalplanung gut verträgt.

Gewissenhaftigkeit muss dagegen ein gelassenes Verhältnis zum Risiko haben. Der gewissenhafte Athlet kann es weder eliminieren, noch wäre es für ihn wirklich erstrebenswert, eine Totalplanung anzustrengen. Denn zur Haltung der Gelassenheit gehört ein Moment der ‚Praxis': Das Risiko ist für den wahren Athleten nicht der Feind, der überboten werden muss, sondern es ist stets der Freund: Ohne diese Rechnung hätte es nie die Idee der ‚Selbstvervollkommnung im Risiko' gegeben. Wer dieses Moment aus dem Sport wegrationalisiert, eliminiert sein Ethos. Und zwar zugunsten eines rein erfolgstechnokratischen Verhältnisses zum sportlichen Risiko. Dies ist keineswegs eine bloß ethische Erwägung, sondern eine fundamental ästhetische Dimension in der Anthropologie des Sports. Denn hier bedeutet die Haltung des Risikoflüchters unweigerlich den Tod des sportlichen Faszinosums.

Im Rationalisierungswahn wird ja der Sport langweilig. Der Sport hat in seiner Rationalisierungstendenz zunächst ein gewaltiges Potential zur Entzauberung. Was anderer Stelle gut ist, bedeutet im Sport aber unweigerlich den Tod des Faszinosums. „Was ist geblieben", so klagt Paul Masquelier in der französischen Zeitschrift „Éléments", „von den langen, einsamen Ausreißversuchen der Bartalis, Coppis, Gaules und Bahamontés? Große Champions hatten sich nie gefürchtet, ein Rennen dadurch zu verlieren, dass sie sich in eine unglaubliche

Irrfahrt stürzen, die von vornherein zum Scheitern verurteilt gewesen war!" Vergebens suche man aber eine solche Haltung bei den heutigen Protagonisten – den Fahrern, die einzig darauf bedacht seien, ihre Gegner in den Bergen zu kontrollieren, um den Rest der Arbeit im Kampf gegen die Uhr zu erledigen. Doch damit nicht genug: Auch auf dem Rasen zeigten sich ähnliche Tendenzen. Der „totale Fußball" eines Rinus Michels oder Johan Cruyff habe rein ängstlichen Taktiken im Spielsystem Platz gemacht. Kaum noch gebe es Mannschaften, die heroisch verteidigten, dafür aber umso mehr solche, die das Spiel des Gegners zerstörten, um seinen Sieg zu verhindern. Und statt der eigentlichen Akteure dirigierten heute überall Trainer die Spiele und Rennen, unterstützt von einer Bürokratie, die nur danach trachte, Risiken und Ungewissheiten zu eliminieren – das sei die eigentliche maladie du sport. Der Sport, so heißt es, habe schon lange seine Spontaneität, seine Poesie und damit die rituellen Grundlagen seiner selbst verloren. Von wenigen Ausnahmen abgesehen, unterscheide ihn heute nichts mehr vom alltäglichen Leben, in dem Vorsicht, Umsicht und Kalkül herrschten. Die Poesie des Sports sei eine spirituelle Angelegenheit, da sie auf ein reicheres, intensiveres Leben verweise. Was die Athleten im Wettkampf demonstrierten, sei nicht nur die Fähigkeit des Menschen, andere oder die Natur zu überwinden, sondern auch sich selbst. Und weil die Zuschauer so etwas gewöhnlich nicht erlebten, begeisterten sie sich auch dafür. Der Sport ähnelt damit der Literatur: „Er zeichnet seltene Situationen, deren Ausgang unbestimmt ist, und genau das bewirkt in uns eine größere emotionale Anteilnahme." Dieser Poesie des Sports habe einem Kult des Sieges und der Rekorde Patz gemacht, flankiert vom Prinzip des „schneller, höher und weiter". Heute ginge es einzig und allein um den Sieg, ganz gleich, unter welchen Umständen er zustande komme" (FAZ, 2007).

Während die Rationalisierungstendenz den Sport langweilig zu machen droht, treibt der Umfang des Dopings den Zuschauer zum Zweifel, der seinerseits das Faszinosum des Sieges abtötet. Es geht ja um einen Zweifel, der bis zum Generalverdacht reichen kann und somit die herausragende Leistung zu relativieren beginnt. ‚Traut Euren Augen nicht', riet uns der Sportphilosoph Gebauer angesichts einer herakleischen Sprintleistung bei den Olympischen Spielen in Peking (Gebauer, 2008). Allzu begeistert zu sein, erscheint also als eine Form von Naivität.

Die Nüchternheit, die uns Dopingsaufgeklärten aufgezwungen wird, ist freilich das notwendige Resultat jener Nüchternheit, mit der Erfolgstechnokraten ihre Konten füllen. Der Spießer folgt als Erfolgsbürokrat dem eingespielten Regelkanon auch in Sachen Risikoumgang. Das Ethos der Selbstüberbietung in der Form eines heroischen Risikoumgangs ist dann ein Relikt alter Zeiten, oder überhaupt nur ein Hirngespinst elfenfreundlicher Sportenthusiasten. Folgt man der o.g. Deutung Lenks, wird man sich dennoch nicht davon abhalten lassen, einen sportanthropologischen Verlust zu beklagen, der als Schritt in eine Form selbstverschuldeter Unmündigkeit zu deuten wäre. Wo findet sich noch etwas von der mimetischen Dimension des sportlichen Wettkampes, nicht nur als symbolischer Nachahmung, sondern als antizipatorische Darstellung idealer Situationen, Lebensweisen und Haltungen. Diese ‚mythische' Dimension des Sports droht wegrationalisiert zu werden.

Darüber hinaus gibt der Doper die authentischen Gehalte eines angemessenen Verständnisses von Selbstverwirklichung der Kontingenz preis. Wenn man die Freiheit zur Selbstbestimmung und Selbstverwirklichung im neuzeitlichen Sinn geltend macht, dann muss man notwendigerweise auf eine positiven Bestimmung von Freiheit zu sprechen kommen. Was verstehen wir also unter einem vernünftig handelnden, mündigen Sportler? Oder besser, was müssen wir in Sachen Vernunft von ihm erwarten können? Ist es bloß Legalität, also die Freiheit, alles zu tun bis an die Grenzen, die das Sportrecht formuliert? Oder muss der Begriff Freiheit so bestimmt werden, dass sie notwendigerweise das im Auge haben muss, was man als Sportler vernünftigerweise nicht ernsthaft wollen kann? Diese Erwägung ist optimierungsfunktional betrachtet völlig irrelevant, sportanthropologisch dagegen von fundamentaler Bedeutung. IN diesem Sinn haben wir Anlass, die Angelegenheit näher zu beleuchten.

5 Als Prometheus auf dem Weg zu Scham und Recht?

Im Kontext der sportlichen Erfolgsorientierung bleibt der saubere Sportler aus kategorischer Überzeugung auf die heroische Position zurückgeworfen, dass es auch „ohne geht." Das ist bereits erwähnt worden. Gleichzeitig ist seine Freiheit Ausdruck einer Selbstachtung, die es ausschließt, seine eigene Haltung zum Anlass eines Generalverdachts über all jene zu machen, die ihn leistungsmäßig übertreffen. Das heißt, er wird seine Dopingabstinenz nicht dazu verwenden, um sein vermeintliches Versagen mit Verdächtigungen zu entschuldigen. Was ihn in dieser Hinsicht zu entlasten scheint, ist der Versuch zur Herstellung des gläsernen Athleten. Als einem, der immer und überall für Kontrollen verfügbar ist und beständig seine Blutwerte präsentiert. Kurzum, diese Entlastung geschieht durch die öffentliche Institutionalisierung eines Kontrollsystems, hinter dem der Generalverdacht als Prämisse fungiert. Was den integren Sportler auf der einen Seite erfolgsstrategisch entlastet, platziert ihn auf der anderen Seite in die Reihe jener, die sich für den Vorbehalt empfohlen haben: „Vertrauen ist gut, Kontrolle ist besser." Gleichzeitig wäre es verfehlt zu sagen, dass sich in dieser Art von Totalkontrolle eine völlige Normalität widerspiegeln könnte, was die Frage nach einer angemessenen Haltung gegenüber Sportlern betrifft. Aber man kann die Totalkontrolle auch unter der Lesart einer ‚Freiheitsermöglichung' betrachten. In diesem Fall bleibt in der Anthropologie noch ein Restbestand von ‚Urvertrauen' in das Ethos des großen Sports, dass es noch möglich und wahrscheinlich ist, dass Sportler als mündige Athleten davon etwas für sich selbst reklamieren. In diesem Sinn bewahrt die drastischen Regelung auch eine Chance auf zivilgesellschaftliche ‚Tugendentlohnung', die es dem sauberen Sportler aus Überzeugung gleichzeitig ermöglicht, erfolgsbefähigt zu bleiben.

Die Erfolgsorientierung des großen Sports ist ja eine Normalität, die man nicht bezweifeln kann, sofern sie ein rechtes Maß besitzt. Ein solches Maß wurde aber immer schon reklamiert, sofern man dem Hochleistungssport eine prometheische Dimension zuerkannte, und dabei das agonale Prinzip, das die Griechen kultivierten, auch noch mit der modernen Orientierung am Rekord verbinden konnte, um dem Streben nach Höchstleistung besondere Geltung zu verschaffen und mit dem Fortschrittsimpuls beständiger Überbietung zu verbinden. Darin zeigt sich der große Sport ebenso kulturell geprägt wie von einem neuzeitlichen Selbstverständnis umgriffen.

Ein solches Ethos hatte Hans Lenk im Anschluss an die berühmte mythologische Deutung R. Barthes' und in Würdigung der Arbeiten von P. Weiss angestrengt (vgl. Lenk, 1979). Prometheisch und herakleisch zugleich trat der Athlet als Agent modernen Hochleistungsstrebens auf. Als Vergegenwärtigung des Leistungs-, des Konkurrenz- und des Fairnessprinzips (Krockow, 1972), scheint bei Lenk der moderne Sport v. a. in seinem Rekordstreben das Movens der okzidentalen Kultur zu symbolisieren. Der Athlet verkörpert in seinem Streben in mimetischer Form Prometheus, den Kulturbringer, ebenso Herakles, der zum Übermenschlichen fähig ist und an seinen Aufgaben wächst. Die Tugenden, die der Athlet verkörpert, bilden für Lenk gleichzeitig die Grundlagen für eine positive Bestimmung des Leistungsprinzips, das in der kulturellen Selbstvergewisserung der Moderne eine besondere Bedeutung verdient. In Lenks prometheischer Deutung des Hochleistungsstrebens erscheint der Athlet wie geschaffen, um als Inbegriff einer Leistungselite gelten zu können, die in modernen Gesellschaften, die auf technologische Innovationen, eine marktwirtschaftliche Ordnung und eine Hochschätzung individueller Freiheit und Selbstbestimmung setzen, hoch im Kurs steht. Prometheus bringt der Menschheit freilich nur das Feuer und somit nur einen Teil der Kultur. In diesem Sinn ist Lenks Modell natürlich selektiv und in diesem Sinn rückt er denn auch den Fokus auf den Mythos der Technik und das Ethos beständiger Grenzüberschreitung im Dienst des Humanen.

Wenn man freilich den Freiheitsbegriff im Dienst der kulturellen Moderne erfassen möchte, kann man sich nicht auf einen Aspekt beschränken. Zumal, wenn man die Erfolgsorientierung des modernen Sports auf die Frage nach dem rechten Maß konzentriert. Im Kontext des Dopingproblems sind die Momente, die dem rechten Maß zuträglich sind, mit den Begriffen Scham und Recht adäquat beschrieben, die den Mythos des Prometheischen bei Platon erst kulturtauglich im vollen Sinn machen.

Das war der Unterton von Platons Lesart des Prometheusmythos. Nach Platons Deutung brachte Prometheus den Menschen das Feuer als Medium der Selbsterhaltung. Weil er damit jedoch die Aufgabe von Epimetheus nur unvollständig zu Ende bringen konnte, schickte Zeus der Menschheit noch den Rest von Kultur, der über die Überlebensstrategien hinausreichte. Es war dann die Sache von Hermes, der Menschheit die Scham und das Recht zu bringen. Einerseits als ‚staatsbürgerliche Kunst' und ‚freundschaftlicher Zusammenhalt' (Platon, Protagoras, 322St) und andererseits als Verweis auf die Summe an sozialen Tugenden (vgl. Maurer, 1972, 824). Nun wäre der Begriff Scham in diesem Sinn noch unterbestimmt. Das Wort deutet im antiken Selbstverständnis immer auch auf die Grenze menschlicher Zwecksetzungen und gerade in diesem Sinn lässt sich der Bezug auf den Sport und den problematischen Gehalt des Dopingproblems verdeutlichen, insbesondere im Blick auf die Frage nach dem rechten Maß der Erfolgsorientierung. Darüber hinaus steht der Begriff Scham für eine Interpretation von Selbstbestimmung, in der die totale Instrumentalisierung der Natur zur Erzielung wettbewerbstauglicher Leistungen nicht die Normalität repräsentieren kann. Schon gar nicht bis hin zu jener Grenzüberschreitung, in der die Natur des Menschen durch Technik manipuliert wird. Der Preis für diese Freiheitsgewährung wäre die Verwischung von Natürlichkeit und Künstlichkeit. Die leibliche Darstellung von Personalität, die der Sportler in seinem Handeln vergegenwärtigt, würde sich einem technisch-artifiziellen Akt angleichen. Diese Kultur wäre dann dominiert vom ersten Glaubenssatz des erfolgstechnokatischen Optimierungsethos: der Utopie totaler technologischer Machbarkeit.

Das Recht und seine Geltung hervorzuheben, bedarf keiner besonderen Betonung. Die Geltung des Rechts ist für einen Freiheitsbegriff, der sich auf bloße Legalität gründet, hinreichend, wer jedoch auch einen positiven Sinn von Freiheit geltend machen möchte, der kommt nicht ohne den Blick auf eine selbstbestimmte Grenzziehung von Zwecksetzungen aus, die im Sport latent sind. Ansonsten wird die Erfolgsorientierung zur Hybris, während die Orientierung an ‚Selbstbestimmung' und ‚Selbstverwirklichung' ihren autonomen Sinn einbüßt.

Die platonische Lesart, die ihrerseits auf die Präsenz von zwei Kulturen verwies, brachte es freilich nicht zu einem Freiheitsverständnis, das unser modernes Selbstverständnis prägt. Dies hervorzuheben, um gleichzeitig die antike Idee einer kommunalen Sittlichkeit in der modernen Welt in adäquater Weise geltend zu machen, war das besondere Verdienst Hegels (vgl. Wellmer, 1993). Eine kommunale Sittlichkeit ist freilich nicht etwas, was dem modernen Sport fremd wäre. Ansonsten könnten wir die Friedensidee in Coubertins Olympismus gar nicht begreifen.

Als Grenze des Erfolgstechnokratismus ist der Verweis auf die Scham bereits von erheblicher Bedeutung. Als freiwillige Grenze von Zwecksetzungen und Mittelrelationen, ist sie stets auch als Grenze von technokratischen Optimierungskalkülen bestimmbar, die sich in der Dopingkultur abgezeichnet haben.

Wo also der Gedanke entfällt, dass es bei der Verfolgung unserer Zwecke überhaupt kategorische Grenzen gibt, sind die Implikationen dieses Verlusts freilich erst hinreichend erfasst, wenn man sich wieder an die griechische Mythologie erinnert, etwa an die Odyssee, wo Neoptolemos den Odysseus fragt, der ihm zumuten will, den Freund Philoktet durch eine Lüge in den Tod zu schicken, um die Griechen vor Troja zu retten: „Was für ein Gesicht macht man, wenn man so etwas sagt?" Man kann die Frage, um zur historischen Realität zurückzukehren, auch dem Trainer eines Sportclubs der DDR in den Mund legen, der minderjährige Sportler ohne deren Wissen mit Dopingmitteln versorgt und dem vorgesetzten Parteigenossen die o. g. Frage stellt. Welche Antwort wäre naheliegend gewesen? „Ein Entschlossenes, denn es geht ja um nichts weniger als den besten aller möglichen Zwecke: Den Sieg des Sozialismus." Es gibt also auch Weltoptimierungskalküle, in denen sich die Frage nach Grenzen des Inkaufnehmens im Rekurs auf ausgezeichnete Zwecke erledigt. Das Beispiel zeigt, das der Erfolgstechnokratismus auch zum ideologischen Vollzugsorgan werden kann, in der Ethik zur Optimierungstechnik wird.

Das bedeutet, dass die Autonomie des Sports unbedingt zu wahren ist. Gleichzeitig macht der ganze Ballast der Kulturfrage deutlich, dass es die Forderung nach Autonomie nicht zu einer Idee von Verdienstlichkeit bringt. Schließlich ist der Sport für den Sportler auch eine Lebensform, ein Bios. Im mündigen Athleten vergegenwärtigt sich ja die Kultur des ‚homo ludens', zugleich das Ethos des Spiels, was bisher als Praxismoment der erfolgsorientierten Poiesis nicht hervorgehoben worden ist, aber zur Handlungsstruktur hinzugehört. Nur wo die Kultur das Spiel kultiviert, ist das Menschliche in ihr präsent, das wissen wir seit Schiller und erkennen es mit anderem Akzent bei Huizinga (1981; vgl. auch Gebauer, 1998). Aber umgekehrt gilt auch der Satz, dass der Hochleistungssport nicht nur Spiel, sondern stets auch Arbeit ist. Im prometheischen Sinn könnte man wohl auch diesen Doppelaspekt durchaus geltend machen. Sowohl in dem Ausmaß der Freiwilligkeit, als auch in seinem Faszinosum und seiner Orientierung am Abenteuer zeigt sich der Sportler als ‚Arbeiter' nicht entfremdet, sondern vermag sich in seiner Tätigkeit zu verwirklichen. Gleichzeitig kann seine Handlung als Verweis auf die Utopie der Rückgewinnung von Arbeit für das gute Leben dienen. Um in dem Bild der zwei Kulturen zu bleiben: es geht ja darum, dasjenige Handeln des Menschen, das bloß als Mittel zur Herstellung von Etwas, d.h. bloß zweckrational eingegangen wird, abzuheben von einer Tätigkeit, in welcher der Handelnde sich selbst verwirklicht, sich Selbstzweck sein kann. Wird Arbeit lediglich auf ihr Ergebnis bezogen und nicht selbst als Teil eines guten Lebens begriffen, ist der Handelnde während der Arbeit sich selbst entfremdet, führt das Leben, auf das es ihm ankommt, allenfalls außerhalb der Arbeit. Freilich ist auch dieser letzte Schritt in Form einer Freizeitkultur rationalisierbar. Was aber wird dann aus dem ‚homo ludens', sofern er im großen Sport noch anzutreffen ist: Ist die Sportkultur bloß eine Kompensation im Sinn rationalisierter Unernsthaftigkeit, also ‚spaßkulturell' bestimmt bzw. auf der Ebene des Showsports (Bernard, 1986) angesiedelt, also Teil der Unterhaltungsindustrie, so dass die kompensatorische Kultur des Sports umso besser zur Instrumentalisierung taugt? Auch das ist möglich, aber deshalb ist die o. g.

Ausgangsfrage eine keineswegs überdrehte Frage nach dem humanen Potential des Sports. Es wäre mit Sicherheit zu viel des Guten, dem Sport eine prometheische Verdienstlichkeit zuzusprechen. Aber die Frage nach all dem, was sich an negativen Tendenzen im Sport zeigt, bringt uns regelmäßig zu der Feststellung: In diesem oder jenem Fall ist das kein Sport mehr. Das heißt, wir haben ein Inventar von Bestimmungen, die wir für den wahren Sport reservieren, und wenn wir auch keine klare Festlegung treffen können, oder es vielleicht sogar bloß zu negativen Festlegungen bringen, so bleibt doch festzuhalten, dass der Sport einen Blick über den Erfolgstechnokratismus hinaus nötig hat, und zwar auch im Blick auf die Art und Weise, wie wir des Dopings Herr werden wollen. Aber wir müssen uns zweifellos nicht zu viel Sorgen machen. Wir bekommen mit Sicherheit in Zukunft genau den Sport, den wir verdienen.

Literatur

Aristoteles: *Nikomachische Ethik*
Aristoteles: *Politik*
Barthes, R. (1964). *Mythen des Alltags*. Frankfurt a. M.: Suhrkamp.
Bernard, M. (1986). Das sportliche Spektakel. In G. Hortleder, G. Gebauer (Hrsg.). *Sport, Eros, Tod* (S. 48-59). Frankfurt a. M.: Suhrkamp.
Böhme, G. (1992). *Natürlich Natur. Über Natur im Zeitalter ihrer technischen Reproduzierbarkeit.* Frankfurt a. M.: Suhrkamp.
Court, J. (1994). Allgemeine Ethik und Sportethik – eine kritische Bestandsaufnahme am Beispiel des Leistungssports. *Sportwissenschaft* 24 (4), 319-335
Court, J. (1995). Die Anthropologie, der Sport und das Glück. *Sportwissenschaft* 25 (3), 227-243.
Frankfurter Allgemeine Zeitung (FAZ) Online, Artikel v. 1.7.2007 in der Rubrik Geisteswissenschaften unter dem Titel: *Frankreichs Neue Rechte*.
Gebauer, G. (1996). *Olympische Spiele, die andere Utopie der Moderne. Olympia zwischen Kult und Droge*. Frankfurt a. M.: Suhrkamp.
Gebauer, G., Wulf, C. (1998). *Spiel, Ritual, Geste. Mimetisches Handeln in der sozialen Welt.* Reinbek: Rowohlt.
Gebauer, G. (2008). Interview der Frankfurter Allgemeinen Zeitung vom 21.8.2008.
Habermas, J (1967). Arbeit und Interaktion. Bemerkungen zu Hegels Jenser ‚Philosophie des Geistes'. In H. Braun, M. Riedel (Hrsg.), *Natur und Geschichte. Karl Löwith zum 70. Geburtstag* (S. 132-155). Stuttgart-Berlin-Köln-Mainz: Kohlhammer.
Habermas, J. (1981). *Theorie des kommunikativen Handelns*. 2. Bde. Frankfurt: Suhrkamp.

Hastedt, H. (1991). *Aufklärung und Technik. Grundprobleme einer Ethik der Technik*. Frankfurt a. M.: Suhrkamp.

Hegel, G. W. F. (1959 [orig. 1830]). *Enzyklopädie der philosophischen Wissenschaften im Grundrisse*. Ed. V. F. Nicolin, O. Pöggeler. Hamburg: Felix Meiner.

Horkheimer, M. (1967). *Zur Kritik der instrumentellen Vernunft*. Frankfurt: Fischer.

Huizinga, J. (1981). *Homo ludens. Vom Ursprung der Kultur im Spiel*. Reinbek: Rowohlt.

Kleger, H. (1989). Artikel „Praxis, praktisch". In *Historisches Wörterbuch der Philosophie*. Bd.7 (S. 1278-1307). Basel: Schwabe.

Koslowski, P. (1991). Wirtschaftsethik und Ökologie. In K. Giel, R. Breuninger (Hrsg.). *Grundfragen der Wirtschaftsethik. Interdisziplinäre Schriftenreihe des Humboldt-Studienzentrums der Universität Ulm* (S. 73-85). Ulm: Universität Ulm.

Krockow, C. (1972). *Sport und Industriegesellschaft*. München: Piper.

Lenk H. (1979). Herakleisch oder promethisch? Mythische Elemente im Sport. In Lenk, H.. *Pragmatische Vernunft. Philosophie zwischen Wissenschaft und Praxis* (S. 176-201). Stuttgart: Reclam.

Lenk, H. (1982). *Zur Sozialphilosophie der Technik*. Frankfurt a. M.: Suhrkamp.

Maurer, R. 1973). Artikel ‚Kultur'. In Krings, H. et. al.. *Handbuch philosophischer Grundbegriffe*. Studienausgabe Bd. 3 (S. 823-832). München: Kösel.

Mittelstraß, J. (1991). *Leonardo-Welt. Über Wissenschaft, Forschung und Verantwortung*. Frankfurt a. M.: Spektrum.

Platon: *Protagoras*

Schiller, F. (1962). *Über die ästhetische Erziehung des Menschen*. Nationalausgabe, Bd. 20. Weimar: Metzler.

Schnädelbach, H. (1992). *Zur Rehabilitierung des ‚animal rationale'. Vorträge und Abhandlungen 2*. Frankfurt a. M.: Suhrkamp.

Schwemmer, O. (1996). Lexikonartikel „Zweck" und „Zweckrationalität". In Mittelstraß, J., *Enzyklopädie Philosophie und Wissenschaftstheorie*. Bd. 4. (S. 856-868). Stuttgart-Weimar: Metzler.

Spaemann, R. 1989). *Glück und Wohlwollen*. Stuttgart: Klett-Cotta.

Weber, M. (1988 [orig. 1918]). Der Sinn der ‚Wertfreiheit' der soziologischen und ökonomischen Wissenschaften (S. 489-540). In Weber, M., *Gesammelte Aufsätze zur Wissenschaftslehre.*, Bd. 7 der Gesamtausgabe, Tübingen: Mohr Siebeck.

Weiss, P. (1969). *Sport – A Philosophic Inquiry*. Carbondale-Edwardsville: Southern Illinois University Press.

Wellmer, A. (1993). Freiheitsmodelle in der modernen Welt. In Wellmer, A., *Endspiele: Die unversöhnliche Moderne. Essays und Vorträge* (S. 15-54). Frankfurt a. M.: Suhrkamp.

Autorenangaben

Prof. Dr. Frank Daumann

1985/86 bis 1990 Studium der Betriebswirtschaftslehre an der Universität Bayreuth,

1990 bis 2001 wissenschaftlicher (Ober-)Assistent am Lehrstuhl für Volkswirtschaftslehre/Wirtschaftstheorie (Prof. Dr. P. Oberender) an der Universität Bayreuth,

1993 Promotion zum Dr. rer. pol. an der Universität Bayreuth

1998 Habilitation an der Universität Bayreuth,

seit 2001 Universitätsprofessor für Sportökonomie am Institut für Sportwissenschaft der Friedrich-Schiller-Universität in Jena.

Forschungsschwerpunkte: Sportökonomie, Gesundheitsökonomie, Institutionen-/Ordnungsökonomie.

Adresse: Institut für Sportwissenschaft, Zi. E 009, Seidelstr. 20, 07749 Jena, Tel.: 03641-945641, email: frank.daumann@uni-jena.de

Prof. Dr. Eike Emrich

von 1977/78 bis 1984 Studium der Fächer Sportwissenschaft, Soziologie und Volkswirtschaftslehre, Diplomabschlüsse 1981 und 1984,

1984 bis 1987 Assistent beim Rechtssoziologen Prof. Dr. Christian Helfer,

1988 Promotion an der Universität des Saarlandes 1988,

1995 Habilitation an der Johannes Gutenberg-Universität Mainz 1995,

1988 bis 2000 hauptamtliche Führungstätigkeit in Sportorganisationen,

2000 bis 2005 Lehrstuhl für Sportentwicklung an der Johann Wolfgang Goethe-Universität Frankfurt am Main,

2005 Wechsel an die Universität des Saarlandes, Lehrstuhl für Sportökonomie und Sportsoziologie.

Forschungsschwerpunkte: Organisationssoziologie, Institutionenökonomik, Evaluationsforschung.

Adresse: Universität des Saarlandes, Sportwissenschaftliches Institut, Lehrstuhl für Sportökonomie / -soziologie, Geb. B8 1, 66123 Saarbrücken, Tel. 0681-302-4170, email: e.emrich@mx.uni-saarland.de

Dr. Jens Flatau

von 1998 bis 2003 Studium der Fächer Sportwissenschaft (Hauptfach) sowie Psychologie und Sportmedizin (jeweils im Nebenfach),

2007 Promotion an der Universität des Saarlandes,

seit 2005 Wissenschaftlicher Mitarbeiter an der Universität des Saarlandes, Lehrstuhl für Sportökonomie und Sportsoziologie.
Forschungsschwerpunkte: Organisationssoziologie
Adresse: Universität des Saarlandes, Sportwissenschaftliches Institut, Lehrstuhl für Sportökonomie / -soziologie, Geb. B8 1, 66123 Saarbrücken, Tel. 0681-302-4912, email: j.flatau@mx.uni-saarland.de

Peter Maats

von 1996 bis 2003 Studium der Volkswirtschaftslehre, Abschlüsse MSc of Money, Banking & Finance 2001 (University of Birmingham) und Diplom 2003 (Universität Mannheim),
2004 bis 2007 wissenschaftlicher Mitarbeiter am Centrum für Evaluation der Universität des Saarlandes,
seit 2008 wissenschaftlicher Mitarbeiter am Sportwissenschaftlichen Institut der Universität des Saarlandes, Lehrstuhl für Sportökonomie / -soziologie von Herrn Prof. Dr. Eike Emrich
Forschungsschwerpunkte: Institutionenökonomik, Evaluationsforschung.
Adresse: Universität des Saarlandes, Sportwissenschaftliches Institut, Lehrstuhl für Sportökonomie / -soziologie, Geb. B8 1, 66123 Saarbrücken, Tel. 0681-302-4173, email: p.maats@mx.uni-saarland.de

Prof. Dr. Carsten Momsen

1985 bis 1987 Ausbildung zum Bankkaufmann
1987 bis 1989 Devisen- und Wertpapierhändler in Bremen und Frankfurt am Main
1989 bis 1993 Studium der Rechtswissenschaften in Göttingen
1991 bis 1994 studentische und später wissenschaftliche Hilfskraft an den Lehrstühlen Prof. Dr. Dieter Rössner (Strafrecht, Jugendstrafrecht, Kriminologie, jetzt Universität Marburg/L) und Prof. Dr. Heinz Schöch (Kriminologie, Jugendstrafrecht, Strafvollzug, jetzt LMU - München)
1994 bis 1996 Mitarbeiter am Lehrstuhl Prof. Dr. Manfred Maiwald (Strafrecht, Strafprozeßrecht, Strafrechtsvergleichung) und Forschungsstipendiat des Landes Niedersachsen, Zweitstudium: „Philosophie" und „Mittlere und neuere Geschichte"
1996 Promotion zum Dr. jur,
1996 bis 1998 Referendardienst am OLG Celle
1998 bis 2004 wissenschaftlicher Assistent am Lehrstuhl Prof. Dr. Manfred Maiwald
Seit 1998 nebenberufliche Tätigkeit als Strafverteidiger, Schwerpunkte: Wirtschaftsstrafverfahren und Revisionsverfahren
2004 Habilitation an der Georg-August-Universität Göttingen

Seit WS 2004/05: Lehrstuhl für Strafrecht einschließlich Wirtschaftsstrafrecht und Strafprozessrecht an der Universität des Saarlandes.
Forschungsschwerpunkte: Wirtschaftsstrafrecht, Strafprozessrecht, Sportstrafrecht.
Adresse: Universität des Saarlandes, Lehrstuhl für Strafrecht einschließlich Wirtschaftsstrafrecht und Strafprozessrecht, Campus, Geb. C 3 1, 66123 Saarbrücken. email: lehrstuhl.momsen@mx.uni-saarland.de

Dr. Werner Pitsch
1982 bis 1995 Studium der Sportwissenschaft, Erziehungswissenschaft, Psychologie und Soziologie in Saarbrücken. Abschlüsse: Diplom-Sportlehrer, Magister Artium,
1986 bis 1997 wissenschaftlicher Mitarbeiter im Bereich Sportpsychologie am Sportwissenschaftlichen Institut der Universität des Saarlandes,
1988 bis 1999 Informatiker am Olympiastützpunkt Saarland, später Olympiastützpunkt Rheinland-Pfalz/Saarland,
1998 bis 1999 wissenschaftlicher Mitarbeiter am Fachbereich Sport der Johannes Gutenberg-Universität im Projekt (BISp) „Finanz- und Strukturanalyse der Sportvereine 1996" (FISAS 1996),
1999 Promotion zum Dr. phil. (Universität der Bundeswehr in München, Fakultät für Pädagogik),
1999 bis 2005 wissenschaftlicher Assistent an der Johann Wolfgang Goethe-Universität Frankfurt am Main, Institut für Sportwissenschaften, Arbeitsbereich Sportentwicklung,
seit 2005 Akademischer Rat am Sportwissenschaftlichen Institut der Universität des Saarlandes, Lehrstuhl für Sportökonomie / -soziologie von Herrn Prof. Eike Emrich.
Forschungsschwerpunkte: Modellierung und Simulation sozialer Phänomene, Organisationssoziologie und Methodologie.
Adresse: Sportwissenschaftliches Institut, Lehrstuhl für Sportökonomie / soziologie, Geb. B8 1, 66123 Saarbrücken, Tel. 0681-302- 3733, email: werner.pitsch@gw.uni-saarland.de

Katja Senkel, M.A.
1999/2000 bis 2003 Studium der Fächer Sport (Hauptfach), Mittlere/Neuere Geschichte und Zivilrecht (Nebenfächer) an der Johannes-Gutenberg Universität Mainz, Abschluss 2003,
seit 2003 redaktionelle Mitarbeit in der ZDF-Sportredaktion (in dieser Funktion Teilnahme an den Olympischen Spielen 2004 in Athen, 2006 in Turin, 2008 in Peking),

seit 2006 Studium der Rechtswissenschaften, Ruprecht-Karls-Universität Heidelberg, Doktorandin am Lehrstuhl von Prof. Dr. Eike Emrich (Universität des Saarlandes), Thema: Wirkungschancen rechtlicher Mechanismen bei der Konfliktlösung im Sport. Eine Kosten-Nutzen-Analyse im Hinblick auf die Dopingproblematik.
Forschungsschwerpunkte: Sportrecht, insbes. Wirkungsforschung zum Recht; Sportethik
Adresse (priv.): Michael-Eifinger-Straße 37, *55268* Nieder-Olm, email: k.senkel@mx.uni-saarland.de oder senkelk@zdf.de

Frank Schröder M.A.

2004 bis 2009 Studium der Sportwissenschaften, der Soziologie, der Sozialpsychologie, Politologie und der Volkswirtschaftslehre an der Johann Wolfgang Goethe-Universität in Frankfurt am Main
2005 bis 2009 Mitarbeit am Lehrstuhl für Sportsoziologie und Sportökonomie bei Prof. Dr. Eike Emrich; zunächst in Frankfurt am Main, ab Oktober 2005 in Saarbrücken
2009 Abschluss als Magister Artium der Sportwissenschaften (Hauptfach) sowie der Politologie und der Soziologie (Nebenfächer)
Forschungsschwerpunkt: Doping
Adresse (priv.): Birkenweg 14, 65599 Dornburg

Dr. Walter Szostak

Studium der Philosophie, Sozialpsychologie, Geschichte und Linguistik an der Universität des Saarlandes.
1995 Promotion im Fach Philosophie
seit 1996 Freier Mitarbeiter der Abteilung ‚Sportmedizin' des Medizinischen Versorgungszentrums Dr. Kraus und Partner mit Schwerpunkt Leistungsdiagnostik/Trainingsplanung
1996 bis 1998 Lehrbeauftragter an der Universität des Saarlandes im Fach Philosophie
1997 bis 2000 Lehrbeauftragter an der Fachhochschule Trier/Standort Birkenfeld im Fach Umweltpsychologie/Umweltethik
2001 bis 2004 Mitarbeiter an der Peter-Wust-Forschungsstelle der Universität des Saarlandes
seit 2005 Arbeit an einer Monographie über „Weltgeschichte und Globalisierungsgeschehen"